동물매개치료

안제국 · 임신재 · 배귀석 · 권혜영 · 김옥진
오규실 · 최윤주 · 손민우 · 이명수 공저

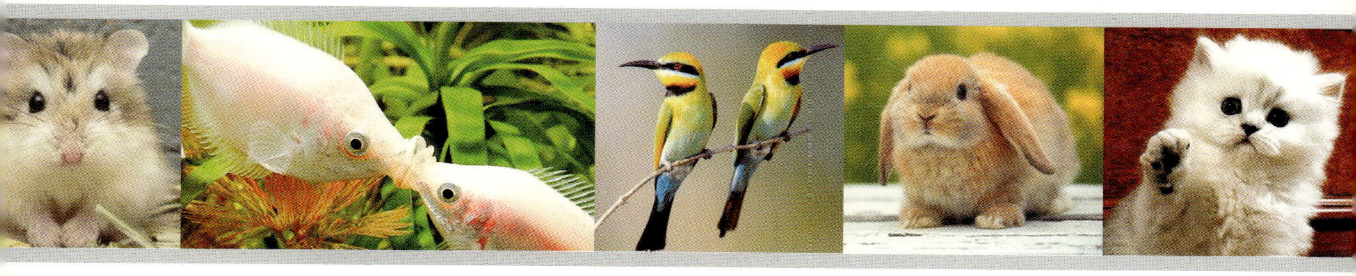

Animal Assisted Therapy

학지사

| 머리말 |

인간과 자연 그리고 동물과 함께 더불어

첨단과학 기술과 산업의 발달은 현대사회의 물질적 풍요와 인류생활에 편리함을 가져다주었지만 동시에 많은 문제점을 안겨 주었다. 과학기술에 의한 인간의 지배, 생명경시 풍조, 노령화 사회의 독거노인의 증가 등 다양한 문제는 인류의 생존과 사회적 안정을 위협하는 상황에 이르렀다. 더구나 정보화 시대의 컴퓨터 등장은 필연적으로 인간 소외감과 정신적인 압박감을 불러오고 있다. 이러한 현상을 해소하고자 많은 사람이 반려동물을 선택하고 있는 추세다.

반려동물(companion animal)은 인간의 가장 친근한 동반자로서 복잡한 일상생활에 지친 사람들에게 순수한 우정과 기쁨을 선사하며 정신적, 신체적인 재활과 회복 그리고 치료에 활용되는 등 인간의 삶의 질을 향상시키는 데 기여하고 있다.

최근에 반려동물을 이용한 동물매개치료(animal assisted therapy)의 효과가 입증되면서 미국을 비롯한 선진국에서는 어린이부터 노인에 이르기까지 모든 영역의 환자에게 대체 치료요법으로 적용되고 있다. 그러나 우리나라에서는 아직 초보적인 수준으로 그리 활발하지 못한 실정이다. 이에 동물매개치료에 대한 체계적인 이론 정립과 저변 확대를 위해 국내·외의 문헌과 자료를 모아 정리하고, 실제 매개치료 활동을 전개하면서 얻은 경험과 결과를 토대로 집필하였다.

동물매개치료에 대한 다양한 측면에서의 접근을 위해 관련 분야의 전문가로 집필진을 구성하였다. 집필은 안제국(2장, 4장, 7장), 임신재(1장, 5장), 배귀석

(9장), 권혜영(8장), 김옥진(6장), 오규실(6장), 최윤주(2장), 손민우(8장), 이명수(3장)에 의해 분담하여 이루어졌다.

이 책은 동물매개치료에 대한 전반적인 기초 이론과 현장에서 실제 적용할 수 있도록 동물에 대한 이해와 사육, 응용기술뿐 아니라 심리 상담과 재활치료에 대한 기초지식과 적용에 대한 내용을 담고 있다. 따라서 동물자원 및 수의학 분야, 심리 및 상담 분야, 보건복지 분야, 재활 의학 분야, 각종 교정 및 보호시설 분야의 전문가 및 종사자, 학생, 가정에서 반려동물을 기르는 분들께 유용할 것으로 판단된다.

끝으로 이 책의 출간을 허락해 주신 학지사 김진환 사장님과 편집을 담당해 주신 최임배 부장님, 김경민 님께 깊은 감사의 말씀을 드린다.

"인간과 자연 그리고 동물과 함께 더불어 사는 세상은 아름답습니다."

2007년 6월

저자 대표 안제국

| 차 례 |

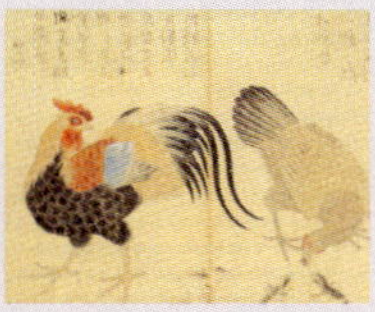

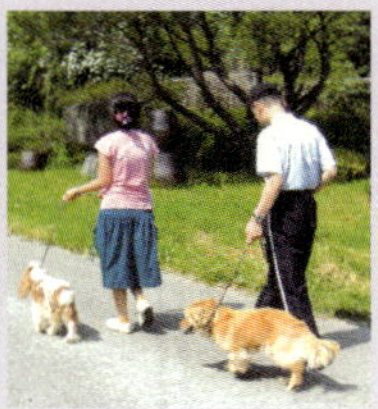

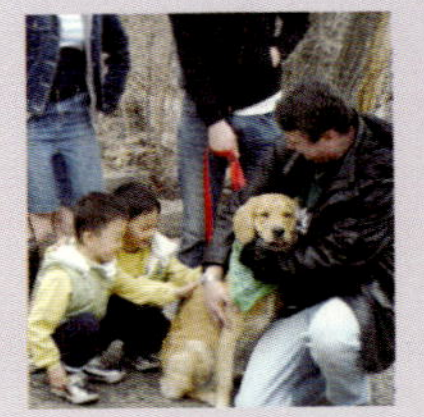

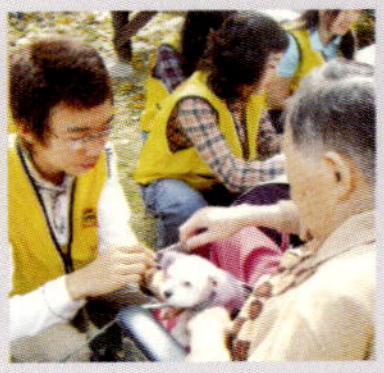

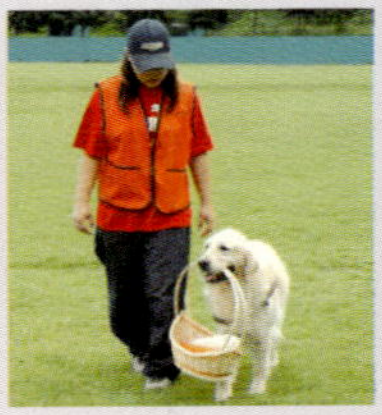

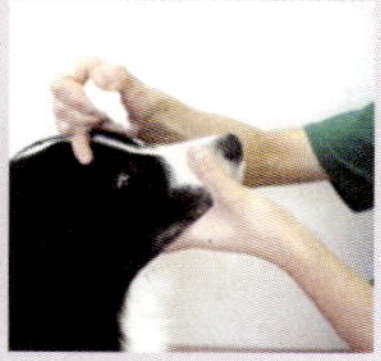

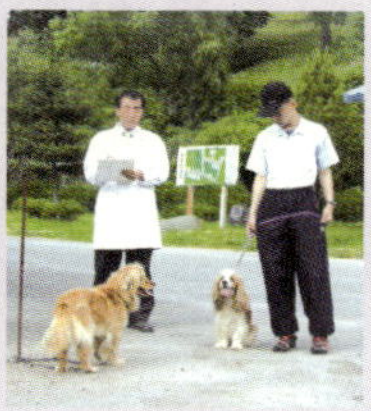

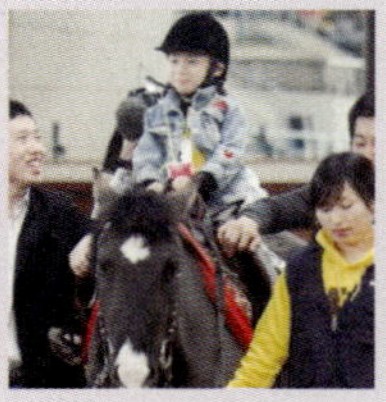

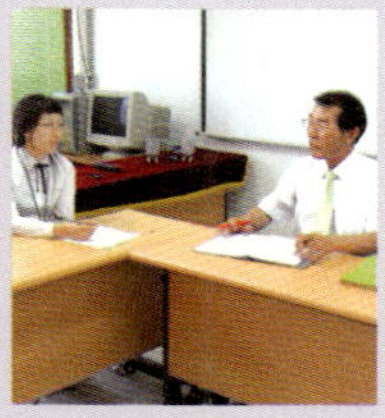

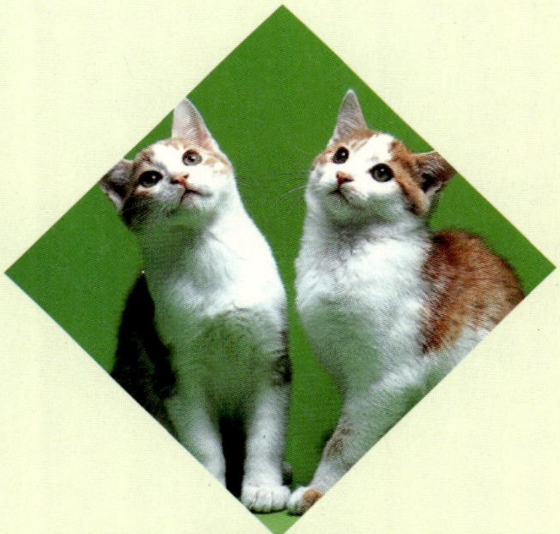

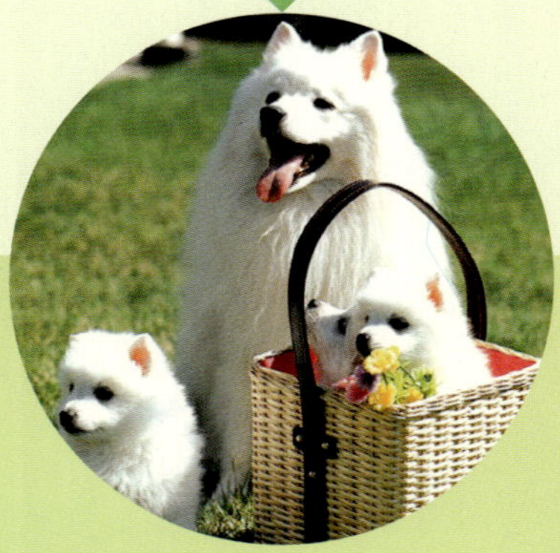

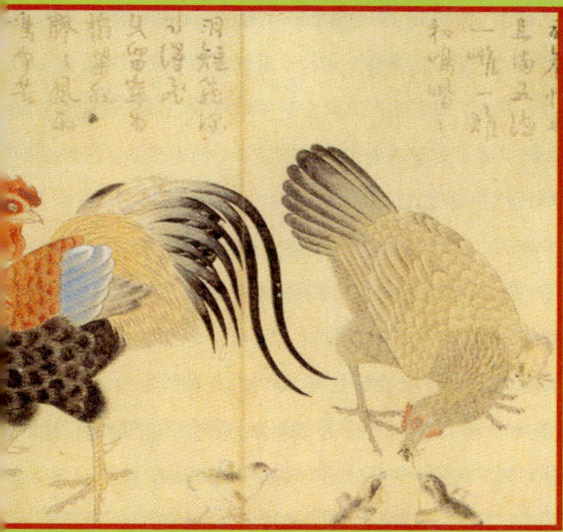

1장 인간과 동물

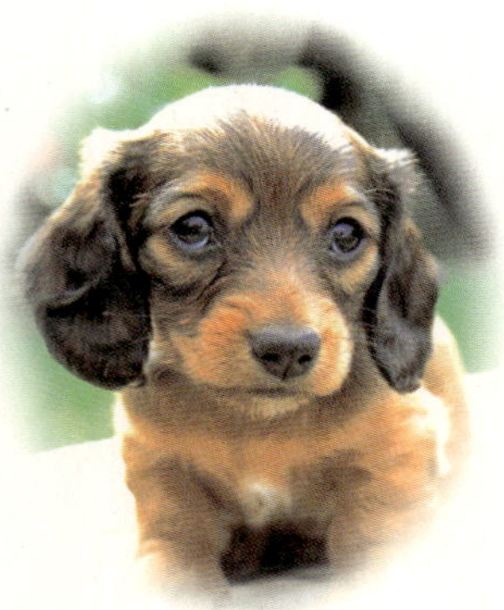

1 인간과 동물의 만남

1. 만남의 시작과 관계

1) 선사시대

인간과 동물의 만남은 인간의 조상이 지구상에서 삶을 시작한 아득한 옛날로 거슬러 올라간다. 채집생활을 하던 인간에게 야생동물은 단백질을 제공해 주는 중요한 식량자원이자 동시에 인간을 공격하는 위협적인 존재였을 것이다. 식량으로 이용할 수 있는 동물을 더 많이 포획하기 위해서 사냥기술을 발전시키려 노력했고 또한 호랑이와 같은 맹수는 숭배의 대상이 되기도 했다.

인간이 문자를 사용하기 이전인 선사시대에 살던 사람들은 자신들의 생각이나 삶의 모습을 바위나 동굴 속에 그림으로 남겨 놓기도 했다. 우리의 조상이 남겨 놓은 동굴벽화나 암각화에는 사슴, 멧돼지, 새 등이 그려져 있고 이들을 사냥하는 사람들의 모습을 발견할 수 있다. 그 당시 야생동물은 인간의 생존에 없어

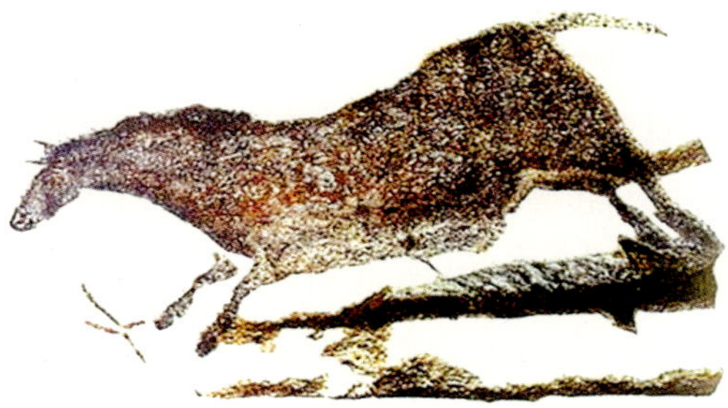

그림 1-1 BC 13,000년경의 것으로 추정되는 프랑스 라스코(Lascaux) 지역의 동물 벽화

서는 안 될 중요한 요소였던 것으로 추정된다.

동물을 사냥해서 이용하는 한편, 맹수의 공격이나 위협을 받아 피해를 보는 경우도 많았다. 이런 위험과 피해를 줄이기 위해서 인간은 풍요와 안녕을 바라는 마음으로 동물숭배사상이나 토테미즘(totemism)을 탄생시켰다. 이런 원시신앙은 현재까지도 무속신앙이나 민간신앙의 형태로 일부가 남아 있다.

2) 동물사육의 시작

인간이 채집생활을 하는 동안 사냥을 쉽게 하기 위해서 늑대를 길들이기 시작했는데 이것이 바로 현재 인간과 밀접한 관련을 맺으며 살고 있는 개의 조상이다. 인간이 최초의 개를 이용한 이유가 사냥에 있었음은 많은 사실을 통해서 추측할 수 있다. 사냥꾼을 일컫는 그리스어 'kynegetes' 는 '개를 데리고 다니는 사람' 이라는 뜻이고, 영어 단어 'hunter' 도 개를 뜻하는 'hunt' 에서 파생된 것으로 보아 개는 처음부터 사냥과 매우 밀접한 연관이 있었음을 알 수 있다.

선사시대의 암각화나 동굴벽화에서 발견되는 개의 모습은 사냥과 관련된 것이 많다. 활을 쏘고 있는 사람과 들소나 사슴을 추격하는 개의 모습이 함께 그려져 있는 등 사냥에 이용되는 개의 모습을 쉽게 찾아볼 수 있다. 그 밖에 사냥꾼이 개를 데리고 있는 모습이나 목동이 양치기 개를 데리고 있는 장면, 오두막 사이로 개들이 돌아다니는 그림을 통해서 이 당시 개가 이미 길들여져 사람과 함께 생활하고 있었다는 사실을 알 수 있다.

특히 이집트인은 사냥을 매우 즐긴 것으로 알려져 있다. 이집트에서 발견된 수많은 그림과 자료에 따르면 BC 6세기경에 이미 개는 사회적 신분이 높은 계층에게 사랑을 받는 동물로 자리를 잡았던 것으로 생각된다. 이집트의 통치자인 파라오에게 바칠 좋은 사냥개를 구하기 위해 외딴 마을로 사신을 파견했었다는 기록을 찾아볼 수 있다. 또한 개를 학대한 사람에게는 체벌을 내렸고 개를 죽인 사람은 사형에 처했다고 한다.

고양이도 매우 오랜 옛날부터 인간과 함께 살아 온 것으로 알려져 있다. 이스라엘 여리고(Jericho)의 고대유적에서는 BC 9,000년경의 것으로 추정되는 고양이의 이빨이 발견된 것으로 보아 이미 이 시기에 고양이가 사육되었던 것으로 추측된다. 고양이에 관한 가장 오래된 유물은 BC 4,000년경의 것으로 추정되는 이집트의 고분에서 발견된 가젤(gazelle, 아프리카 영양)과 고양이의 유골이다. 고고학자는 고분에서 발견된 가젤은 망자가 저승길로 가기 위한 식량이며, 고양이는 망자가 생전에 예뻐하던 반려동물(애완동물)이었을 것으로 추정하고 있다.

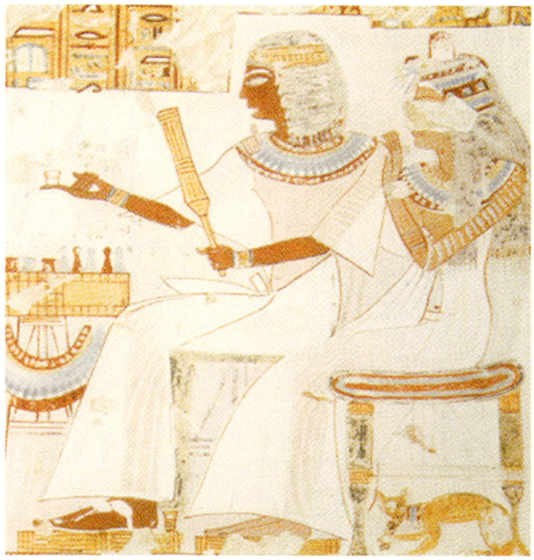

그림 1-2 BC 13~12세기의 것으로 추정되는 이집트 벽화 속의 고양이

고대 이집트에서 고양이의 사육은 나일강 유역에서 정착생활이 시작되고 농경사회로 발달하는 과정에서 자연스럽게 이루어졌을 것으로 생각된다. 즉, 농경사회로 발전함에 따라 사람들은 곡식을 창고에 저장하기 시작했고 창고의 곡식을 축내는 쥐를 구제(control)하기 위해 고양이를 키우기 시작한 것이다.

3) 문화와 동물

(1) 신화 속의 동물

고대 이집트인은 하늘과 땅을 창조한 태양신은 새의 모습을 하고 있으며 알에서 나왔다고 믿었다. 고대 이집트인이 믿었던 가장 중요한 신인 오시리스의 영혼은 수소에 머물고 있으며 그 누이동생 이시스의 영혼은 암소에 머물고 있다고 믿는 것으로 보아 소를 매우 숭상했음을 알 수 있다. 또한 이들이 숭배하던 신 중에서 개와 비슷한 형상을 하고 있는 신을 발견할 수 있다. 그 대표적인 것이 죽은 자들의 신인 아누비스 신이다. 아누비스 신은 죽은 사람의 영혼을 사후세계의 재판관인 오시리스 앞에 데려다 주는 역할을 했다고 한다. 아누비스는 검은 개의 모습으로 석관 위에 엎드려 묘실 입구를 지키는 형상으로 많은 무덤 속

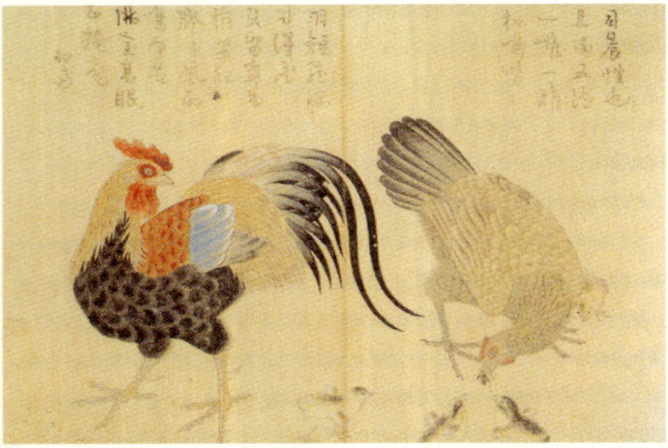

그림 1-3 자웅화명(雌雄和鳴). 조선시대 변상덕의 닭을 주제로 한 그림

에 묘사되어 있다.

그리스 · 로마 신화에는 많은 동물이 각기 상징성을 가지고 등장한다. 미궁(labyrinth)에서 제물로 바쳐지는 젊은 남녀를 잡아먹다 나중에 테세우스에게 죽임을 당하는 괴물인 미노타우르스는 소의 머리와 인간의 몸을 가지고 있다. 신 중의 으뜸인 제우스 신은 아름다운 여자를 보면 바람을 잘 피우기로 알려져 있는데 이성에게 접근할 때 고니(백조)나 독수리로 변신을 하기도 하였다. 바람을 피우다 부인인 헤라 여신에게 발각이 되지 않기 위해 연인이었던 이오를 황소로 변신시키기도 했다.

또한 제우스 신의 아들이자 심부름꾼인 헤르메스 신은 독수리의 날개가 달린 모자를 쓰고 다닌다. 그리고 손에는 뱀이 기어오르는 지팡이를 들고 다닌다. 이때 독수리와 뱀은 헤르메스 신의 활동 범위인 천상과 저승을 상징하는 것이다.

우리나라의 건국신화인 단군신화에도 호랑이와 곰과 같은 동물이 등장한다. 즉, 무섭고 숭배의 대상이 될 수 있는 맹수와 연관을 지음으로써 국가와 민족의 정통성을 확고히 하고 평화와 안녕을 기원하기 위한 바람이었다. 그 밖에 신라의 시조인 박혁거세가 알에서 태어났다는 신화와 또 신라 4대왕인 탈해왕이 김알지를 얻을 때 닭이 숲 속에서 울었다는 기록이 있다. 또한 신라의 이름을 계림(鷄林)이라고 부른 것으로 보아 신라시대 이전부터 경주 지역에는 닭을 키웠고, 신라인은 닭을 매우 신성시했음을 추측할 수 있다.

(2) 전설 속의 동물

인간은 살아가면서 환경에 의해 많은 영향을 받게 된다. 특히 다양한 목적으로 동물을 이용하면서 그 생김새나 소리 혹은 구전되어 오는 여러 이야기가 얽혀 동물과 연관된 많은 전설이 생겨났다. 동물과 관련된 전설은 동서양을 막론하고 전 세계의 거의 모든 부족, 민족, 국가가 가지고 있다고 해도 과언이 아닐 것이다.

우리나라의 전설이나 옛이야기 속에도 동물이 등장하는 경우가 많다. 매우 흔한 텃새인 꿩에 얽힌 이야기로 치악산 상원사의 창건과 관련된 다음과 같은 전설이 전해 내려오고 있다.

경상도 의성에 살던 한 선비가 과거 시험을 보기 위해 한양으로 가던 중에 어떤 산골짜기에서 꿩의 비명 소리가 들려 주위를 살펴보니 구렁이가 꿩을 잡아먹으려고 하고 있었다. 그래서 선비는 활을 쏘아 구렁이를 죽이고 꿩을 구해 준 후, 다시 길을 떠났다. 밤이 되어 쉴 곳을 찾아 헤매던 중 산속에서 집을 발견하고 그 집의 여주인에게 부탁을 해 하룻밤을 묵게 되었다. 잠을 자다가 숨이 막혀 눈을 떠 보니 커다란 구렁이가 몸을 칭칭 감고 자신을 잡아먹으려 하는 것이었다. 이 구렁이는 낮에 꿩을 잡아먹으려던 구렁이의 부인으로 남편의 원수를 갚으려는 것이었다. 선비가 구렁이에게 풀어 달라고 하자 구렁이는 동이 트기 전까지 부근 절의 종이 세 번 울리면 살려 주겠다고 제안했다. 그러자 얼마 있지 않아 희미하게 종이 세 번 울리는 소리가 들려왔고 구렁이는 선비를 잡아먹는 것을 포기하고 사라졌다. 이튿날 아침 선비가 부근의 절에 가 보니 꿩 세 마리가 피투성이가 되어 죽어 있었다. 이때부터 은혜 갚은 꿩을 기리기 위해 그 산 이름을 치악산이라고 부르기 시작했다고 한다.

그 밖에 견우와 직녀의 전설이 얽혀 있는 칠월칠석에 관한 이야기 속에도 동물이 출현한다. 일 년에 한 번씩 견우와 직녀가 만날 때 까치와 까마귀가 떼 지어 날아와 다리를 만들어 주는데, 이 다리가 바로 오작교다.

소쩍새 수컷은 초저녁부터 새벽까지 '소쩍, 소쩍' 혹은 '소쩍다, 소쩍다' 하고 운다. 먼 옛날에 며느리를 아주 미워하던 시어머니가 며느리에게는 밥을 주지 않으려고 크기가 작은 솥으로 밥을 하게 하였다. 매 끼니때마다 밥을 지어도 양이 적어 밥을 먹지 못하게 된 며느리는 결국 굶어 죽었다. 불쌍한 며느리의 넋은 새가 되어 밤마다 시어머니를 원망하는 소리를 내었는데, 그 소리가 바로 '솥이 적다, 솥이 적다, 소쩍 소쩍' 이다. 그래서 이 새의 이름을 소쩍새라고 불렀다고 한다.

(3) 예술작품과 동물

삼국사기 13권에 고구려 2대왕인 유리왕이 지었다고 하는 '황조가(黃鳥歌)'가 수록되어 있다.

펄펄 나는 꾀꼬리는
암수 서로 놀건마는
외로울사 이 내 몸은
뉘와 함께 돌아갈꼬

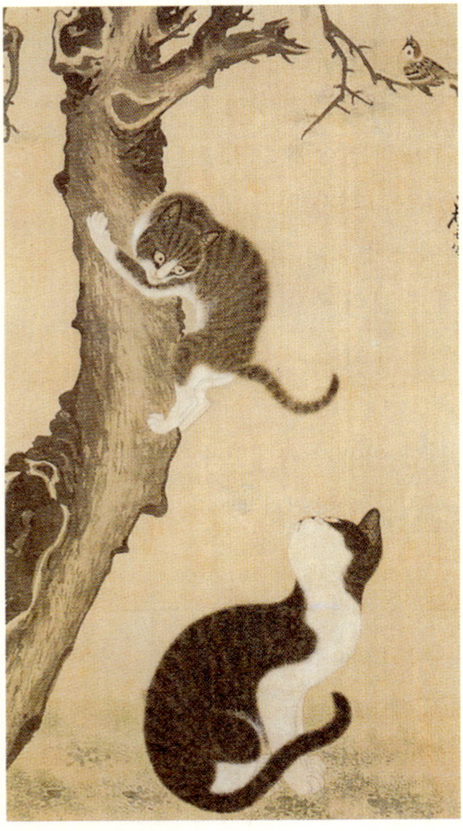

그림 1-4 묘작도(猫雀圖). 조선시대 변상덕의 고양이와 참새를 주제로 한 그림

이 시는 유리왕이 사랑하는 여인을 떠나 보낸 후 나무 그늘에 앉아 쉬면서 서로 정답게 놀고 있는 꾀꼬리 한 쌍을 보면서 짝을 잃은 자신의 외로운 심정을 읊고 있다. 또한 황조가는 꾀꼬리를 빌려 자신의 감정을 나타낸 우리나라 최초의 한시로 알려져 있다.

고니와 관련된 음악으로 차이코프스키의 '백조의 호수'는 매우 잘 알려진 작품이다. 이 작품의 내용을 살펴보면 독일의 왕자 지그프리트가 깊은 숲 속에서 사냥을 하다 마법에 걸려 고니로 변한 왕녀 오데트를 만난다. 왕자는 자신의 성으로 오데트를 초대하는데 마법사인 로트바르트의 딸 오딜이 시샘을 해서 둘 사이에 끼어든다. 그런데 지그프리트 왕자는 오딜을 왕녀 오데트로 착각하고 오딜과의 약혼을 발표하게 된다. 뒤늦게 자신의 실수를 깨달은 왕자는 숲으로 가서 오데트와 함께 호수에 몸을 던지자 그때 오데트에게 걸린 마법이 풀리면서 이 작품은 끝을 맺는다. 마법에 걸렸지만 왕녀인 오데트의 고고함과 착한 마음씨를 상징하는 동물로 고니를 사용한 것이다.

조선 후기의 작품인 '묘작도'에는 고양이 두 마리와 나무, 참새가 그려져 있다. 고양이는 70세의 노인을 상징한다. 고양이 묘(貓)와 70세 늙은이 모(耄)가 중국 음으로 똑같이 발음되기 때문이다. 이 그림은 고희를 갖은 노부부의 생일을 축하하는 그림으로 그려진 것이다. 같이 그려진 참새는 이들 노부부의 자식을 의미한다. 다시 말해서 이 그림은 부부의 해로와 자식의 건강을 축원하기 위해 그려졌다.

(4) 종교와 동물

종교에서 동물은 직접, 간접적으로 등장하는 경우가 많다. 예를 들면 성서의 출애굽기에는 이스라엘 민족이 이집트를 탈출해서 약속의 땅 가나안(Canaan)으로 가는 도중 지도자인 모세가 시내 산에서 십계명을 받는 동안 우상을 만들어 숭배하는 내용이 있다. 이때 숭배의 대상이 된 우상이 바로 황금 송아지다. 소는 여러 종교에서 일찍부터 숭배의 대상이었다. 소가 가지고 있는 힘과 생산력이 소를 신성한 존재로 여기게 하였다. 소의 힘과 생산력에 더하여 신성을 상징하는 존재로서 이스라엘인은 야훼의 하나님을 대신해서 황금 송아지를 우상으로 만들고 숭배했다. 황금 송아지는 단순히 힘과 생산력의 상징에 머무는 것이 아니라 우상 혹은 신의 경지에 이를 정도로 그 상징성이 절대화된 것이다.

이런 종교적 의미가 부여된 동물은 다양한 종교에서 쉽게 찾아볼 수 있다. 인도에서는 힌두교의 교리에 따라 소를 매우 신성시하고 있다. 쇠고기를 먹지 않는 것은 물론이고 소가 길을 막고 있으면 소가 지나갈 때까지 모든 차량이나 사람이 기다린다. 집의 담벼락에 소똥을 발라 놓으면 부정을 막고 오염이 정화된다고 믿고 있으며, 심지어 우물이 오염되었을 때는 소의 오줌을 넣어 정화시킨다고 한다.

비둘기는 지금도 평화의 상징으로 많은 사람의 사랑을 받고 있다. 그런데 이런 생각에는 종교적인 영향이 적지 않게 미치고 있는 것 같다. 성서의 창세기에는 하나님이 세상을 물로 심판할 때 노아로 하여금 방주를 만들게 해서 사람과 동물을 구하는 내용이 있다. 홍수가 끝나고 방주 밖으로 나가기 위해 물이 어느 정도 빠졌는지 확인하기 위해 노아는 비둘기를 밖으로 내보내고 물이 빠졌다는 증거로 비둘기는 올리브 잎을 입에 물고 방주로 돌아왔다. 이런 꿈과 희망에 대한 상징 때문에 지금도 비둘기는 희망과 평화를 상징하는 새로 사랑받고 있다.

2. 동물과의 공존과 친화

1) 동물의 가축화

인간이 먹을 것을 찾아 떠돌아다니던 채집생활을 접고 한곳에 모여 마을을 이루어 사회구조를 가진 정착생활을 시작하면서 사냥은 점차 어려워졌다. 또한 농경생활을 시작하면서 사람들은 안정적인 단백질 공급원에 대한 필요를 절감하게 되었다. 그래서 소, 돼지, 토끼, 양, 닭 등의 동물을 적극적으로 사육하기 시작했다. 물론 처음에는 야생동물을 포획하거나 알을 부화시켜 키웠으며 세대를 거듭해서 사육함에 따라 이들 야생동물은 야성의 습성을 버리고 인간과 함께 생활할 수 있도록 길들여졌다.

일반적으로 가축의 기원은 농경문화가 시작된 시기보다 역사가 길다. 사냥을 위해 기르기 시작한 개는 약 12,000년 전부터 키우기 시작한 것으로 추정된다. 이후 소, 말, 양, 돼지 등은 8,000～6,000년 전, 닭은 4,000～3,000년 전에 가축화되었을 것으로 추정하고 있다.

사냥을 위해 가장 먼저 개를 가축화한 것으로 알려져 있는데 그 밖에 여러 목적으로 개를 이용했다. 페르시아인은 주변의 부족이나 국가와의 전쟁을 효과적으로 치르기 위한 수단으로 몰로시아 맹견을 전투에 투입하였으며, 후각이 예민한 적군의 맹견을 가치 있는 전리품으로 여겼다고 한다. 또한 고대 그리스에서도 몰로시아 맹견을 전투력 강화의 수단으로 사용하였다. 제2차 페르시아 전쟁(BC 480년경)에서 크세르크세스 왕이 덩치 큰 몰로시아 맹견을 데리고 다녔다는 기록이 있으며, 그 후 알렉산더 대왕도 인도 원정을 마치고 돌아올 때 개를 마케

도니아로 데려왔다고 한다. 몰로시아 맹견은 집이나 왕궁, 성을 지키기 위한 목적 이외에 중요한 사람을 경호하기 위한 목적 등 다양한 용도로 사용되었다.

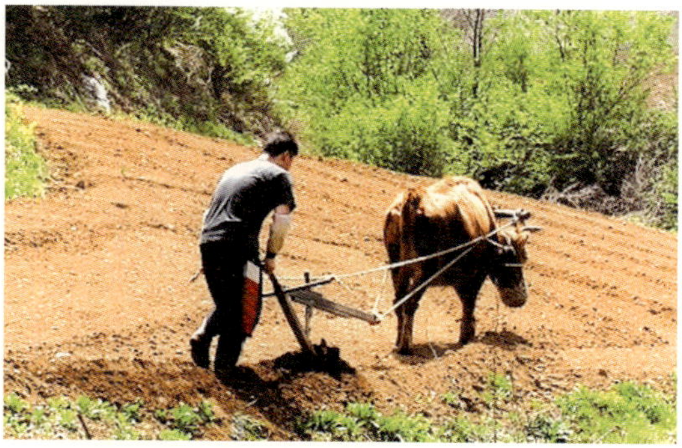

그림 1-5 소를 이용한 밭갈이

이집트에서는 이미 7,000년 전부터 비둘기를 통신용으로 이용했으며, 임진왜란 당시 이순신 장군도 전함 사이에 전투명령을 내리기 위해 비둘기를 사용했다는 기록이 있다. 가금(poultry)은 야생조류를 가축화한 것인데, 대표적인 가금 중의 하나가 닭이다. 닭은 조류 중에서 가장 먼저 가축화된 종으로 인도, 말레이시아, 미얀마 등 동남아시아에 서식하고 있던 들닭(jungle fowl)을 가축화한 것이다. 약 5,000년 전부터 가축화되었으며 지중해와 유럽, 아시아 및 극동 지역 등으로 널리 퍼져 오늘에 이르고 있다. 3세기경에 저술된 『삼국지 위지동이전』의 기록을 살펴보면 우리나라에는 아름다운 꼬리가 긴 닭이 있는데, 그 꼬리의 길이가 5척이 넘는다는 기록이 있다. 이를 통해 이 시기에 한반도에서는 꼬리가 긴 닭을 사육했었던 것으로 추정할 수 있다.

2) 수렵생활

사람들은 매우 오래전부터 동물을 수렵의 대상, 즉 사냥감으로 삼아 왔다. 원시시대의 채집생활 시기부터 현재에도 다양한 방법으로 수렵을 하고 있다. 선사시대의 유물인 암각화 및 동굴벽화뿐 아니라 고구려 고분벽화에도 사슴이나 호랑이와 같은 동물을 사냥하는 수렵도가 그려져 있다. 또한 수렵은 그 사회를 유지하는 데 필요한 남성의 용맹스러움과 무예의 척도로 인식되어 무사 혹은 귀족은 사냥을 통해 심신을 단련하고 무예를 연마하는 수단으로 삼았다.

그리스 · 로마 시대에는 새 기르기가 유행했으며 매사냥도 귀족이나 왕족에 의해 널리 이루어졌다고 한다. 우리나라에서도 고려시대 이전부터 매사냥을 해 온 것으로 알려져 있으며 지금도 그 명맥을 유지하고 있다.

우리나라에서 수렵의 전통은 많은 왕조시대를 거쳐 전수되어 왔다. 조선시대에도 수렵문화를 엿볼 수 있는 기록을 찾아볼 수 있다. 『조선왕조실록』에 따르면 농한기에 군사를 훈련시키기 위해 수렵을 행한 강무제도와 사냥하여 잡은 동물을 종묘에 바쳐 제사를 지내는 천신의례 등이 있었다. 또한 왕이 수렵을 할 수 있는 지역을 따로 정하여 이곳에서 일반인의 경작, 벌목 등을 금하여 관리하는 등 수렵에 대한 많은 예를 찾아볼 수 있다.

수렵은 현대사회에서도 그 형태와 기대수준이 매우 다양하게 지속되고 있다. 근대화된 수렵의 역사가 가장 오래된 유럽에서는 주로 사슴을 대상으로 수렵이 이루어지고 있다. 유럽에서 수렵인은 사슴의 머리와 뿔을 이용해서 만든 트로피(trophy)를 원하는 경우가 대부분으로 고기를 비롯한 부산물은 국가에 귀속시키거나 수요자에게 판매하고 있다. 또한 수렵제도에서도 수렵면허제도와 일정한 지역을 수렵 구역으로 지정하는 엽구제도 등 국가마다 여건과 문화에 알맞은 다양한 제도를 실시하고 있다.

그러나 우리나라에서의 수렵은 선진 외국의 경우와는 달리 매우 기형적인 양상을 보이고 있다. 정해진 시기와 장소, 포획 방법, 대상 동물 등이 무시된 채 마구잡이로 이루어지고 있는 불법적인 포획, 즉 밀렵(poaching)으로 인해 많은 야생동물이 종의 생존을 위협받을 수 있을 정도로 심각한 피해를 입고 있다. 이는 야생동물의 효능에 대한 잘못된 믿음을 바탕으로 한 보신문화 때문으로 이에 대한 국민의 인식 전환이 어느 때보다 절실하다. 생태계 및 야생동물의 보호를 위해 밀렵은 반드시 근절되어야 할 것이

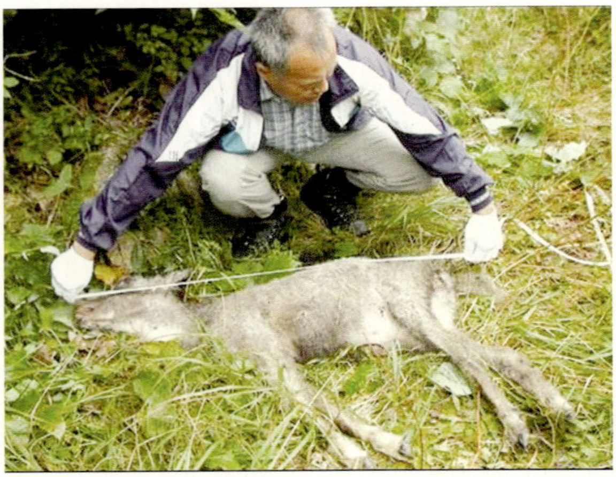

그림 1-6 올무에 의해 숨진 산양(출처: 녹색연합)

며 또한 건전하고 정상적인 수렵문화가 빨리 정착되어야 할 것이다.

3) 인간과 반려동물

(1) 개

인간이 채집생활을 하던 때부터 가축화된 개는 수렵, 전투, 사역 등 다양한 목적으로 사육되어 왔다. 오늘날에는 가축의 범위를 벗어나 반려자(companion)로 가족의 일원으로 생활하게 되었으며 또한 다양한 용도로 이용되고 있다. 특히 복잡한 사회생활에서 오는 스트레스의 해소, 생명의 신비와 존엄성, 사랑을 느끼게 해 주는 등 반려동물로서의 역할이 매우 중요시되고 있는 실정이다.

그 밖에 수렵, 경비, 목축, 추적, 수색, 경비 및 탐색, 썰매 끌기, 시각장애인 도우미, 인명구조, 투견, 경주, 곡예, 의학 실험용, 식용, 통신 등 매우 다양한 분야에서 이용되고 있다. 최근에는 정신과 치료, 소아 및 재활치료 등 특수 활동이나 치료를 목적으로 하는 활동에도 참여하고 있다.

(2) 고양이

고양이는 농경사회의 발전에 따라 곡식을 갉아먹는 쥐를 구제하기 위한 목적으로 사육되기 시작했다. 농경문화가 발달한 고대 이집트에서는 곡물 창고에 들끓는 쥐를 막기 위해 건물의 지붕이나 창고에 반 야생 상태로 고양이를 사육했다고 한다. 또한 고대의 귀족이나 왕족의 애완용으로 길러지기 시작해서, 현재까지도 전 세계에서 애완 및 관상용으로 널리 사랑받고 있다.

(3) 말

말 역시 인간의 필요에 의해 야생마를 포획하여 길들여 사용하기 시작했다. 이들 가축마는 사육지의 자연환경 특성과 인간의 개량 노력으로 특색이 있는 다양한 품종으로 개량되었다. 말은 주로 군사적인 목적이나 통신 및 이동의 수단으로 사용되었으나 근래에는 반려동물로 그 가치가 증대되고 있다.

말이 반려동물로 불리게 된 것은 1983년 10월에 오스트리아에서 열린 인간과

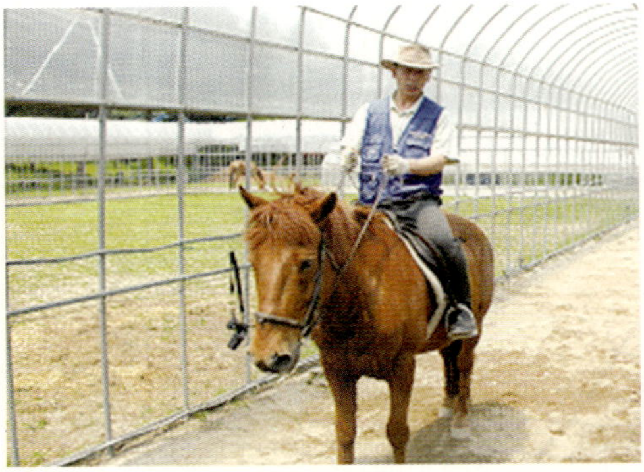

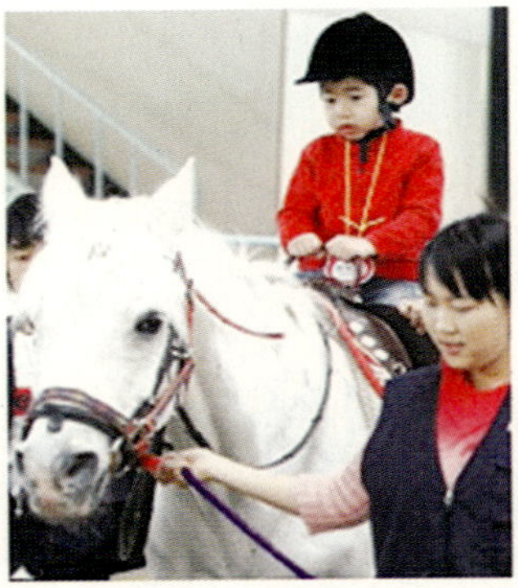

그림 1-7 레저 및 스포츠 활동(좌측), 소아암 환자 재활승마 체험활동(우측, 출처: 한국마사회)

애완동물의 관계(human-pet relationship)에 관한 국제 심포지엄에서 승마용 말도 반려동물에 포함하도록 하면서부터다. 그러나 이미 영국과 미국에서 발족된 재활승마협회를 시작으로 한 독일치료승마협회 등의 활동으로 말은 반려동물로서 이용되기 시작했다. 우리나라에서는 2001년부터 뇌성마비 등 신체발달 장애가 있는 아동을 대상으로 재활승마가 시작되었다. 최근에는 몇몇 단체에서도 재활승마를 도입하여 활동하고 있다.

(4) 새(관상조)

인간이 야생에서 서식하는 아름다운 새를 기르기 시작한 것은 인류의 역사와 함께했을 정도로 오래된 일이다. BC 8,000년경의 신석기시대에 이미 신전과 같은 건물은 비둘기의 번식장소로 이용되었으며 BC 4,000~3,000년경에는 가축화된 새를 기르기 시작했다.

15세기에는 울음소리가 아름다운 카나리아를 아프리카 카나리아 반도에서 가져다 유럽에서 널리 키우기 시작했다. 중국에서는 앵무새와 공작새를 인도에서 수입하여 사육했었다는 기록이 있다. 또한 제2차 세계대전 직후에는 오스트레일리아에 서식하는 잉꼬(사랑새)를 영국으로 가져와 대량으로 사육했다. 그 후 다양한 품종으로 개량되어 전 세계로 널리 퍼져 사랑받고 있다.

(5) 햄스터

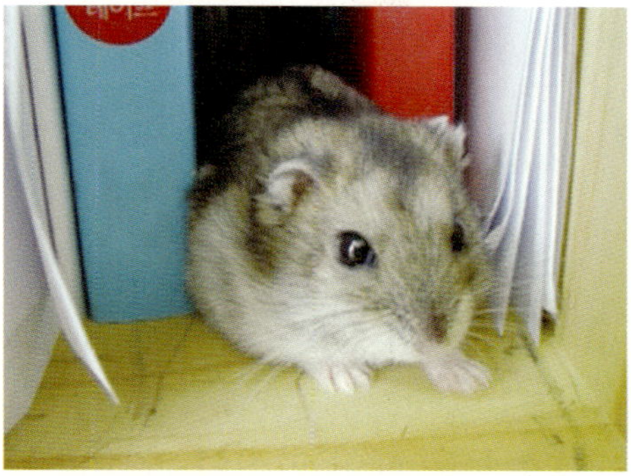

그림 1-8 정글리안 햄스터

원래 햄스터(hamster)는 초지나 들판과 같은 광활한 지역에서 사는 동물이다. 돌 틈이나 나무 울타리 속 또는 땅에 굴을 파고 살며 굴 근처에서 모은 곡식을 저장하는 습성이 있다. 먹이를 저장하는 습성 때문에 햄스터라는 이름이 지어졌다.

이스라엘의 동물학자에 의해 1930년대 초반에 시리아의 사막에서 발견되어 사육되기 시작했는데 이것이 오늘날 골든 햄스터(시리안 햄스터)다. 그 후 다양한 품종이 개량되어 1970년대에는 러시안 햄스터와 중국 햄스터가, 1990년대에 들어와서 로보로브스키 햄스터가 애완용으로 사육되기 시작했다.

(6) 물고기(관상어)

관상어는 모습과 형태, 색깔의 아름다움이나 기이한 습성 등을 관찰하며 즐기는 어류로 금붕어, 비단잉어, 열대어 등을 들 수 있다. 금붕어를 키우기 시작한 기록은 중국 송나라 시대로 거슬러 올라간다. 이때의 기록에 따르면 연못에서 금붕어를 키웠고 그 후 16세기에는 일본으로, 17세기에는 유럽으로 금붕어를 전해 주었다고 한다. 금붕어는 중국과 일본에서 돌연변이 혹은 인위적인 품종 개량에 의해 예쁘고 아름다운 여러 가지 품종으로 개량되었다.

최근에 들어서는 더욱 아름다운 색깔과 특이한 형태를 가지고 있는 열대어의 사육이 매우 성행하고 있다. 물고기를 키움으로써 시각적인 아름다움뿐 아니라 생명존중, 가족 간의 대화를 열어 주는 등 인간의 생활을 풍요롭게 하고 있다.

2 동물의 권리와 복지

1. 동물의 권리

1) 동물에 대한 인식의 변화

17세기 프랑스의 철학자인 데카르트(R. Descartes)는 동물은 시계(watch)와 같다고 주장했다. 즉, 시계처럼 어떠한 감각기관도 없기 때문에 고통이나 공포, 즐거움 등을 느낄 수 없다고 했다. 개가 주인을 보면 꼬리를 흔드는 것이나 겁을 먹었을 때 꼬리를 다리 사이에 넣는 행동은 감정을 통해 느낀 것이 아니라 반복적으로 경험을 통해 익힌 기계적인 방법으로 행동하는 것이라고 생각했다.

이런 인식은 근대에 이르기까지 유럽을 중심으로 전 세계에 널리 퍼졌으며, 그 결과 동물은 매우 하찮은 존재로 여겨졌다. 해부학이 발달하기 시작한 17세기 이후 사람들은 데카르트의 의견에 동조하여 동물이 완전히 의식이 있는 상태에서 고통을 줄여 주는 어떠한 조치도 하지 않은 채 대규모 생체해부 실험을 실시했다. 생체해부 과정에서 나오는 동물의 비명소리는 기계가 내는 소리 정도로 간주되었고 사람들은 이에 대해 어떠한 죄책감도 가지지 않았다.

그러나 최근에 와서 인간과 동물은 매우 친밀한 관계를 유지하면서 생활하고 있다. 또한 과학기술의 발달로 동물도 인간처럼 감각기관이 있어 고통이나 배고픔 그리고 감정을 느낀다는 사실이 점차 알려지면서 동물에 대한 인식에 변화가 생기기 시작했다.

동물을 대하는 사람들의 생각은 크게 세 가지로 구분할 수 있다. 동물에 대한 첫 번째 입장은 인간이 동물에 비해 절대 우월하다는 것이다. 그러므로 동물은 인간의 목적을 달성하기 위한 수단에 불과하며 인간의 필요에 따라서는 동물에게 어떠한 행동이나 고통을 주어도 전혀 무방하다는 입장이다. 두 번째는 인간이 동물을 이용할 수 있으나 동물이 겪는 고통도 고려해야 한다는 입장이다. 즉, 인간에게 이익이 된다면 동물에게 고통을 주더라도 이용을 할 수 있으나, 동물의 고통을 최소화할 수 있는 방안을 강구해서 너그러운 이용(gentle usage) 방안을 찾아야 한다는 것이다. 이런 생각을 바탕으로 하여 최근 들어 동물 복지(animal welfare)에 대한 많은 논의와 연구가 수행되고 있다. 세 번째는 동물도 사람과 같은 생명체이므로 이들도 행복하게 살아야 할 권리(right)를 가지고 있다는 입장이다. 즉, 동물 권리를 주장하는 사람들의 입장으로 어떠한 목적에서건 동물을 이용하는 것은 절대 용납할 수 없다고 주장한다. 또한 이들은 모든 형태의 상업적, 산업적 동물 사육과 포획에 반대하고 있다.

2) 동물 권리

모든 동물은 행복하게 살아야 하며 생명에 대한 권리(right to life)는 존중되어야 한다는 입장이 곧 동물 권리(animal right)다. 많은 사람이 동물이 권리를 가지고 있다는 주장에 동의하고 있지만 이런 주장에 강력하게 반대하는 의견도 많다. 다음과 같은 질문을 받는다면 대부분의 사람이 동물의 권리를 어떻게 구체적으로 적용하고 해석해야 하는지에 대한 많은 논란에 휩싸일 것이다.

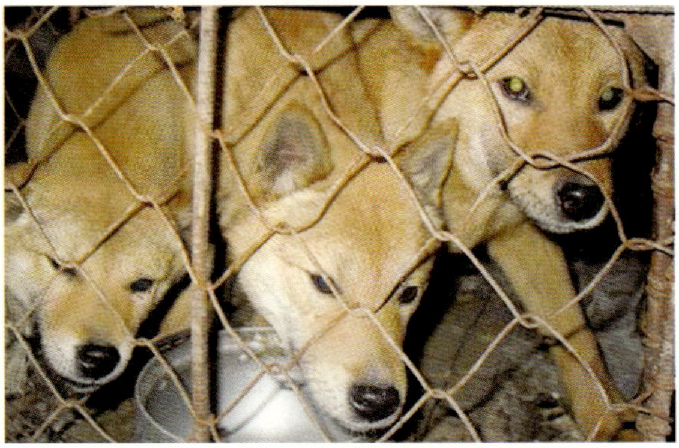

그림 1-9 학대받는 동물(출처: 한국동물보호연합)

먼저 동물 권리가 곤충이나 죽은 동물 혹은 인간에게 피해를 주는 모든 동물에게 똑같이 적용되는가 하는 문제다. 코알라, 펜더, 반달가슴곰, 물개와 같은 동물이 잔혹하게 밀렵되는 모습을 보면서 많은 사람은 이들이 보호되어야 하고 생명을 유지할 수 있도록 권리를 가져야 한다는 주장에 동의할 것이다. 그러나 사람에게 질병을 옮기는 말라리아모기도 살아야 할 권리가 있으므로 이들 해충을 구제하지 말아야 한다고 주장한다면 이에 대해 동의하는 사람은 아마 거의 없을 것이다.

또한 모든 동물은 권리를 누리기 위해 자유로워져야 하는가 하는 문제다. 동물에게 자유를 주기 위해 지금 인간이 사육하고 있는 모든 가축, 동물원의 동물, 반려동물을 자유롭게 야생의 생태계로 풀어 주어야 하는가? 그리고 양계장에서 키우고 있는 수많은 닭을 생태계에 풀어놓는다면 이들 중 생존하는 개체수가 얼마나 될 것인가? 아마도 이들이 야생에서 생활한다면 야생동물 및 생태계에 미칠 수 있는 영향은 매우 클 것이다. 그러므로 동물이 권리를 찾기 위해 모두 자유로워져야 한다는 문제 역시 논란의 여지가 매우 크다.

이와 같이 동물 권리에 대해서는 아직도 그 정의가 명확하지 않지만 인간에 의해 피해를 보고 있는 동물의 종류와 수는 대단히 많은 실정이다. 그 때문에 동물보호 차원을 넘어 인권에 버금가는 수준으로 동물 권리를 위한 운동과 노력이 이루어지고 있다. 동물 권리를 실현하기 위해 동물학대 방지, 모피의류 반대, 극단적인 채식주의, 동물실험 반대, 동물을 이용한 오락 반대 운동 등 다양한 활동을 벌이고 있다.

3) 동물 보호 단체

전 세계적으로 활발한 동물보호활동을 벌이고 있는 관련단체는 다음과 같다.

(1) 국제동물복지재단

국제동물복지재단(International Fund for Animal Welfare, IFAW)은 미국, 영국, 오스트레일리아, 남아프리카공화국, 케냐, 인도, 러시아 등 13개국에 지부를 두고 있다. 또한 200여 명의 활동가와 법률 및 정치 전문가, 과학자 등이 참여하여 세계적으로 동물의 복지 증진을 위한 캠페인 활동을 벌이고 있다. 과도

한 상업 활동에 의해 피해를 입은 동물을 보호하고 야생동물의 서식지 보전, 고통받고 있는 동물을 구조하는 등의 활동을 하고 있다.

이 단체는 동물의 생존과 번영이 가능한 세상이야말로 인간이 잘 살 수 있는 환경을 만드는 근본적인 조건이라고 주장하고 있다. 또한 인간과 동물의 미래를 분리해서는 생각할 수 없다는 신념으로 다양한 활동을 수행하고 있다.

(2) 세계동물보호협회

세계동물보호협회(World Society for the Protection of Animals, WSPA)는 전 세계의 동물 복지 기준을 향상시키는 것을 목적으로 하는 단체다. 물개사냥 방지나 고래 보호 활동뿐 아니라 화재, 홍수, 지진 등의 재해가 발생했을 때 동물 구조 활동, 인도적 도살방법의 정착, 유기동물의 보호 등에 주도적인 역할을 해 왔다. 전 세계 13개국에 지부가 있으며, 40여 만 명 이상의 후원자와 100여 개국에 460여 개의 동물보호단체를 회원으로 두고 있는 전 세계적인 네트워크를 가진 단체다.

(3) 동물의 윤리적 처우를 위한 사람들

동물의 윤리적 처우를 위한 사람들(People for the Ethical Treatment of Animals, PETA)은 1980년 미국에서 설립된 동물보호단체로 전 세계 80여 만 명의 회원을 가진 동물 권리에 관한 한 가장 규모가 큰 단체다. 미국의 본부 외에 영국, 독일, 네덜란드, 인도에 지부를 두고 있다. 동물농장, 실험동물, 모피동물, 오락산업에 이용되는 동물의 권리를 보장하기 위한 활동, 각종 동물의 서식 및 사육 환경의 개선, 불필요한 동물의 죽음 방지 등 활발한 활동을 하고 있다.

(4) 델타협회

미국의 델타 협회(Delta Society)는 1977년에 설립되었는데, 반려동물과 반려동물의 주인, 반려동물에 관심을 갖는 사람 등 삼자 간의 관계(삼각형)를 의미해서 델타(Delta)라는 이름을 붙였다. 설립 이후 인간과 동물 사이의 관계, 즉 인간과 동물의 상호작용(interaction)을 규명하고 인간과 동물 모두의 행복을 증진시키기 위한 활동을 수행해 왔다. 이를 위해 수의학, 정신의학, 임상심리학, 동물행동학 등 다양한 영역에 걸쳐 연구 및 지원을 해 왔다. 다양한 분야에 대한 연구와 활동을 토대로 인간과 동물의 관계(Human-Animal Bond, HAB)라는 새로운 분야를 개척했다. 또한 인간과 동물 사이의 지속적인 접촉을 통해서 쌍방이 모두 정신적, 육체적으로 모두 좋은 효과를 가져온다는 것을 입증하기 위한 연구를 계속하고 있다. 이런 성과를 인간의 의료 및 복지 분야에 도입한 것이 동물매개치료(animal assisted therapy)다.

2. 동물의 복지

1) 동물 복지의 의미

동물 복지(animal welfare)는 인간이 동물보다 우위에 있다는 기본적인 전제하에서 출발한다. 인간이 동물보다 우월하다는 입장에서 합리적인 이용을 위해 동물을 대하는 방법에 대한 논의가 이루어지고 있다. 즉, 동물의 이용은 허용하되 동물이 받을 수 있는 고통을 최소한으로 하기 위해 노력한다. 그러나 인간이 얻을 수 있는 이익이 동물이 당하는 고통에 비해 크다면 동물에게 고통을 줄 수도 있다고 주장한다. 즉, 최소한의 고통을 주는 범위 내에서 동물을 이용하려는 것이 바로 동물복지의 입장이다.

동물 복지를 위한 구체적 사항을 살펴보면 다음과 같다. 먼저 종별 특성을 고려하는 것이다. 각 동물 종마다 생활환경, 식성, 기호 등이 모두 다르다. 그러므로 동물의 복지를 위해서는 각 종마다 기준 및 고려사항이 모두 달라야 할 것이다. 두 번째로 동물의 신체 상태를 고려해야 한다. 성별, 연령, 체중, 임신 여부 등의 신체 상태에 따라 동물이 느낄 수 있는 편안함 혹은 고통은 달라질 수 있기 때문이다. 그다음으로 각 동물의 행동학적 특징에 대한 고려다. 즉, 동물은 처한 상황이나 생활사를 통해 시기별로 행동학적 특징이 다르다. 또한 번식기와 같은 특정 시기에 이성을 찾거나 새끼를 키우기 위해 특별한 행동을 하는 경우가 많다. 그러므로 각 동물의 행동학적, 생태학적 특징에 대한 고려가 필요하다.

2) 동물 복지의 구성 요소

동물 복지에 앞서 동물이 살아가는 데 기본적으로 필요한 조건을 고려해야 할 것이다. 동물이 정상적인 생활을 하기 위해서는 알맞은 먹이의 공급, 신선한 물의 공급, 적당한 공간의 확보, 다른 동물과의 접촉 기회 보장, 적합한 사육조건의 제공 등이 충족되어야 한다.

구체적으로 살펴보면 첫째, 알맞은 먹이의 공급을 통해서 각각의 동물은 생존에 적합한 신체 및 영양 상태를 유지할 수 있다. 그러므로 시기별, 영양소별로 적당한 먹이를 공급해 주어야 한다. 신선한 물의 공급 역시 신체를 유지하는 데 필수적인 요소다. 동물의 신체는 많은 부분이 물로 이루어져 있으며, 소화 및 신진대사에서 적당한 물의 공급이 선결되어야 한다. 그 밖에 신체를 건강하고 청결하게 유지하기 위해서도 물은 반드시 필요하다. 둘째, 동물의 생활에는 공간이 적절하게 확보되어야 한다. 공간이 매우 비좁을 경우 정상적인 생활이 어려울 정도의 스트레스를 받게 된다. 셋째, 다른 동물과의 접촉 역시 필수적이다. 구애와 번식을 위해서는 이성과의 만남이 필수적이며 사회적 행동을 할 수 있도록 함으로써 정상적이고 정서적으로 안정된 생활이 가능해진다. 마지막으로 적합한 사육조건이 제공되어야 한다. 맑은 공기, 알맞은 온도와 습도, 조명 등은 특히 한정된 실내에서 사육되는 동물에게는 필수적으로 제공되어야 하는 조건이다.

동물 복지를 위해서는 동물이 좋지 않은 상태에서 벗어나야 한다. 즉, 배고픔과 갈증, 불안, 통증과 부상, 질병, 공포와 고통, 정상적인 행동을 하지 못하는 공간적 제약 등이 없어야 할 것이다(〈표 1-1〉 참조). 이런 다섯 가지 자유를 보장하기 위해서는 책임 있는 관리와 사육 시스템의 고안, 신중한 취급과 운송, 동물을 사랑하고 아낄 줄 아는 관리자의 자세와 태도가 필요하다.

표 1-1 동물 복지를 위한 다섯 가지 자유

자유의 항목	내 용
배고픔, 갈증	적합한 먹이와 신선한 물의 공급
불안	휴식 및 피난 장소의 제공
통증과 부상, 질병	예방 및 신속한 치료
공포, 고통	심리적인 고통을 피할 수 있는 조건 제공
정상적인 행동의 표현	충분한 공간 및 적절한 시설의 제공

3) 우리나라 동물보호법

우리나라는 1993년 5월에 멸종위기에 처한 야생동식물의 국제거래에 관한 협약(CITES)에 가입해 야생동식물을 보호할 국제법적 의무를 지닌다. 또한 1991년 5월에는 동물보호법을 최초로 제정하여 국제조약 및 국제적 기준의 준수를 이행하는 최소한의 조치를 취했다.

최근에는 2007년 시행을 목표로 하는 동물보호법 개정안을 입법예고했다. 동물보호와 관련된 주요 내용은 다음과 같다.

(1) 동물 보호의 기본 원칙

동물보호법 제3조에서는 "누구든지 동물을 사육, 관리 또는 보호함에 있어서는 생명의 존엄성과 가치를 인식하고 그 동물이 본래의 습성과 신체의 원형을 유지하면서 정상적으로 살 수 있도록 노력하여야 한다."라고 규정하고 있으며, 제4조의 제2항에서는 "동물의 보호와 유기(遺棄)방지 등을 위하여 필요하다고 인정하는 경우에는 농림부령이 정하는 바에 따라 동물의 소유자는 소유하고 있는 동물을 등록하게 할 수 있다. 소유자의 성명, 주소 등이 표시된 인식표 부착과 동물을 동반하고 외출하는 때에는 목줄 등 안전을 위한 장구를 휴대하여야 하며, 배설물이 생긴 때에는 즉시 이를 수거해야 한다."라고 규정되어 있다.

(2) 동물보호법의 주된 내용

동물보호법 개정안을 통해 동물 유기행위에 대한 벌칙을 한층 강화했으며 동물소유자의 관리의무와 관련해서는 소유자의 이름과 주소 등이 적힌 인식표 부착 · 목줄 등 안전장비 휴대, 배설물 즉시 수거, 위험 동물(도사견 등) 사육 제한 등으로 구체화했다.

애완동물 등록제를 시행함으로써 동물 유기행위를 줄이고 아울러 유기동물을 수용, 일정 기간 보호할 수 있는 보호시설의 설치도 각 지자체장에게 의무사항으로 규정했다. 동물학대 행위에 대해서도 축산물가공처리법에 의한 도살 등 몇몇 예외규정을 단서로 달면서 목을 매다는 등 잔인한 방법으로 죽이는 행위, 공개된 장소나 같은 종류의 동물이 보는 앞에서 죽이는 행위, 치료목적 등 정당한 이유 없이 굶기는 행위 등도 금지시켰다.

동물을 화장하거나 묘지 · 납골당 등을 운영하는 동물 장묘업에 대해서도 등록제를 도입하는 등 양성화시켰다. 이번 개정안을 마련하는 과정에서 이해관계가 가장 첨예하게 부딪쳤던 부분은 실험동물에 관한 내용이다. 현재 우리나라에서 동물실험 시설을 설치 · 운영하고 있는 곳은 590여 개소로 1년에 희생되는 동물이 500～600만 마리로 추정된다. 농림부는 당초 미국, 독일 등 선진국처럼 흡연이나 알코올의 흡입이 수반되는 실험(의약품 · 의료기술 개발목적 제외), 영장류에 대한 팔다리 절단 실험 등을 금지하는 내용을 포함시켰지만 과학기술부와 보건복지부, 교육인적자원부 등의 반대로 이번 개정안에는 반영되지 않았다. 다만 각 동물실험시설 별로 수의사 등으로 구성된 동물실험윤리위원회를 구성해 실험과정에서의 고통 최소화를 비롯한 윤리적 측면의 조치를 강화할 수 있도록 했다. 그러나 동물보호단체에서는 동물학대 방지나 동물복지에 대한 조건이 미비하다고 주장하고 있다.

(3) 동물보호법에 의한 벌칙

2006년 12월 국회 농수산위원회를 통과한 '동물보호법' 개정안의 벌칙내용은 다음과 같다.

표 1-2 동물보호법에 의한 벌칙

구 분	행 위
500만 원 이하의 벌금	• 목을 매다는 등의 잔인한 방법으로 죽인 자 • 노상 등 공개된 장소에서 죽이거나 같은 종류의 다른 동물이 보는 앞에서 죽인 자 • 그 밖에 수의학적 처치의 필요, 동물로 인한 사람의 생명 · 신체 · 재산의 피해 등 농림부령이 정하는 정당한 사유 없이 죽인 자 • 동물실험윤리위원회의 위원으로 비밀을 누설하거나 도용한 자
100만 원 이하의 벌금	• 동물판매업과 동물 장묘업을 등록하지 않거나 거짓 또는 부정한 방법에 의하여 등록을 한 자
10만 원 이하의 벌금	• 다음의 동물실험을 한 자 – 유기동물을 대상으로 하는 실험 – 맹도견 · 안내견 등 인간을 위하여 사역한 동물을 대상으로 하는 실험(단, 농림부령이 정하는 바에 따라 승인을 받은 경우 제외)
50만 원 이하의 과태료	• 동물을 유기한 자 • 동물실험시설의 동물실험윤리위원회를 설치하지 않은 시설의 장 • 동물판매업자, 동물장묘업자 및 종업원으로 교육을 받지 아니한 자 • 동물보호감시관 · 동물보호명예감시관의 직무를 거부 · 방해 또는 회피한 자 • 출입 · 검사 등과 관련하여 동물현황 및 관리실태 등 필요한 자료 제출의 요구에 응하지 아니하거나 허위의 자료를 제출한 자 • 출입 · 검사를 거부 · 방해 또는 기피한 자 • 동물학대행위의 중지 및 위해방지대책의 강구 등 시정명령을 이행하지 않은 자
30만 원 이하의 과태료	• 등록 대상동물의 인식표를 부착시키지 아니한 자 • 등록 대상동물의 외출시 목줄 등 안전조치를 하지 아니하거나 배설물을 수거하지 아니한 자

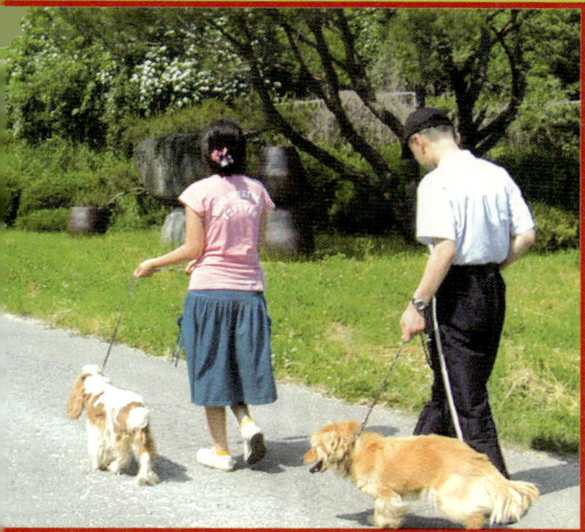

2장 동물매개치료의 이해

1 동물매개치료의 정의와 기원

1. 동물매개활동과 매개치료의 정의
2. 동물매개치료의 필요성
3. 동물매개치료의 기원과 역사
4. 우리나라의 동물매개활동

2 동물매개치료의 특징과 효과

1. 동물매개치료의 특징
2. 동물매개치료의 효과

3 동물매개치료의 현황과 전망

1. 동물매개치료의 연구 · 교육 현황
2. 동물매개치료의 과제와 전망
3. 동물매개치료의 적용 분야

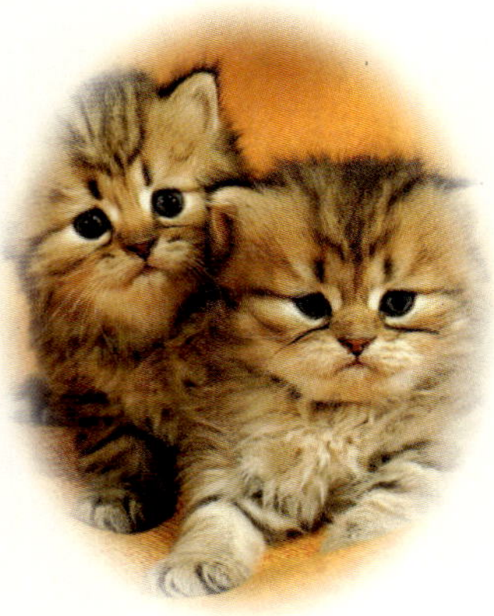

1 동물매개치료의 정의와 기원

1. 동물매개활동과 매개치료의 정의

1) 동물매개활동의 정의

동물매개활동(animal assisted activity, AAA)은 사람과 동물과의 상호활동을 통해 사람들의 정서적 안정과 신체의 발달을 촉진시켜 삶의 질을 향상시키는 것이다. 즉, 전문적인 치료활동이라기보다는 반려동물과 함께 즐거운 시간을 보내는 정도의 오락적, 교육적, 예방적 기능에 중점을 두는 것으로 수동적 매개활동과 상호작용적 매개활동으로 나뉜다.

표 2-1 동물매개활동의 내용

구 분	동물매개활동 내용
대 상	모든 사람이 대상이 됨(개인 또는 시설, 집단의 내담자)
목 표	• 삶의 질 향상 -오락적 효과: 즐거움 및 스트레스 해소 -교육적 효과: 바람직한 감정, 사고, 행동양식의 습득 -예방적 효과: 심리적 정화, 평온, 안정
접근 문제	• 긴장, 불안, 비합리적 사고 • 비능률적 행동습관, 비성취적 관념
장 소	생활 장면 전체
기간(횟수)	• 자원봉사자에 의한 활동은 보통 6~20회 • 개인이 반려동물로 여기고 평생을 같이 활동함

(1) 수동적 매개활동

수동적 동물매개활동은 단순히 사람들이 동물의 아름다운 자태나 익살스러운 행동(묘기), 새의 지저귀는 소리, 물고기의 헤엄치는 모습 등을 감상하거나 관람하는 그 자체로 즐거움을 느끼고 심리적 안정과 정화의 효과를 경험하게 하는 활동을 말한다.

수동적 동물매개활동은 동물의 털 알레르기가 있거나 동물을 기피하는 사람에게도 적합하며 질병과 기생충 감염의 위험이 적고 비교적 관리가 쉬운 이점이 있다.

표 2-2 수동적 매개활동

구 분	수동적 매개활동
장 소	생활장면 전체
담 당 자	동물 소유자, 시설(병원, 학교, 관공서, 동물원 등) 담당자
활동내용	• 어항의 물고기가 헤엄치는 모습을 감상하면서 마음의 여유를 갖는다. • 관상조의 아름다운 빛깔과 지저귀는 소리를 감상하면서 심신을 정화한다. • 동물원의 동물 쇼나 재주를 관람하면서 즐기거나 스트레스를 해소한다.

(2) 상호작용적 매개활동

상호작용적 매개활동은 사람들이 직접 동물과 상호작용을 함으로써 동기를 유발시키고 신체적 활동증가와 사회생활 기술 향상 등의 효과를 꾀하는 적극적인 매개활동이다.

〈표 2-3〉 상호작용적 매개활동

구 분	상호작용적 매개활동
장 소	병원, 시설(노인 보호, 장애인, 소년원 등), 가정
담 당 자	자원 봉사자(준전문가), 시설 담당자, 동물 소유자
활동내용	• 반려견, 고양이, 토끼 등을 기르기(먹이 주기, 미용관리 등) • 같이 놀거나 산책하기

이런 활동은 일반인은 물론 심신 장애자에게 스트레스를 해소하고 비합리적인 사고, 감정, 행동 양식에 긍정적 변화를 주어 심신의 안정과 치료의 효과가 있다. 우리나라에서는 기초훈련을 받은 반려견과 자원봉사자가 병원이나 각종 시설을 방문하여 실시되고 있다.

2) 동물매개치료의 정의

동물매개치료(animal assisted therapy, AAT)는 도움이 필요한 사람(대상자)과 도움을 줄 수 있는 사람(치료사) 그리고 일정한 훈련을 받은 반려동물(매개동물) 사이의 동반자적 생활과 매개활동을 통하여 인지적, 정서적, 사회적, 교육적, 신체적 발달과 적응력을 향상시킴으로써 육체적 재활과 정신적 회복을 추구하는 전문적인 학문이다. 따라서 특정한 자격과 요건을 갖춘 반려동물을 매개로 인간의 의료나 복지, 재활 분야에 의도적이고 계획적으로 행해지는 전문적인 치료행위(treatment)다.

동물매개치료로 간주되기 위해서는 다음의 다섯 가지 요소가 갖춰져야 한다.

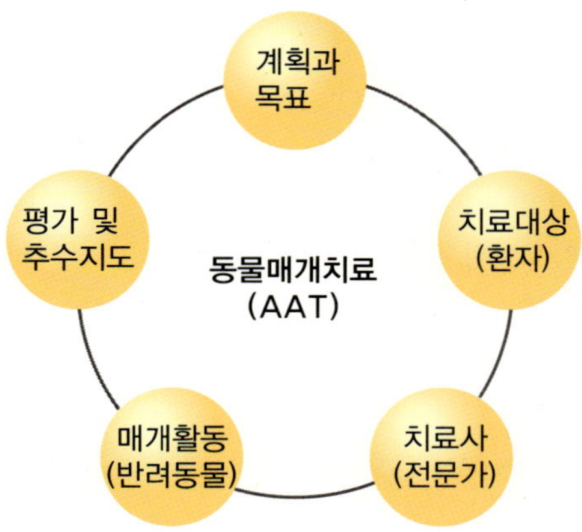

그림 2-1 동물매개치료의 구성요소

① 치료계획과 목표가 설정되어야 한다.
② 어떤 형태든지 반려동물의 매개활동이 있어야 한다.
③ 전문 동물매개치료사에 의해 실시되어야 한다.
④ 치료를 받는 환자가 있어야 한다.
⑤ 치료 후에는 평가와 추수지도가 있어야 한다.

따라서 동물매개치료사는 환자 개개인에 따른 치료목표를 설정하고, 그 목표에 맞는 요건과 자격을 갖춘 반려동물을 선택하여 치료 프로그램을 적용해야 한다. 그리고 치료 후에는 효과에 대한 평가를 실시해야 한다.

우리나라에는 안타깝게도 전문적인 동물매개치료센터(상담소)가 없는 실정이다. 지금까지는 일부 단체가 사회봉사 차원에서 환자의 가정이나 병원, 각종 시설을 방문하여 실시하고 있다. 앞으로 전문 동물매개치료센터 등이 설립되면 환자가 내원하여 치료를 받는 형태로 발전될 것으로 전망된다.

표 2-4 동물매개치료의 내용

구 분	동물매개치료 내용
대 상	개인 환자, 집단시설(보육원, 재활원, 보호시설, 교정 시설) 수용자
목 표	• 정신적 문제 해소, 성격의 심층변화 • 신체적 회복 및 재활
접근 문제	• 신경증, 성격장애, 우울증, 정신병 • 지체장애, 노인성 질환
담당자	전문 동물매개치료사
장 소	• 재가 프로그램: 시설의 직원이나 원생이 직접 동물을 기르면서 활동함 • 내원 프로그램: 환자가 매개치료원(센터), 매개치료상담소 등을 찾아 치료받음 • 방문 프로그램: 매개치료사가 매개치료 동물과 함께 환자 가정이나 시설을 방문함
기간(횟수)	증상에 따라 다름(대체로 12～50회)
접근 방법	• 전문적 매개치료(목적 지향적) –구체적인 계획, 적용, 평가, 추수 지도가 이루어짐 • 분석적 면접, 적극적 매개치료 활동

2. 동물매개치료의 필요성

첨단과학 기술과 산업의 발달은 현대사회의 물질적 풍요와 인류생활에 편리함을 가져다주었지만 동시에 많은 문제점을 안겨 주었다. 과학기술에 의한 인간의 지배, 생명경시 풍조, 노령화 사회의 독거노인의 증가 등 다양한 문제는 인류의 생존과 사회적 안정을 위협하는 상황에 이르렀다. 더구나 정보화 시대의 컴퓨터 등장은 필연적으로 인간 소외감과 정신적인 압박감을 불러오고 있다. 인간 상호 간에 소통이 단절된 사회에서는 아무리 물질적으로 풍요하더라도 결국 소외감을 느끼게 된다. 즉, 인간은 문명에 의해 소외되고 있다. 이런 소외 현상을 해소하고자 많은 사람이 반려동물을 택하게 되었다.

반려동물은 인간의 가장 친근한 동반자로서 복잡한 일상생활에 지친 사람에게 순수한 우정과 기쁨을 선사하며 정신적 · 신체적인 재활과 회복 그리고 치료에 활용되는 등 인간의 삶의 질을 향상시키는 데 기여하고 있다.

동물매개치료는 심신의 치료와 재활을 위한 대체요법으로 점차 늘어 가고 있는 추세다. 어린이부터 노인에 이르기까지 모든 영역의 환자에게 보조치료법으로 적용되고 있다. 동물매개치료는 지각 능력 및 사회성의 향상을 비롯한 신체 및 정신에 끼치는 이점을 가지고 있으며 환자에게 집중력 및 운동성, 대화능력, 감정조절 능력을 향상시키고 상황을 바르게 인식하는 능력을 개선하는 것으로 알려져 있다. 따라서 간호 및 치료 분야에서 환자의 삶의 질(quality of life) 향상과 건강의 향상을 위한 의료 행위로 받아들여지고 있다(Cole and Gawlinski, 2000).

최근에 동물매개치료의 효과가 입증되면서 많은 관심과 연구가 진행되고 있다. 미국의 연구 보고에 따르면 반려동물을 기르는 어린이는 자신감 향상에 도움을 받고 미소와 대화가 많아져 사회성이 증가되며(Triebenbacher, 1998; Madder et al., 1989), 알츠하이머 질병을 가진 장기 요양환자에게는 웃음과 기쁨을 가져오게 하고 주의력 향상과 지남력을 향상시키는 것으로 나타났다(Batson, 1995; Kongable, 1990). 뿐만 아니라 교도소에 수감된 여성에게 반려견 훈련 프로그램을 실시한 결과 자신감이 증가하고 우울증이 현저하게 감소했으며(Walsh and Mertin, 1994), 정신병원에 입원한 환자에게 동물매개치료가 레크리에이션 치료보다 근심 걱정을 유의하게 감소시켰고 우울증과 좌절감을 보이는 입원환자에게 기니피그를 이용한 동물매개치료는 웃음의 증가와 이완반응, 대화의 증가를 가져왔다(Fila, 1991). 또한 새를 기르는 노인은 기르지 않은 노인에 비해 자아 개념과 다른 사람에 대한 관심이 증가되며(Mugford and Comsky, 1975), 개를 키우는 가정에서 생활하는 사람은 근심 걱정이 감소(Sebkova, 1977)하는 등 정신 건강의 치료에 효과가 있음이 입증되었다.

심실 부정맥을 가진 심근경색증 환자 369명을 대상으로 한 연구에서 반려동물을 소유한 환자의 생존율이 1년가량 향상되었으며(Friedmann and Thomas, 1995) 개와 고양이를 기르는 성인은 종합적인 건강에 대한 문제가 감소했다(Anderson et al., 1992). 물고기를 기르는 것은 아파트 거주 노인의 혈압을 낮추고 레저활동의 증가를 가져오게 하며(Riddick, 1985), 수술 후 통증 환자의 치료견 방문활동은 통증을 감소시킨다(Sobo, 2006). 그리고 휠체어를 사용하는 중증 만성 보행 장애 환자에게는 활동력을 강화시키고 사회성의 향상(Allen, 1996; Raina et al., 1999)을 보이는 등 신체적 기능 개선의 효과가 있는 것으로 나타났다.

우리나라는 장기 보호시설, 신체적 질병 및 정신장애 환자 그리고 말기 암 환자 등을 가진 병원, 학교, 노인 및 교정시설 등에서 반려견을 이용한 매개치료가 시행되었으며 그 효과가 입증되었다(김성천, 1997; 김성천, 노혜련, 1998; 김성천, 노혜련, 최인숙; 1998, 신성자, 권신영; 2000). 최근에는 재활 승마치료가 점차 확산되고 있는 추세며 돌고래 치료센터(울산)가 설립되었고 동물원 동물을 이용한 다양한 동물체험 활동이 확산되고 있다. 이와 같이 동물매개활동과 치료는 다양한 분야에서 적용이 가능하며 교육적, 오락적, 예방적, 치료적인 면에서 효과가 입증되면서 동물매개 활동과 치료의 필요성이 강조되고 있다.

3. 동물매개치료의 기원과 역사

넓은 의미에서 보면 인류의 동반자로서 함께한 동물의 역사와 동물매개치료의 역사는 같다고 할 수 있다.

1976년 북부 이스라엘에서 고고학자 데이비스(S. Davis)는 약 12,000년 전의 것으로 추정되는 고분에서 개가 인간에게 반려동물의 역할을 했음을 알 수 있는 유물을 발견했다. 그 후 동물과 인간 간의 정서적 유대는 선사시대부터 존재해 왔다고 주장했다(Ryder, 1985). 또한 재활 승마의 기원은 부상당한 병사를 말에 태웠더니 치료효과가 있었다는 그리스 문헌으로 보아 BC 400년경 이전일 것으로 추정하고 있다. 동물매개치료의 기원은 연대별로 다음과 같이 구분할 수 있다.

1) 초창기: 1700년대~1800년대

1792년 영국의 요크셔 지방에서 퀘이크 상인에 의해서 창립된 정신 장애인 수용소에서 토끼나 닭을 키우게 하여 자기 통제력을 향상시킬 수 있는 긍정적 강화 프로그램을 환자에게 적용했다. 이 프로그램을 오늘날 치료형태의 모델로서 동물매개치료의 시초로 볼 수 있다. 1867년 독일에서는 간질환자 치료를 위해 주거시설 내에 새나 고양이, 개, 말 등을 돌볼 수 있게 했고 동물농장과 동물보호구역도 설치했다.

2) 도입기: 1900년대~1950년대

1901년 영국의 헌트와 선즈(D. A. Hunt and O. Sunz)가 재활승마(riding for the disabled)라는 승마치료의 개념을 도입해 재활승마에 대한 전반적인 기준과 표준을 만들어 세계 각국이 활용할 수 있는 토대를 마련했으며 옥스퍼드 대학병원에서 재활승마치료를 실시했다.

1919년 미국 워싱턴 DC의 성 엘리자베스 병원에서 래인(F. K. Lane)이 정신질환을 앓는 군인의 치료에 개를 활용했다. 1942년에는 적십자사와의 협조로 뉴욕의 파울링 공군요양병원에서는 제2차 세계대전에서 다친 환자의 휴식과 긴장완화를 위해 다양한 종류의 농장동물과 함께하는 프로그램을 적용했다(Kear, 1990). 그러나 엘리자베스 병원이나 파울링 공군병원에서 실시한 프로그램은 구체적인 연구 자료나 효과를 입증하지 못했다(김양순, 2006).

1952년 헬싱키 올림픽에서 덴마크의 하텔(L. Hartel)이라는 승마선수가 소아마비 장애를 극복하고 올림픽 은메달을 획득하면서 재활승마의 효과가 입증되었다. 그 후 재활승마는 노르웨이, 덴마크, 영국 등지로 전파되었고 1958년 영국에서 장애인 조랑말 승마단체가 설립되었다. 또한 노르웨이의 물리치료사 복스카와 하보스는 환자에게 승마를 치료수단으로서 활용했다.

3) 발전기: 1960년대~1970년대

1960년대 들어서서 반려동물을 활용한 장애인 치료프로그램 개발의 본격적인 발전이 있었다. 1962년 미국의 소아정신과 전문의인 레빈슨(B. Levinson)은 그의 진료를 받기 위해 대기실에서 기다리던 아동이 개와 놀면서 치료를 받지 않고도 저절로 회복되는 놀라운 사실을 목격했다. 그 후 공식적인 훈련을 받은 자신의 애견 징글(Jingles)을 치료매개로 활용하여 1962년 『개-매개치료』라는 책을 발간했다(Levinson, 1997). 이 책에서 동물매개치료라는 용어를 처음으로 사용했고 동물매개치료를 임상심리학에 적용시킨 최초의 활동으로 현대적이고 체계적인 치료도우미견 활동이라고 할 수 있다(Lacoff, 2000).

1964년에는 유럽지역 재활승마 단체 간 협력 위원회가 결성되었고, 1966년 노르웨이에 위치한 베이토스톨런(Beitostolen)이라는 장애인 재활센터에서는 말이 치료요법의 중요한 역할을 맡아 시각장애인이 승마를 하게 됨으로써 성공적인 재활프로그램으로 자리 잡기 시작했다. 1969년 영국에서 재활승마협회(Riding for the Disabled Association, RDA)와 미국의 북미재활승마협회(North American Riding for the Handicapped Association, NARHA)가 설립되었고, 1970년에 독일에서 독일치료승마협회를 발족하여 치료적 접근방법으로 재활승마를 운영하게 되었다.

4) 성장 · 보급기: 1970년대 이후

1970년대 맬런(G. P. Mallon)은 뉴욕의 그린 침니(Green Chimney) 아동 서비스 센터에서 발달 및 정서 · 행동장애아의 동기 부여와 심리적 회복을 위한 '치료농장 프로그램' 을 적용한 결과 슬프거나 화난 아동의 기분을 향상시키고 친구 사귀기, 애정 갖기 등의 기회를 제공한다고 발표했다(Mallon, 1994). 1973년 미국 파이크스 피크(Pikes Peak) 지역의 동물애호협회는 양로원과 기타 특수시설에 동물을 직접 데리고 방문하는 '이동 애완동물(pet mobile)' 이라는 방문프로그램을 시작했고 이는 지금까지도 치료활동 프로그램의 하나로 자리 잡고 있다.

1975년 오하이오 주립대학의 코슨과 코슨(S. A. Corson and E. D. Corson)은 반려동물을 이용해 양로원 환자를 치료한 결과 신체적, 심리적, 사회적 기능의 향상과 회복이 있었다고 보고했다(김양순, 2006). 1976년 영국에서 미국으로 이주한 스미스(E. Smith)는 국제치료견협회(TDI)를 설립하여 매개치료활동을 하고 있다. 그는 셰퍼드와 셰틀랜드 십 도그를 이용하여 실시한 매개치료에서 1년 이상 말을 하지 못하던 여성이 말문을 열었다고 보고했다. TDI는 미국에서 가장 오래되고 큰 매개치료 조직으로 발전했다(Burch, 2003. TDI, 2003).

1977년 동물이 사람의 건강에 미치는 영향에 대한 체계적 연구와 다양한 형태의 동물치료 활동의 조직화를 목적으로 미국에서 델타협회(Delta Society)가 발족되었다. 현재 이 단체는 세계 최대의 치료동물 관련 단체로서 치료동물 인증, 전문가 양성, 자원봉사자 교육, 출판 등의 사업을 벌이고 있다. 1990년에는 국제 인간과 동물 상호작용 연구협회(IAHAIO)가 발족되어 반려견, 고양이, 햄스터, 말, 농장동물 등을 이용하여 학교, 양로원, 병원, 교도소 등에서 펫 파트너 프로그램(pet partner program)을 운영하고 있다. 현재 IAHAIO에는 22개국

30여 개 단체가 가입해 3년마다 총회를 가지며 정보공유를 통해 활발한 국제교류를 하고 있다.

1980년에는 세계장애인승마연맹(FRD)이 창립되어 세계 50여 개국의 회원국을 가지고 주도적으로 활동하고 있다. 또한 1999년 미국의 유타 주에 말 매개 성장과 학습협회(Equine Assisted Growth and Learning Assosiation)가 설립되어 표준화된 말 매개치료 프로그램을 실시하고 말 매개치료사 자격증 발급과 연구, 치료활동을 하고 있다.

2000년대 들어 미국에서는 동물매개치료의 효과가 입증되면서 각종 언론에 보도되었고 이에 많은 교사와 상담자가 AAT 훈련에 관심을 가지고 참여하고 있다.

4. 우리나라의 동물매개활동

1) 치료 도우미견 활동

우리나라에서의 최초의 치료도우미견 활동은 1994년 삼성화재 안내견 학교가 보건복지부 인증 안내견 양성기관으로 설립되면서 1995년 이리보육원에서 실시한 것으로 알려지고 있다. 이후 삼성 안내견 학교는 공주 치료감호소에서 정신질환자를 대상으로 매개치료활동을 했으며 그 결과를 1998년 9월 IAHAIO 제8차 학술대회에서 발표했다. 2001년에는 이삭도우미개학교가 보건복지부인증 장애인보조견 훈련기관으로 지정되면서 치료도우미견의 훈련과 분양을 시작했다. 2002년도 삼성 치료도우미견센터가 발족되어 치료 도우미견 양성과 자원 봉사자 교육을 하면서 체계적이고 본격적인 동물매개 치료활동을 하고 있다.

기타 지금까지 알려진 우리나라의 동물매개활동 기관으로는 삽사리와 사람들(sapsaree and people), 우송정보대학 동물매개치료 동아리, 경기도 장애인종합복지관(해피 플레이), 원광대학교 퍼피 드림 등이 있다.

2) 재활승마 활동

1996년 승마협회 주관으로 평택 에바다 장애인 종합복지관에서 재활승마치료 프로그램을 실시한 것이 우리나라 최초의 승마재활치료다. 이후 2001년 삼성 승마단에 재활승마단이 발족되어 승마치료 강습회와 뇌성마비 등 신체발달 장애가 있는 아동을 대상으로 재활승마를 시작하였다. 또한 최근 몇몇 단체에서도 재활승마 개념을 도입하여 활동하고 있다.

알아 두기 • • •

반려동물이란?

사람과 함께 생활하는 동물을 가축(domestic animal) 이나 애완동물(pet animal)이 아닌 인간의 가족이나 친구, 반려자와 같은 반려동물(companion animal)로서 자리매김하는 호칭이다. 즉, 반려동물은 단순히 애완동물(愛:사랑애, 玩: 예쁠 완)의 글자를 그대로 해석한 장난감처럼 가지고 노는 사랑스럽고 예쁜 대상이 아니라 생명체를 가진 개체로 존중해 주고 서로가 도움을 주고받는 관계라는 뜻에서 나온 말이다.

반려동물이라는 말은 1983년 10월 27일 오스트리아 빈에서 동물행동학자로 노벨상 수상자인 로렌츠의 80세 생일을 기념하기 위해 개최된 인간과 애완동물의 관계(the human-pet relationship)를 주제로 하는 국제심포지엄에서 개, 고양이 관상조뿐만 아니라 승마용 말도 반려동물로 부르도록 제안한 후 널리 사용되기 시작했다.

2 동물매개치료의 특징과 효과

1. 동물매개치료의 특징

동물매개치료는 원예치료, 놀이치료, 미술치료, 음악치료 등 기타 심리치료와 구별되는 다음과 같은 특징을 지니고 있다.

1) 종합적이고 전문적인 분야다

동물매개치료는 치료자가 대상자를 긍정적인 방향으로 변화시킬 책임과 목적을 가지고 계획적으로 수행되는 전문적인 치료 행위로 넓은 의미에서 심리치료의 한 분야다. 즉, 원예치료나 미술치료, 음악치료처럼 심신의 치료 과정에 어떤 매개를 사용하느냐에 따라 분류된 심리치료의 한 분야다. 그렇다고 모든 심리치료사가 동물매개치료를 할 수는 없다. 음악치료사가 멜로디, 하모니, 리듬, 음색에 대한 지식과 기술이 없다면 음악치료를 수행할 수 없듯이 동물매개치료 역시 동물의 이해와 응용기술 없이는 치료를 수행할 수 없다. 따라서 심리학 분야와 동물학 분야의 이론과 실기를 갖춘 전문가에 의해서만 가능하다.

동물매개치료는 치료 대상자의 인지적, 신체적, 사회적, 정서적 기능의 향상이나 회복 등을 목적으로 하는 치료행위로서 동물매개치료의 주체(치료자)는 반

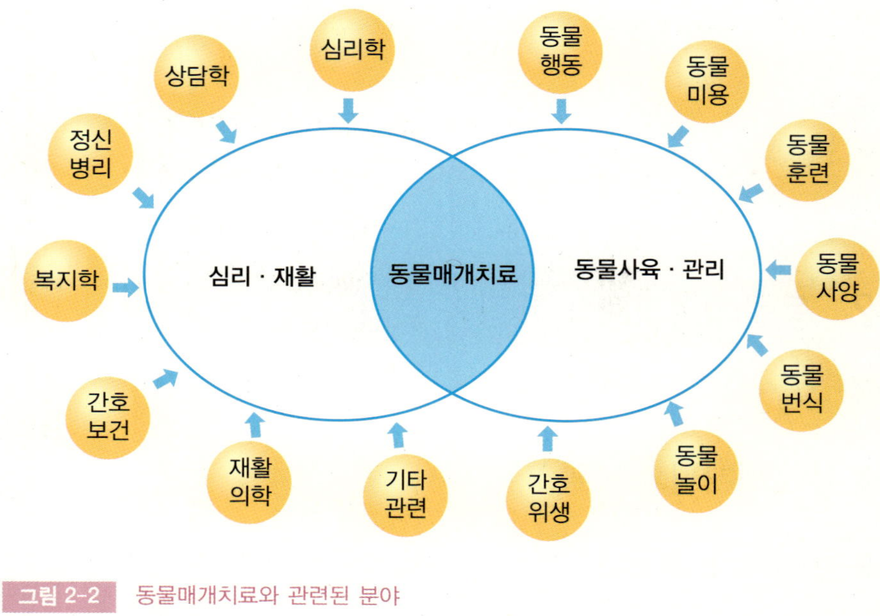

그림 2-2 동물매개치료와 관련된 분야

려동물이 아니라 동물매개치료사다(그러나 재활승마의 경우에는 말 자체가 상당부분 치료자의 역할을 하기도 함). 따라서 동물매개치료는 전문적인 지식과 기술을 가진 전문가에 의해서 이루어져야 한다.

동물매개치료는 반려동물의 생리와 행동, 관리, 훈련 등 전문적인 지식과 응용기술이 있어야 한다. 또한 심리학, 상담학, 정신 · 재활 의학, 사회복지학 등의 이론과 실제를 접목한 종합적이고 전문적인 분야다.

2) 생명체를 매개로 한다

동물매개치료는 살아 움직이는 생명체를 이용한 유기적인 상호활동이다. 따라서 치료자, 대상자, 동물과의 삼각관계가 성립한다. 치료자와 대상자의 관계가 중요하지만 매개동물과 대상자와의 친밀감은 치료를 성공적으로 진행하는데 필수적인 요인이다. 따라서 치료자는 대상자와 매개동물이 원만한 관계를 유지할 수 있도록 조정자 역할을 하기 위해서 인간 심리와 동물 행동에 대한 깊은 이해와 응용기술이 필요하다. 동물매개치료는 다른 심리치료와 달리 동물을 매개로 하는 특수한 심리치료의 한 형태다. 또한 매개치료동물은 가지고 노는 장난감이나 놀이기구가 아닌 하나의 생명체로 치료자와 대상자 모두가 보호하고 존중해야 할 대상이다.

3) 상호 역동적인 작용을 한다

동물매개 치료는 대상자와 반려동물 간의 상호작용으로 이루어진다. 동물은 식물과 달리 서로 행동적으로 활동하고 감정 교류까지도 가능하다. 반려동물은 대상자가 보살피고 애정을 갖는 만큼 사람을 따르고 재롱을 부린다. 즉, 대상자와 동물 간에 언어적, 표정적 감정과 행동적(신체적 접촉) 교류가 상호 간에 이루어진다. 따라서 신체적, 심리적 치료 효과가 매우 크고 빠르게 나타난다.

동물매개치료는 살아 움직이는 생명체를 매개로 하는 치료법으로 대상자는 매개동물과 동반자적 생활을 누릴 수 있다. 특히 반려견은 특별한 훈련을 받지 않아도 사람과 늘 같이 다니며 생활하므로 치료 효과가 매우 높다. 또한 상호 접촉을 통해 성장과 번식과정을 관찰함으로써 생명존중 의식과 공동체 생활을 터득할 수 있어 타인에 대한 이해와 사회화를 촉진시킨다.

4) 동물은 차별하지 않는다

동물은 사람을 비교하거나 비판하지 않고 차별하지 않는다. 누구나 자신을 정성껏 보살피는 모든 사람을 공평하게 있는 그대로 받아들이고 따른다. 따라서 장애인, 범법자, 소외 계층 사람 등의 심리적, 신체적 재활과 회복에 적합하다.

사회가 고도로 발달되면서 물질적으로는 풍요로워지는 반면, 인간은 점차 자기중심적이 되어 가고 마음은 메말라 간다. 이에 비해 동물의 세계는 항상 천성 그대로며 순수하다. 사람은 이런 동물과 접함으로써 상실되어 가는 인간 본연의 심성을 되찾을 수 있다. 대상자의 행동과 관심에 따라 동물 상태가 달라지기 때문에 대상자는 그런 동물의 반응을 보면서 무조건적인 사랑과 친화성을 배우게 된다.

5) 제한적 요소가 있다

동물매개치료는 심신의 재활 및 치료 등 폭넓게 적용되며 그 효과가 큰 것은 사실이다. 그러나 누구에게나 적용할 수 없다는 단점을 가지고 있다.

(1) 동물에 대한 거부감, 공포심을 가지고 있는 사람

동물에 대한 심한 거부감이나 공포감을 가지고 있는 사람에게는 그 효과가 적거나 적용할 수 없다. 따라서 이런 사람에게는 우선 거부감과 공포심을 줄일 수 있는 훈련(예: 체계적 둔감법)에 의한 치료를 먼저 실시한 후 적용해야 한다.

(2) 동물 털 알레르기 환자

동물 털 알레르기는 실내에서 기르는 동물이 실외에서 기르는 동물보다 훨씬 많이 발생한다. 불가피하게 집 안에서 반려동물을 키울 때는 목욕을 자주 시키고 입을 맞추지 말아야 한다. 알레르기 환자가 있는 가정에서는 털이 있는 동물 대신 금붕어, 거북이 등 어류나 파충류를 키우는 것이 바람직하다. 단, 거북이는 살모넬라균 등 식중독균의 감염 우려가 있으므로 아이들이 함부로 만져서는 안 된다.

(3) 통신 매체에 의한 활동 불가

동물매개활동은 직접 동물과 접촉하여 상호 역동적인 활동으로 이루어지므로 통신매체, 즉 이메일이나 우편, 전화 등의 방법으로는 할 수 없다. 모든 심리, 재활치료에 무조건 동물매개치료가 좋다는 속단은 금물이다. 환자의 성격이나 기호에 따라 다를 수 있으며 또한 내담자와의 활동 중 동물이 부상당하거나 죽는 경우, 활동이 종료되어 치료동물과 헤어질 때 내담자가 받는 심한 심리적 상처를 고려해야 한다.

2. 동물매개치료의 효과

반려동물의 매개치료 효과에 대해 인지적 효과, 사회적 효과, 정서적 효과, 신체적 효과, 도우미적 효과 등 5개 영역으로 구분하여 살펴보면 다음과 같다.

1) 인지적 효과

(1) 지적 호기심과 관찰력 배양

반려동물과의 일상생활을 통해 동물의 관리와 응용 등 새로운 지식과 기술을 습득하며 동물의 활동에 대한 지적 호기심과 예민한 관찰력이 생기게 된다. 이를 통해 아동의 주의력결핍/과잉행동장애, 품행장애 등 다양한 장애 유형과 부적응 행동의 예방과 치료에 효과적이다.

(2) 어휘 구사능력 향상

매개치료활동 중에 동물과의 많은 대화를 통해 어휘 구사능력이 향상되고 의

사소통이 원활해짐으로써 대인관계가 증진된다. 따라서 우울증이나 대인관계에 어려움을 겪고 있는 사람에게 효과적이다.

(3) 기억력의 향상

매개동물의 이름 부르기, 규칙적이고 반복적인 관리(예: 먹이 주기, 목욕시키기 등) 등을 통해 기억력이 향상되므로 노인성 치매치료에 효과적이다.

(4) 집중력, 판단력 배양

동물 기르는 방법을 공부하게 되고 각종 관리계획 수립과 준비, 적기에 예방접종과 건강검진 등을 할 수 있는 지각능력이 함양됨으로 집중력과 판단력이 향상된다.

(5) 생명 존중감 형성

살아 있는 동물을 돌보면서 어린이는 양육능력과 생명 존중감을 키우게 되고 양육받고 싶어 하는 자신의 욕구를 충족시킬 수 있다. 결손 가정에서 부모의 양육을 경험해 보지 못한 아동, 부모의 학대나 친구에게서 따돌림을 받는 아동의 생명 존중감과 자아 존중감을 향상시킬 수 있다.

이런 점에서 반려동물은 인지적 촉매(cognitive catalyst)의 역할을 한다고 할 수 있다. 반려동물을 보살피는 행위는 사람들에게 양육성을 높여 주고, 자신이 누군가에게 필요한 소중하고 책임감 있는 존재임을 확인하게 해 준다. 따라서 자아 존중감 및 자기 효능감을 향상시키는 데 매우 긍정적인 영향을 준다(김성천, 1998).

2) 사회적 효과

많은 연구가 반려동물을 사회적 윤활유 또는 사회적 촉매(social catalyst)로 묘사하면서 반려동물의 사회적 기능이 사람들에게 주는 유용한 효과에 대해서 크게 강조하고 있다.

(1) 타인에 대한 이해심 향상

반려동물과 같이 생활한 아동은 그렇지 않은 아동에 비해 타인에 대한 이해심이 더 많아지며 대인관계를 갖는 데 도움을 받게 된다. 동물은 직선적이며 자신이 느끼는 그대로 행동하기 때문에 동물에 대한 이해 능력은 다른 사람과의 관계에 그대로 영향을 주기 때문이다.

(2) 사회적 지지와 사회화 촉진

사람은 사회적인 존재이기 때문에 누군가에게 말하고 싶어 하고, 자신들의 관심을 표현하고 싶어 하는 욕구를 가지고 있다. 반려동물과의 대화는 비밀이 보장되므로 부정적인 감정이나 생각까지도 안전하게 표현할 수 있는 효과를 얻을 수 있다. 반려동물과의 활동은 환자 상호 간, 환자와 간호사 간 그리고 가족과 더 많은 대화를 할 수 있는 촉매가 되어 사회화를 촉진시키게 된다.

(3) 외부에 대한 관심 증진

정신질환이 있거나 자신에 대한 자긍심이 부족한 사람에게 동물은 주변의 환경에 초점을 맞추도록 해 줌으로써 외향성을 증가시킬 수 있다. 사람을 기피하면서도 동물과는 대화를 할 수 있는 자기개방과 자기수용이 어려운 사람에게 반려동물이 대인관계에서의 의사소통을 연습할 수 있는 중요한 상담역이 될 수 있다. 이런 반려동물과의 의사소통은 대인관계에서의 의사소통 기술 및 사회기술 향상에 도움이 될 수 있다.

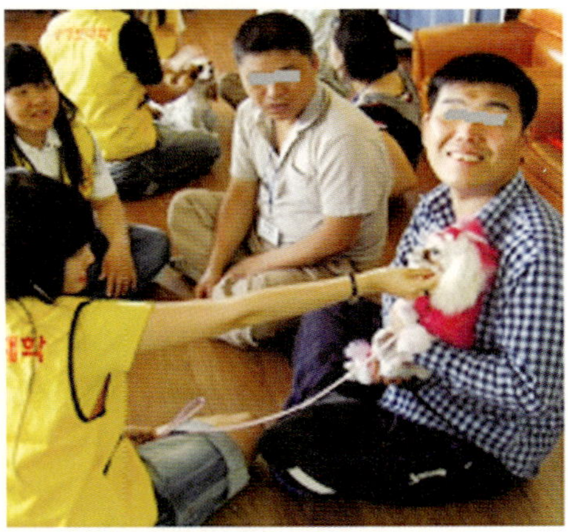

그림 2-3 정신지체자를 위한 매개치료 활동

(4) 무조건적인 사랑과 친화력 습득

동물은 사람의 외모나 장애에 상관없이 비판적이지 않고 무조건적으로 수용하기 때문에 동물을 통해서 친화력을 배우게 해 준다.

(5) 공동체 생활 터득

반려동물은 인간과 같은 소중한 생명체다. 따라서 반려동물을 기르는 일을 분담함으로써 각자 자기가 맡은 역할에 대해 충실해지고 공동체 생활을 통해 서로의 권리를 존중하게 된다. 따라서 폐쇄적이고 고립된 생활에서 벗어나 더불어 살아가는 방법을 배울 수 있다.

(6) 긴장완화와 불안 감소

반려동물과의 상호작용은 긴장감과 불안감을 감소시킨다. 특히 수술 대기 중인 환자에게는 불안감과 긴장감을 덜어 주고 수술 후에는 통증을 완화시키고 회복을 빨라지게 한다(Bennet-Branson and Craig, 1993; Cohen, 1993; Kokki, 2004).

(7) 고립감 해소와 사회적 접촉 확대

반려동물은 반려동물 소유자나 반려동물에 관심이 있는 사람들이 서로 상호작용하면서 고립감 해소와 사회적 접촉을 확대해 준다. 특히 치매환자의 사회성 증가와 비정상적인 행동을 감소시킨다(Churchill et al., 1999; Kongable et al., 1990)

이상과 같이 반려동물과의 상호작용은 사회접촉을 증가시켜 의사소통과 사회기술 향상을 가져다주며 사회적 지지를 제공해 준다. 또한 대인관계 및 사회기능에 심각한 손상이 있는 정신분열증 환자의 사회적응 향상에 치료도우미견 매개프로그램을 활용하는 것이 매우 바람직하다.

3) 정서적 효과

현대사회는 물질적 풍요와 함께 급속한 고령화 시대가 대두하면서 독거노인의 증가, 출산율 저하, 독신자 증가 등으로 정신적인 압박감과 소외감이 날로 커지고 있다. 반려동물은 인간의 가장 친근한 동반자로서 복잡한 일상생활에서 오는 고독감과 스트레스를 해소할 수 있으며, 순수한 우정과 기쁨을 선사한다.

(1) 심리적 안정 효과

많은 연구에서 동물이 곁에 있으면 심박수와 혈압이 급격히 감소했다는 결과가 보고되고 있다. 어떤 경우에는 수족관에서 물고기가 수영하는 것을 보는 것만으로도 마음이 안정될 수 있다는 연구 결과도 있다.

(2) 즐거움 선사

비록 동물을 좋아하지 않는 사람일지라도 동물의 예쁜 모습과 익살스러운 행동이나 재롱을 보면서 즐기게 된다. 특히 장기간 시설 거주자에게는 더욱 효과적이다. 환자는 치료견과의 신체접촉(skin ship)이나 산보, 다양한 놀이 등을 통해 본능적으로 편안하고 즐거운 감정을 갖게 된다.

(3) 정신적 흥미 유발

기분이 좋지 않거나 울적할 때 동물은 분위기를 바꾸어 기분을 북돋아 주고 즐거움을 준다. 이런 것은 사람들의 고독과 소외감을 경감시키는 데 많은 도움을 줄 수 있다.

(4) 스트레스 해소

반려동물은 위협적이지 않고 비판적이지 않으며 무조건적으로 수용한다. 그러므로 반려동물과의 상호작용에서는 사람들은 방어적이지 않고 솔직하게 자신의 생각과 감정을 표현함으로써 스트레스를 해소할 수 있다.

(5) 기분 개선과 여가 선용

반려동물은 사람을 잘 따르고 정신적 또는 신체적으로 장애가 있는 사람들과 같이 어울림으로써 기분 개선, 여가 선용, 심리치료 등을 도와줄 수 있다.

이상과 같이 반려동물은 배우자 상실, 만성질환 및 은퇴 후의 전환기 등과 같은 인생의 주요 사건을 대처하는 데에 도움이 된다. 이는 사람들이 여러 가지 어려운 상황에 처해 있더라도 자신과 익숙하고 우호적인 반려동물과 상호작용을 하면서 여전히 항상성 및 안정감을 얻을 수 있기 때문인 것으로 풀이된다. 올브리치(E. Olbrich)는 반려동물에게서 항상성과 안정감을 유지할 수 있을 때 스트레스 유발을 최소화시킬 수 있다고 주장했다(Olbrich, 1995).

4) 신체적 효과

(1) 소근육 운동과 발달

반려동물과의 산책, 미용 관리, 쓰다듬기, 놀기 등의 활동을 통하여 어린이나 노약자의 소 근육을 발달시켜 모든 근육운동 기술을 개선하고 발전시킬 수 있다(Miller and Ingram, 2000).

(2) 대근육 운동과 발달

반려동물과의 조깅, 스포츠(어질리티, 플리스비, 썰매타기) 등을 통해 대근육이 발달된다. 또한 재활승마는 뇌성마비, 시각장애, 청각장애, 뇌기능 손상, 척추손상, 근이영양증(muscular dystrophy), 간질, 자세 결함, 마비에 의한 불균형 등의 신체장애자에게 허리나 다리 등의 대근육의 발달을 촉진시키는 효과가 있다.

(3) 근육계 및 평형감각의 재활

재활승마는 말의 자극을 그대로 받기 때문에 몸체의 반동 형성, 근육의 이완과 긴장, 평형감각의 자극 등으로 근육과 평형감각 기관의 치료에 효과적이다. 따라서 자세를 교정하고, 좌우의 균형을 유지하는 각 부분의 협동성이 개선되는 등 다른 물리요법에 없는 장점을 가지고 있다.

(4) 심장 및 혈관 질환에 효과

반려동물을 소유한 노인집단을 반려동물을 소유하지 않은 노인집단과 비교한 결과, 반려동물이 심근 경색 또는 협심증 환자의 사망률을 줄이는 데 긍정적인 영향을 미친다(Volker and Fik, 1995). 재활승마는 사람보다 높은 말의 체온으로 혈액순환을 촉진시키는 효과가 있다.

(5) 규칙적인 운동 습관 형성

운동량이 부족한 사람에게 반려동물은 놀이 및 산책을 함께할 수 있게 하는데, 규칙적인 생활을 소홀히 하기 쉬운 독신자나 노인에게 좀 더 규칙적인 생활을 할 수 있도록 도와 건강증진에 긍정적인 효과를 가져다준다.

이상과 같이 신체적인 발달과 재활뿐 아니라 현대인의 만성질환의 원인인 스트레스를 조절하고 해소시켜 각종 질병의 예방과 진행을 완화시키는 효과가 있다.

5) 도우미적(조력적) 효과

도우미견(장애인복지법에 따른 명칭은 '장애인 보조견' 임)은 물건 가져오기 및 주기, 엘리베이터 문 열기, 휠체어 밀기, 전기 스위치 켜기, 길 안내 등 다양한 서비스를 주로 장애인 또는 노인에게 제공하고 있다. 반려동물이 사람들에게 제공하는 이런 도우미적 효과는 심리적인 유익, 사회적 수용 및 접근성을 높이고, 고립되어 있는 사람을 사회적으로 좀 더 활발하게 해 주는 효과를 수반할 수 있다. 그 밖에 시각장애인 도우미견(맹도견), 청각장애인 도우미견(청도견), 호스피스견, 발작 경고견, 장애 사역견 등과 같이 장애 보조 및 치료에 활용하고 있으며 인명 구조견, 수색견, 경비견, 썰매견, 탐지견 등 다양한 특수 목적견이 인간의 사회생활을 돕고 있다.

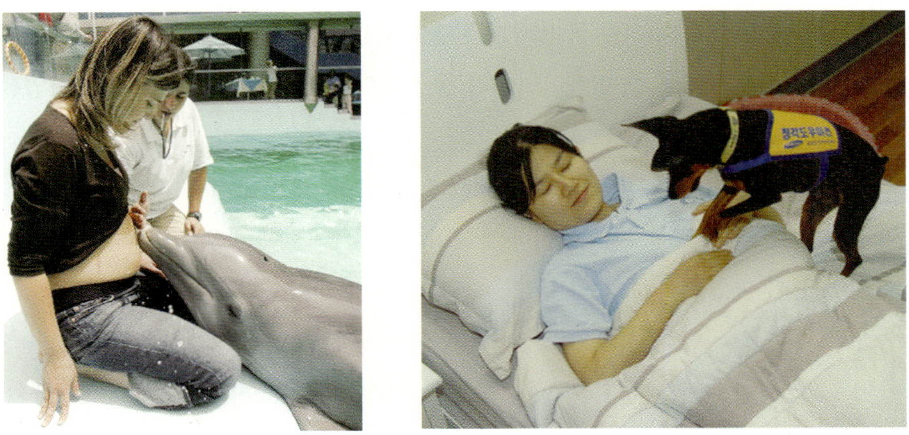

그림 2-4 돌고래 초음파를 이용한 임산부 매개치료(좌측), 청각 도우미견 활동(우측)

3 동물매개치료의 현황과 전망

1. 동물매개치료의 연구 · 교육 현황

1) 국내외 연구 활동

우리나라에서의 동물매개활동은 1990년대 중반부터 주로 자원봉사자에 의해 장애 시설이나 치료 감호소에서 이루어져 왔다. 매개치료활동은 자원 봉사자에 의해 이루어지고 검증 및 평가는 심리상담가에 의해 이루어진 2원적인 연구보고가 대부분이다. 따라서 동물매개치료학의 이론적 정립과 동물매개치료사의 양성이 시급한 실정이다. 동물매개치료의 이론적 연구와 프로그램을 실행하는 단체는 다음과 같다.

(1) 국제 인간과 동물 상호작용 연구협회

미국의 델타협회를 모체로 1990년 국제 인간과 동물 상호작용 연구협회(International Association of Human-Animal Interaction Organizations, IAHAIO)가 설립되었다. IAHAIO는 국제적인 학술협회로 1980년 런던에서 최초로 학회가 개최된 이후 3년에 한 번씩 '인간과 동물과의 유대' 에 관한 국제 심포지엄을 개최하고 있다.

인간과 동물의 유대관계(human-animal bond)를 실천하기 위하여 동물 행동의 이해와 동물매개치료를 증진하는 프로그램을 교육과정에 도입하고 동물이 가족과 사회의 일원으로서 환영받을 수 있도록 올바른 예의를 가르치는 프로그램을 개발하고 훈련시키고 있다. 또한 동물매개치료를 위한 자원봉사자를 육성하여 각종 시설에서 매개치료 봉사 활동을 전개하고 있으며 사람과 동물, 사회,

환경의 상호작용을 조사하고 연구하며 환경 보전과 야생동물 보호활동을 전개하고 있다.

2006년 현재 22개국 30여 개 단체가 가입하여 활동 중이며, 우리나라에서는 2004년 10월 삼성치료 도우미견 센터가 가입하여 활동 중이다.

(2) 한국동물매개치료협회

2005년 12월 우리나라 최초로 동물자원 관련학과, 수의학과, 상담심리학과 교수와 동물매개치료 기관의 전문가들에 의해 한국동물매개치료연구회가 설립되었다. 이 연구회는 신체적, 정신적 장애인의 회복과 재활 그리고 인간 삶의 질을 향상시키는 데 이바지함을 목적으로 결성되었으며 2007년 3월 한국동물매개치료협회로 개칭하여 활동 범위를 확대했다. 이 협회는 동물매개치료 프로그램을 연구 · 개발하여 사회에 보급하고 청소년, 소외계층, 장애인, 독거노인 등의 재활 및 심리치료를 실행하는 사회봉사 활동을 전개하고 있다. 또한 각급학교에 동물매개치료 과정을 도입하여 동물매개치료사를 양성하고 공인된 자격증을 수여하며 동물매개치료 활동의 홍보, 출판 및 각종 학술행사를 개최하고 있다. 2007년에는 우리나라 최초로 『동물매개치료』를 저술함으로써 동물매개치료에 대한 이론을 정립하는 데 기여하고 있다.

(3) 한국애완(반려)동물학회 HAB 분과위원회

2006년 4월 한국애완(반려)동물학회 산하 'HAB(인간과 동물의 유대)분과위원회'가 발족되었다. 이 위원회는 각 시 · 도에 1명의 위원을 두고 치료도우미견 자원봉사자 교육, 치료도우미견 훈련(GCDS) 및 선발, 동물매개치료에 대한 연구활동을 하고 있다.

2) 교육활동 현황

동물매개치료가 고등학교 교육과정에 최초로 도입된 것은 2005년도 청주농업고등학교 동물자원과의 '애완동물사육'에서 교육과정으로 다룬 것이며, 전문대학의 교육과정에 도입된 것은 2005년 서정대학 애완동물과에서 동물매개치료학을 교과목으로 개설하여 강의를 시작한 데서였다. 4년제 대학으로는 2007년 대구대학교에서 동물매개치료학이 교양강좌로 개설되었다.

동물매개치료 관련학과는 2007년 부산여자대학에서 기존의 애완동물관리과를 애완동물매개복지과로 변경하면서 신설됐다. 앞으로 많은 대학의 동물 관련 학과와 심리상담 관련학과에서 '동물매개치료학' 이 교과목으로 편성될 것으로 예상되며 일부 대학원의 석사과정에서도 전공분야를 추진하고 있는 것으로 알려져 있다.

3) 연구논문 현황

최근 우리나라의 심리 및 재활치료 분야에서 동물매개프로그램을 새로운 치료방식(modality)으로 인식하면서 이를 활용하기 위한 관심이 높아지고 있다. 그러나 동물을 매개로 하는 특수한 상황이고 전문적인 동물매개치료사가 없는 실정에서 이 분야의 연구는 극히 제한될 수밖에 없다. 지금까지 반려견을 이용한 매개치료 연구보고로는 사회복지대상자, 학교폭력으로 인해 대인관계의 문제를 갖게 된 청소년, 치료감호소의 만성정신장애인, 자폐아동, 정신분열증 환자, 발달 지체아동을 대상으로 한 연구 보고서가 있으며 보조견을 활용한 아동의 발표행동 향상 등에 대한 박사 학위 논문이 있다.

2. 동물매개치료의 과제와 전망

1) 반려동물 문화의 정립

미국의 미래학회가 발표한 '미래 10대 전망' 에서 2035년부터 인구증가세는 멈추는 대신 반려동물이 급증할 것이라고 보고한 바 있다. 최근 들어 우리나라에서도 반려동물을 기르는 인구수가 급증하고 있으나 동물 관련 문화인식은 아직 미성숙단계라고 볼 수 있다. 야생동물 및 개의 식용 문제, 동물 학대, 동물 유기[1] 등은 사회적 문제를 야기하고 있다.

그뿐만 아니라 동물 행동의 이해와 사육관리에 대한 지식, 반려동물에 대한 애정과 책임감이 없으면서 단지 귀여우니까 남이 키우니까, 외로워서 혹은 선물용으로 구입하기도 한다. 비싼 치장을 해 주고 먹이를 주면 개를 사랑하는 것으로 생각하는 사람도 있다. 무조건적 사랑과 애정을 주는 반려동물을 가족으로 여기고 평생을 동고동락한다는 인식과 동물의 복지나 권리를 존중해 주는 성숙된 반려동물 문화의식이 절실히 필요하다.

2) 동물매개치료에 대한 인식 변화

최근 동물매개치료의 효과가 입증되면서 많은 관심을 나타내고 있다. 자폐아동, 우울증 환자, 학교폭력으로 대인 기피증을 보이는 청소년, 범죄자, 치매환자, 외로운 독거노인이 반려견과 어울리는 과정 속에서 마음의 정화 및 정서적 안정을 얻고 사회성을 회복한다. 특히 감정적으로 상처를 입은 사람들의 닫혔던 마음의 문을 열리게 하는 효과가 있다. 그럼에도 일부 사람은 동물에 대한 혐오감 및 질병전파 등을 이유로 거부감을 가지고 있다. 특히 병원 의료인의 부정적 시각은 동물매개치료의 대중화에 걸림돌이 되기도 한다. 따라서 인간과 동물의 상호작용에 대한 다양한 홍보활동으로 인식을 전환하도록 해야 할 것이다.

3) 학문적 이론 정립과 교육확대

동물매개치료는 최근에 우리나라에 소개된 학문으로 연구 사례가 적을 뿐 아니라 관련 학문과의 협력관계가 미비하여 학문적, 이론적인 체계가 확립되지 못하고 있는 실정이다. 따라서 학문적 발전을 위해서는 의료 분야, 심리 · 상담 분야, 동물 · 수의 분야의 산 · 학 · 연 전문가에 의한 연합 체제를 확립하여 이론적

1) 2003년도 서울시에서 포획된 개의 81%, 고양이의 84%가 사육된 흔적이 있어 유기된 것으로 추정된다(서울시정개발연구원, 2004).

정립과 다양한 프로그램의 개발이 시급한 실정이다. 또한 현재의 동물자원 및 반려동물 관련학과의 교육과정에 '동물매개치료' 과목을 신설하여 고도로 훈련된 전문 동물매개치료사가 양성될 수 있어야 한다.

4) 관련기관과의 상호 협력체계 구축

동물매개치료가 주는 사회적 공익을 인정하여 중앙 정부, 지방자치단체의 행정적 · 재정적 지원이 필요하다. 또한 대학의 관련학과와 연구기관, 각종 동물보호단체, 병원에서의 다양한 프로그램의 개발 및 실행과 각종 보호시설, 보호 감호소, 교도소 등과 유기적인 상호협력관계가 이루어질 때 동물매개치료의 발전이 이루어질 것이다.

표 2-5 관련 기관과의 상호 협력관계

구 분	기 관
행정, 재정, 제도적 지원	농림부, 교육인적자원부, 보건복지부, 지방자치 단체, 언론 홍보매체(KBS, EBS), 국 · 공립 동물원, 국 · 공립 수족관(해양관)
프로그램 연구 개발	관련 대학(동물, 심리), 동물매개치료협회, 관련 연구소, 각급병원
적용, 실행, 평가	각급 학교, 보육원, 병원(일반, 정신, 재활), 각종 보호 및 감호 시설, 동물 병원, 동물 훈련소, 경마장, 애완동물 판매점, 심리 상담 치료센터, 매개치료 자원봉사자

3. 동물매개치료의 적용 분야

1) 교육 분야

(1) 학교의 모든 학생이 대상이다

학교상담은 문제 학생만을 대상으로 하는 것이 아니라 모든 학생을 대상으로 발달적 견지에서 행해지는 서비스다. 요즘 사회적으로 점점 심각해지고 있는 청소년의 부적응 문제는 매우 심각하게 우려되는 문제다. 우리의 교육현장에선 다양한 부적응 어린이에 대한 종합적이고 체계적인 이해와 적합한 중재 및 상담활동이 부족한 실정이다. 따라서 가정, 학교, 보육원 등에서 어린이, 청소년, 부적응아, 특수 교육대상자 등의 사회성 향상, 대인관계 증진, 비행습관 교정, 정상적인 발달과업을 증진시킬 수 있는 효과적인 프로그램이 필요하다.

표 2-6 교육관련 분야의 대상자

장 소	대상자	주안점
가정, 학교 보육원	어린이, 청소년, 부적응아 특수교육대상자	사회성 향상, 책임감, 생명존중과 자아 존중감 형성, 비행습관 교정, 정상적인 발달과업 증진

(2) 발달적 측면에서 행해져야 한다

'문제아' 중심이 아닌 발달적 입장을 취하는 것이 중요하다. 반려동물과 같이 생활한 어린이는 그렇지 않은 어린이에 비해 타인에 대한 이해심이 더 많아지고, 내성적인 어린이는 사회성과 대인관계가 증진되며 심리적으로 안정감을 갖게 된다. 또한 어린이의 발표 불안을 감소시키고 발표력을 향상시키는 것으로 나타났다(최세환, 2006). 동물은 직선적이며 자신이 느끼는 대로 행동하기 때문에 동물에 대한 이해 능력은 다른 사람과의 관계에서도 그대로 표현되기 때문이다.

(3) 학생 생활 영역의 예방과 조기발견에 중점을 둔다

동물매개치료의 교육적 접근은 등교거부, 따돌림, 주의력결핍/과잉행동장애, 품행장애 등 다양한 장애 유형과 부적응 행동을 예방하기 위한 교육적 중재활동 및 상담활동의 일환이다. 따라서 학부모, 담임교사, 전문상담교사 및 특수학급 교사 등과 연계하여 가정과 학교에서 실시될 수 있는 효과적인 방법이라고 볼 수 있다. 즉, 학생들의 건강이나 학습 등 일상생활 전반에 대해 중점을 두고 이루어진다. 학교에서 수행할 수 있는 동물매개활동은 다음과 같다.

표 2-7 학교 동물매개활동 내용

장 소	매개활동 동물	활동방법
동물 사육장 (동물 관찰원)	토끼, 개, 고양이 등	• 전담교사의 지도로 행해진다. • 당번제 활동으로 관리를 한다. • 수업 전, 방과 후 활동을 한다. • 관찰, 활동일지를 기록한다.
조류 사육장 (조류 관찰원)	꿩, 금계, 은계, 토종닭, 오골계, 장미계, 공작 등	
마루, 계단, 교실	새장: 앵무새, 구관조 등 수족관(어항): 관상어 등	• 담임교사의 지도로 먹이 주기, 물 갈아 주기, 청소하기 등 • 새소리 듣기, 물고기의 자태나 헤엄치는 모습 관람

2) 예방 및 웰빙 분야

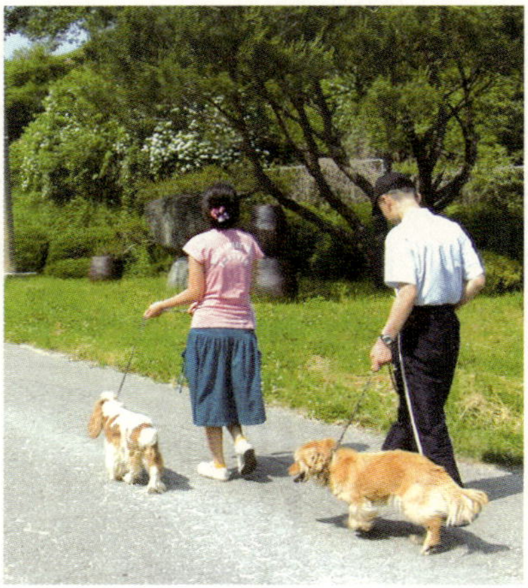

그림 2-5 반려견과의 산책

예방 및 웰빙(well-being) 동물매개활동 프로그램은 신체적 · 정신적 질병을 앓고 있지 않은 일반인의 정서적 안정과 스트레스를 해소하여 삶의 질을 향상시키는 데 그 목적이 있다.

이 프로그램의 주된 목적은 현대사회의 특징이라고 할 수 있는 노령화, 핵가족화, 독신자 증가에 따른 인간의 고독감과 무료함의 해소, 산업화, 정보화에 따른 인간의 소외감과 고립감을 줄이고 배우자 상실, 은퇴 후의 전환기 등에 허탈감, 무력감의 치유 등 환경개선을 할 수 있도록 도와주는 것이다. 이를 통해 자력으로 더욱 건강하고 즐겁게 생산적인 삶을 살아가도록 도움을 주는 넓은 의미의 활동이다.

표 2-8 예방, 웰빙 분야

장 소	대상자	주 안 점
가 정	정신적 스트레스를 받는 자, 명퇴자, 독신자, 배우자 상실 소년소녀 가장	• 삶의 질 향상(즐거움과 안정) -긴장, 불안, 등 스트레스 해소, 오락 -비합리적 사고, 행동 양식의 변화 -비능률적, 비성취적 관념 변화
	가족 간의 불화	• 가족 간의 대화 창구
노인복지시설 가정(독거)	은퇴자, 독거노인, 고령자	• 건강유지 -성인병(심근경색, 고혈압 등) 예방 -신체 기능 유지 및 단련 • 대화와 놀이 친구
동물원, 수족관 해양탐사, 승마장	정상적인 일반인, 은퇴자	• 마음의 정화 및 스트레스 해소 • 심박동수, 혈압 감소 • 대 · 소 근육 운동 및 평형감각 유지

반려동물은 인간의 가장 친근한 동반자로서 복잡한 일상생활에서 오는 고독감과 스트레스를 해소할 수 있는 즐거움을 주고 심리적 안정 효과를 주어 현대인의 삶의 질을 향상시킬 수 있다. 이 프로그램은 독거노인 및 독신자 가정, 경

알아 두기 • • •

웰빙이란?

웰빙(Well-being)은 사전적 의미로 안녕(happiness), 행복(prosperity), 복지(welfare)를 뜻하며, 우리말로는 '참살이'라고 번역되는 등 다양한 개념으로 해석하고 있다.

웰빙은 물질적인 풍요와 가치보다는 건강한 육체와 정신의 조화를 통해 행복하고 안락한 삶을 지향하는 삶의 유형 또는 문화 현상이라고 볼 수 있다.
웰빙을 추구하는 사람들은 생명과 자연의 가치를 중시하고 육류 대신 생선과 유기농산물을 선호하며 단전호흡, 요가 등의 명상 요법과 여행, 등산, 독서 등의 취미생활을 통해 심신의 건강을 추구하는 것이 특징이다.

로당(정), 사회 복지 시설, 노인 요양원, 동물원, 수족관, 해양 탐사장, 승마장 등에서 다양한 집단에게 제공될 수 있는 프로그램이다.

기초적인 동물관리와 기본 프로그램 운용 교육을 받은 본인이 반려동물을 소유하면서 실시할 수 있으며 동물원, 수족관 등을 방문하여 즐길 수 있다. 우리나라에서는 주로 반려동물을 소유한 자원 봉사자에 의한 방문 프로그램으로 실시되고 있다.

3) 재활 및 치료 분야

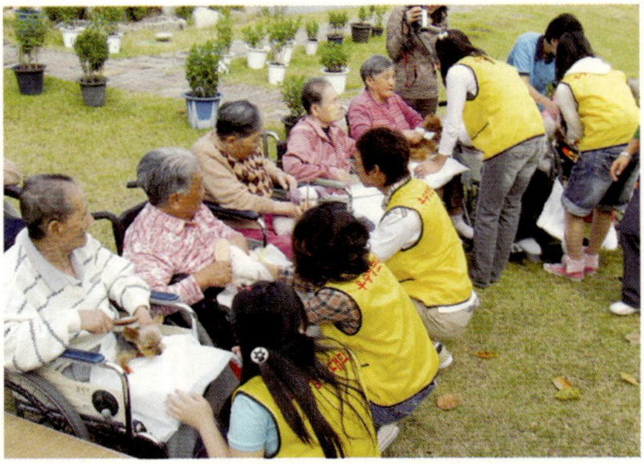

그림 2-6 노인복지시설에서의 동물매개치료 활동

동물매개치료는 폭넓게 적용되고 있다. 이런 현상은 사회적, 경제적 발전에 따라 정신건강에 대한 관심이 높아졌고 점차 신체적 · 가정적 · 문화적 장애를 가진 사람들에 대한 사회적 관심이 높아지고 대체의학으로서의 치료 효과가 입증되면서 주목받고 있다. 전문 동물매개치료 프로그램은 정신적, 신체적 회복과 재활이 필요한 사람들을 주 대상으로 하여 이루어지는 집중적인 치료 프로그램이다.

자살기도, 약물 또는 알코올 중독자 등 응급 치료를 요하는 사람들을 위한 시설, 일반병원, 정신병원, 노인복지시설, 장애자 수용 시설, 소년원, 교도소, 자모원, 재활원 등과 같은 여러 보호 및 치료시설, 취업 및 재활을 위한 상담소, 정부 산하의 정신건강 및 복지관련 시설과 기관에서 동물매개치료 전문가에 의해서 이루어진다. 특히 동물매개치료는 고령화 시대를 맞이하여 치매노인의 치료 등 활동무대가 급격히 증가할 것으로 전망된다.

표 2-9 재활 · 치료 분야

장 소	대상자	주 안 점
노인복지시설 (주거, 의료, 여가 재가, 보호 시설)	치매환자, 운동기능 장애자	• 노인성 질환치료 -우울증, 기억력, 집중력 치료 • 소 근육, 대 근육 기능 회복 및 치료
교정시설, 소년원 치료감호소	약물 중독자(알코올 및 마약 등) 범법자	• 정신적 문제 치료 -신경증, 성격장애, 우울증, 정신병 등 • 대인관계, 사회성 회복 및 치료
재활원, 보호원 장애자 수용시설 자모원, 승마장	정신 및 신체장애자, 미혼모 위기에 처한 자, 자폐아	• 신체적 회복 및 재활 -근육기능 및 평형감각 회복 -뇌성마비, 뇌기능 손상 치료 • 성격, 성문제, 정신적 문제 치료
병원(일반, 정신)	장기 입원 환자	• 각종 질환의 보조 치료 요법

표 2-10 노인 복지시설 현황 (보건복지부, 2006)

종 류	2005년		2004년		2003년	
	시설수	입소정원	시설수	입소정원	시설수	입소정원
합 계	56,518		53,461		50,517	
노인주거 복지시설	282	13,289	139	9,420	125	10,175
노인의료 복지시설	583	35,172	382	26,515	254	20,220
노인여가 복지시설	54,785		52,261		49,633	
재가노인 복지시설	851	40,002	662	30,862	505	23,234
노인보호 전문기관	17		17		0	

주: 1) 노인주거 시설: 양로시설(무료, 실비, 유료), 노인복지주택(실비, 유료)
2) 노인의료 시설: 노인요양시설(무료, 실비, 유료), 노인전문요양시설(무료, 실비, 유료), 노인병원
3) 노인여가 시설: 노인복지회관, 경로당, 노인교실, 노인휴양소
4) 재가노인 시설: 가정봉사원파견시설, 주간보호시설(실비 포함), 단기보호시설
5) 입소정원은 변동이 있으며 노인복지회관, 경로당, 노인교실, 노인휴양소의 인원은 정확하지 않음

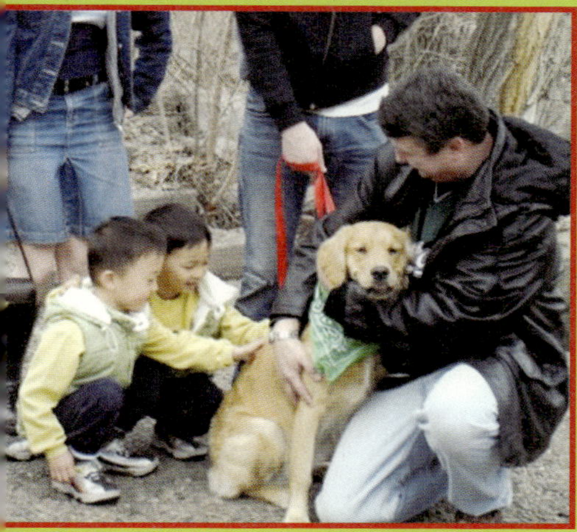

3장 동물매개치료의 기초

1 동물매개치료를 위한 상담이론

1. 정신역동적 치료이론
2. 인간중심치료이론
3. 행동치료이론
4. 합리적 정서행동치료이론
5. 형태치료이론
6. 현실치료이론

2 동물매개치료의 원리와 구성 요소

1. 동물매개치료를 위한 상담의 원리와 기법
2. 동물매개치료의 구성 요소

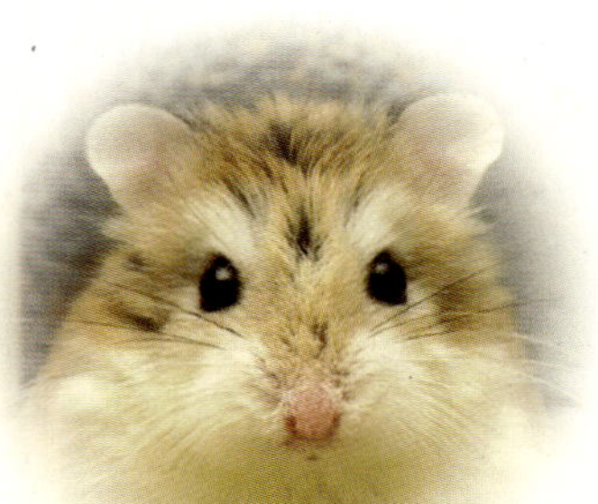

1 동물매개치료를 위한 상담이론

1. 정신역동적 치료이론

정신역동적(psychodynamic) 이론은 인간의 행동을 좌우하는 중요한 역동적인 힘의 근원은 무의식에 있으며 무의식적 갈등이 부적응, 신경증 내지는 신경질환의 근원이 된다는 것이다. 1890년대부터 프로이트(S. Freud)에 의해 연구되고 체계화되기 시작했으며 1910년 이후 아들러(A. Adler), 융(C. G. Jung) 등에 의해 수정 · 보완되었다. 프로이트는 인간은 악하게 태어났다는 입장을 가지고 있는 반면에 융은 인간의 무의식 속에는 악마와 천사가 존재한다고 보았다. 인간이 상담을 통하여 선한 원형을 실현시킬 수 있게 도와주면 인간은 무한히 선하지만 그렇지 않을 경우는 무의식 속에 있는 그림자가 인간을 지배하여 어두운 인간이 될 수도 있다는 것이다.

1) 특징 및 주요 개념

인간의 행동은 무의식적 동기와 생물학적 욕구와 충동, 비정상적인 성격의 발달은 생후 5년간의 경험 속에 문제의 근원이 있다고 본다.

(1) 의식과 무의식

프로이트는 인간의 정신세계를 의식, 무의식 그리고 전의식으로 분류했다. 의식이란 우리가 알고 있는 정신영역으로 자기 자신이나 사물에 대해 인식하는 것이지만 빙산의 일각처럼 아주 작은 부분을 차지하고 있다. 반면에 무의식은 자기 자신에 대한 언어나 행동상태를 스스로 알지도 깨닫지도 못하는 부분으로 마음 깊이 자리하고 있으면서 겉으로 드러나지 않거나 자각되지 않는 것으로 수면 밑의 빙산처럼 매우 크게 자리 잡고 있다. 전의식은 의식과 무의식 사이의 정신 영역으로 잘 생각하면 떠오르기도 하고 잊어버리기도 하는 부분으로 무의식과 의식의 사이에 존재한다.

(2) 프로이트의 심리-성적 구조

원초아(원본능, id)는 태어나면서 존재하는 인간의 가장 기본적인 생물적인 충동이다. 즉, 성적인 욕망과 공격적인 욕망 등이다. 쾌락과 자기 욕망의 충족을 얻으려는 원본능은 무논리적이고 무도덕적이며 무의식적이다.

자아(ego)는 환경과 타협하여 최대의 이익을 추구하기 위하여 현실적이고 합리적이다. 원초아의 욕구 중 어떤 것을 충족시키고 어떤 것을 억제할 것인가를 결정한다. 환경과 무의식 사이에 조정자로 무의식을 달래고 환경과 타협하는 일을 한다.

초자아(super ego)는 그 사람의 도덕이다. 현실이 아니라 이상을 추구하며 쾌락보다는 완벽을 추구한다. 원초아의 충동을 억제시키고 도덕적 목표와 완전

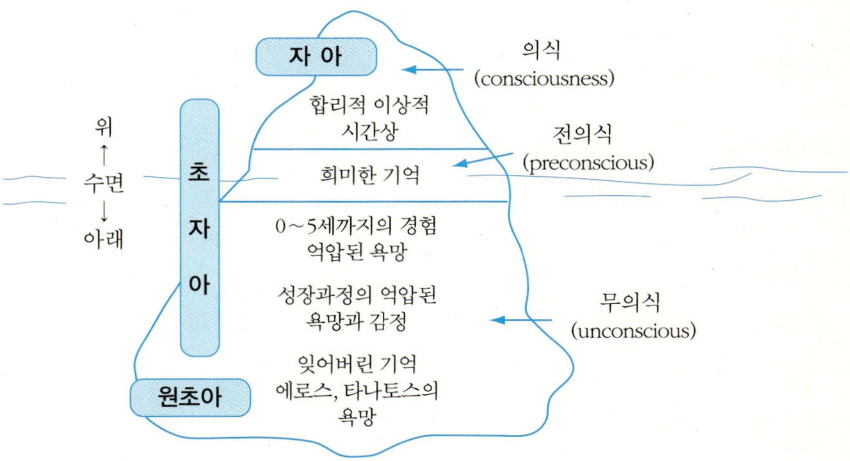

그림 3-1 빙산에 비유한 인격의 구조와 정신세계

표 3-1 프로이트의 정신-성적 발달단계

단계	나이	특징
구강기 (oral stage)	0~1.5세	• 입술로 성적인 쾌감을 만족시키는 시기다. • 욕망, 감정 억압 시 불신, 친밀관계, 애정 결핍, 고독 등
항문기 (anal stage)	1.5~3세	• 배설을 통해 성적인 쾌감을 느끼는 시기다. • 적대감, 파괴성, 분노, 울분, 열등감, 자율성 결여 등
남근기 (phallic stage)	3~5세	• 성기로 쾌감을 느낄 줄 알고 성을 구별하는 시기다. • 남아는 아버지를 여아는 엄마를 동일시한다. • 성에 대한 정체감, 자기 정체성을 계발하기 힘들어진다. • 남아는 오이디푸스,[1] 여아는 일렉트라 콤플렉스[2]에 빠진다.
잠복기 (latent)	6~11세	• 성적충동이나 관심이 줄어들고 동성애를 경험하는 시기다. • 지적, 사회적 영역으로 에너지로 전환된다.
성기기(puberty)	12세 이후	• 사춘기로 성호르몬이 분비되고 성 행위가 발현되는 시기다.

주: 1) 오이디푸스 콤플렉스(oedipus complex): 남아가 어머니에게 애정을 느끼며 아버지에게 경쟁심과 적개심을 느끼는 것

2) 일렉트라 콤플렉스(electra complex): 여아가 아버지에게 애정을 느끼며 어머니에게 경쟁심과 적개심을 느끼는 것

을 추구하도록 한다. 부모나 사회의 표준이 내면화된 것으로 보상은 자부심이나 자기애며 처벌은 죄책감이나 열등감이다.

프로이트는 성장 단계마다 그 욕망이 충족되지 않으면 욕망이 감정과 함께 억압되어 무의식 속에 남아 있다가 후에 정신질환이나 인격 장애의 원인이 된다는 것이다. 그래서 그의 발달단계를 정신-성적 발달단계라고 부른다.

(3) 에릭슨의 심리 사회적 이론

에릭슨(E. H. Erikson)은 심리 성적 성장과 심리 사회적 성장은 동시에 일어나며 각 단계마다 사회와 균형을 이루어야 한다고 했다(조현춘 외, 1995).

프로이트는 본능적이고 무의식적인 욕구의 표출을 강조하는 반면, 에릭슨은 욕구를 충족시키거나 억압하는 사회적인 요인의 역할에 비중을 두고 있다(송명자, 1995).

표 3-2 에릭슨의 심리사회적 발달단계(조현춘 외, 1996)

단계	구분	특징
유아기 (0~1.5세)	신뢰성: 불신감	• 부모가 물리적, 정서적 욕구를 충족시켜 주면 신뢰감이 생긴다. • 기본적인 욕구가 충족되지 않으면 대인관계에 불신감이 생긴다.
초기 아동기 (1.5~3세)	자율성: 수치감	• 대소변 가리기 등 규제와 자율을 잘 극복하면 자율성이 생긴다. • 부모의 과도한 규제나 자기 통제에 실패하면 수치감이 생긴다.
학령 이전 (3~5세)	주도성: 죄책감	• 아동과 성인을 접촉하면서 자기 주도적 행동이 성공하면 주도성을 확립하지만 실패하면 능동적이지 못하고 죄의식을 갖게 된다.
학령기 (6~11세)	근면성: 열등감	• 학교 과제 등을 수행하면서 성실성과 근면성을 획득하게 된다. • 과제에 실패하면 열등감이 생기므로 격려하고 북돋아 주어야 한다.
청년기 (12~18)	정체감: 역할혼미	• '나는 누구인가?' 라는 질문에 일관성과 영속성을 발견하면서 자아 정체성을 형성해 간다. 정체성을 확립하지 못하면 혼미해진다.
성인 초기 (18~35)	친밀감: 고립감	• 부모에게서 심리적, 경제적 독립과 배우자를 선택하는 시기로 자아 정체성을 확립한 사람은 대인관계에서 친밀감을 유지하게 된다.
중년기 (36~60)	생산성: 침체감	• 가족과 다음 세대를 위한 일을 하는 시기로 직업적인 업적이나 업적을 내려고 노력한다. 이에 실패한 사람은 침체감에 빠진다.
노년기 (60세 이후)	통합감: 절망감	• 자기 인생을 후회 없이 보람 있었다고 느끼면 자아 통합감이 생기나 그렇지 못하면 좌절감, 죄책감과 분노 등이 생긴다.

(4) 불안

불안은 자아가 환경과 원본능과 초자아에게 위협을 받을 때에 생겨나는 감정 반응으로 비현실적, 비합리적인 방법으로 자아를 보호하려고 한다. 불안을 이성적이고 직접적인 방법으로 통제할 수 없을 때 붕괴위기의 자아를 보호하기 위해 사용된다.

실제적 불안은 외부세계의 도전이 강하여 적절하게 대처하기 어려울 때 생기고 신경증적 불안은 원본능의 욕구가 강하여 자아가 원만하게 대처하기 어려울 때 생기며, 도덕적 불안은 초자아의 명령이 무섭고 강한데 적절한 조치를 취하지 못할 때 생기는 불안이다(오성춘, 1987).

(5) 자아방어 수단(방어기제)

자아방어 수단(ego-defense mechanism)은 자아가 불안에 대처하여 자아의 상처를 방어하기 위한 보호 수단이다.

① 거부: 위협적인 현실을 부정하는 자아방어 수단이다.
② 투사: 자기의 약점을 인정하지 않고 남의 탓으로 돌리거나 공격하는 수단이다.
③ 고착: 낮은 한 단계에 머물러 성장하지 않으려는 자기방어 수단이다.
④ 퇴행: 책임이나 불안을 과거의 단계로 되돌아가 도피하려는 방어수단이다.
⑤ 합리화: 실패나 잘못의 책임을 그럴 듯한 이유나 변명으로 자아를 방어하는 수단이다.
⑥ 승화: 반사회적인 충동, 욕망을 좋은 방향으로 전환시키는 것을 말한다(예, 공격 성향을 가진 사람이 복싱 선수가 되는 것).
⑦ 억압: 감정, 욕망, 충동을 억눌러 무의식 속으로 몰아넣는 자아방어 수단이다.
⑧ 억제: 의식적으로 어떤 감정이나 충동을 참는 것으로 성격장애에 더 치명적이다.

2) 상담 목표와 기법

첫째, 무의식 속에 있는 억압된 감정이나 욕망을 발견하여, 내담자에게 신경증세나 정신장애나 질환 또는 성격장애를 일으키는 원인을 찾아내는 것이다.

둘째, 자아를 강화시켜 어떠한 환경의 도전이나 초자아의 명령이나 원본능의 욕구에도 흔들리지 않고 대처해 나갈 수 있게 하는 것이 상담의 목표가 된다.

(1) 최면술

현재 성인이 된 사람의 부적응의 원인이 그의 유아기에 있다고 보고 어린 시절의 기억을 이끌어 내기 위해 최면술을 이용한다.

최면은 심신이 고도로 이완된 집중상태, 몽롱한 상태(trance) 또는 무의식 상태를 말한다. 현재 부적응 원인이 유아기 또는 과거의 무의식 속에 있다고 보고 최면술을 이용하여 이것을 끌어내어 치료에 활용한다.

(2) 자유연상

무의식 세계에 억압되어 있는 내용을 의식화시키는 것이다. 마음을 비우고 과거의 아픈 상처, 끔찍한 사건, 사소한 것이라도 모두 회상하여 이야기하게 한다. 그 이야기 속에서 내담자의 심층적인 갈등이나 외상적 사건 등 무의식의 세계를 이해할 수 있는 단서를 발견하고 그것을 내담자에게 설명해 줌으로써 무의식적 심리과정을 점차 이해할 수 있도록 도와준다.

(3) 꿈의 해석

수면 중에는 방어가 약화되므로 억압된 욕망과 감정이 의식 표면에 떠오른다. 따라서 꿈은 무의식을 잘 나타내고 있다. 꿈을 분석할 때는 꿈의 내용 자체보다는 꿈과 관련된 상징적 의미와 동기의 갈등 등에 초점을 맞추게 된다. 꿈에 나타난 내용을 자유연상하도록 유도함으로써 잠재적 의식 내용에 쉽게 접근할 수 있다.

(4) 전이

내담자가 아동기 또는 과거의 억압된 감정(애착, 증오, 질투, 애정, 수치, 죄책감 등)을 상담자 또는 매개동물에게 가지게 되는 것이다. 이런 긍정적(애착, 애정) 또는 부정적(증오, 질투)인 형태의 전이에 대하여 중립적이고 객관적이며 수동적인 자세를 취함으로써 내담자의 전이를 유도한다. 상담자의 해석으로 전이 감정이 해소되면 과거의 영향에서 벗어나 좀 더 정서적으로 성숙한 인간이 될 수 있다(오성춘, 1985).

(5) 해석

상담자는 내담자가 자유연상이나 꿈, 실언, 환상, 저항, 방어기제 등과 같은 자신의 무의식 세계를 이야기할 때 그 속에 담긴 행동상의 의미를 지적하고 설명하는 기본적 절차다. 해석을 통하여 내담자가 의식하지 못했던 점을 해석해 줌으로써 내담자는 자신의 문제에 대한 통찰력이 생기며 심리적 문제를 해결하는 데 도움이 된다.

2. 인간중심치료이론

인간중심치료(person-centered therapy)는 로저스(C. R. Rogers)에 의해 창시된 이론으로 원래 비지시적 상담으로 불리면서 정신분석학적 접근에 대한 반동으로 발달되었다. 인간은 자기 운명의 주체며 자유로운 존재로 스스로의 결단과 책임을 지는 존재라고 강조한다.

로저스는 "인간에게는 스스로 자신의 길을 발견하고 성장해 나갈 수 있는 잠재능력이 있다."라고 보았다. 따라서 상담자의 역할은 내담자가 자신의 문제해결 능력을 스스로 되찾고 인간적인 성숙을 기할 수 있도록 분위기를 조성함으로써 도와주는 것이다. 인간은 자아실현의 의지와 가능성을 갖고 있고 또한 선한 본성을 갖고 태어난다고 보았다. 인간중심상담에서는 내담자에게 진행의 책임을 맡기고 그가 스스로 문제를 해결하도록 격려할 뿐이다. 상담자는 내담자를 인간적으로 존중하며, 내담자에 대해 상담자가 느끼는 감정과 생각을 솔직하게 나타내고, 내담자의 감정을 공감하고 반영해 준다.

1) 특징 및 주요 개념

(1) 자기 인식의 능력

인본주의적 접근은 자기를 바르게 깨닫는 것(self-awareness)이 우선되어야 한다고 본다. 인간에게는 자기를 깨닫는 능력이 있으며 새로운 운명을 창조해 나간다. 그러므로 인간은 자기 인식의 능력을 확장해서 더 깊이 깨닫고 더욱 빛나는 미래를 창조해 나갈 수 있다. 내담자는 상담하는 동안에 다음과 같은 사실을 깨달아 자기에 대해 더 많이 알 수 있다.

(2) 자유와 결단

인간은 자유를 가지고 자기의 미래를 선택하도록 태어났다. 실존주의-인본주의적 접근은 인간의 자유는 자기가 부딪치게 되는 삶의 상황에서 스스로 결단하는 능력이다. 즉, 자유는 모든 상황조건과 내면의 감정을 극복하고 바른 결단을 내릴 수 있는 능력을 의미한다. 우리 인간이 자기를 바로 인식할 때에 그런 자유의 능력이 생긴다고 강조한다.

(3) 의미의 추구

실존주의-인본주의적 접근에 따르면 인간은 의미를 상실할 때에 정신병을 앓게 되며, 인간에게는 의미를 추구하는 본능이 있다고 한다. 특히 프랭클(V. E. Frankle)의 의미요법은 내담자에게 새로운 의미를 발견하게 함으로써 내담자를 치유하려고 한다. 이 접근에 따르면 다음과 같은 몇 가지 방법으로 내담자에게 의미를 발견하게 할 수 있다고 한다.

새로운 목적 부여 ⇨ **새로운 인간관계 수립** ⇨ **자기 인식의 확장**

(4) 책임과 실존적 불안

실존주의-인본주의적 접근은 진정한 인간이 되기 위해서는 스스로 자기 운명을 결단하는 책임을 져야 하며, 자기가 결단한 것은 그 결과가 어떠하든지 반드시 책임을 져야 한다고 믿는다. 인간은 스스로의 운명을 결단해야 하고 자기가 결단한 것은 그 결과에 대해 책임을 져야 하므로 불안하다. 따라서 인간은 그 결단이 유익한 결과인지를 판단할 수 없어 불안해질 수밖에 없다(오성춘, 2000). 그러므로 내담자는 모든 불안을 기꺼이 수용하고 스스로 책임지며 극복하고자 노력할 때 인간성장의 자극제가 된다.

2) 치료 과정

(1) 치료 목표

로저스는 대부분의 사람이 '나는 누구인가?' 라는 질문을 가지고 치료를 받으러 온다고 하였다. '나는 어떻게 자신의 현실적 자아를 발견할 수 있는가?'

'나는 어떻게 해야 내가 되고 싶어 하는 존재가 될 수 있는가?' 치료자는 내담자가 충분히 극복할 수 있는 사람이 되도록 생산적인 분위기를 조성하는 것이 치료의 기본 목표가 된다.

치료자는 상호 신뢰적인 분위기를 조성하여 내담자가 거리낌 없이 자기 자신을 공개하도록 함으로써 자신의 내면세계(감정, 욕망 및 가치판단 등)를 이해하고 문제를 파악할 수 있도록 돕는다. 이런 관계 속에서 내담자는 자신의 환경에 대한 왜곡된 지각을 수정하고, 현실적 경험과 자아개념 간의 조화를 이루고 궁극적으로는 자신의 능력과 개성을 최대한 발휘하여 자아실현을 촉진하게 된다.

(2) 상담자의 역할

내담자가 자신의 문제 해결 능력을 스스로 되찾고 인간적인 성숙을 할 수 있도록 돕는 것이 상담자의 역할이다. 그러기 위해서 내담자와 상담자의 개인적인 관계를 강조한다. 이때 상담자의 태도가 기법이나 지식보다도 더 중요하며 상담자의 진실성, 온정, 정확한 공감, 존경과 허용성 등의 태도가 내담자에게 소통되어야 한다.

(3) 치료자의 태도

치료적 관계의 핵심부분을 차지하는 것은 다음과 같은 치료자의 세 가지 인간적 특성과 태도다.

1 공감적 이해

치료의 순간순간마다 드러나는 내담자의 경험과 감정을 상담자가 심리적으로 내담자의 입장이 되어 이해하려는 태도다. 이는 상담자로서 갖추어야 할 가장 기본적인 대인 관계적 능력이다. 공감은 동정이나 동일시와는 구별되어야 한다.

2 무조건적 긍정적 관심과 배려

내담자를 인격적으로 존중하여 그의 감정, 사고, 행동을 평가하거나 판단하지 않고 있는 그대로 받아들이는 것을 말한다. 상담자가 이런 태도를 마음과 행동으로 보여 줄 때, 내담자는 자유롭게 자신의 감정을 경험하고 표현할 수 있게 된다.

③ 진실성(솔직성)

상담자는 내담자와의 관계에서 느낀 감정을 긍정적이든 부정적이든 솔직하게 표현할 수 있어야 한다. 상담자가 자신의 부정적 감정을 표현할 뿐만 아니라 내담자가 표현하는 부정적 감정을 받아들일 수 있을 때, 내담자와의 솔직한 감정 교류가 가능해진다.

(4) 상담의 진행과정

상담의 진행과정은 다음과 같다(홍지영, 2003).

- 내담자가 상담자에게 도움을 받으러 온다.
- 상담자는 상담에 대한 과정과 상황을 알려 준다.
- 상담자는 내담자가 문제에 대한 감정을 자유롭게 표현하도록 북돋아 준다.
- 상담자는 내담자가 표출하는 부정적 감정을 수용하고 인정하면서 정리해 준다.
- 부정적 감정이 표출되면 인성 성장에 도움이 되는 긍정적 감정과 충동이 일어난다.
- 상담자는 내담자의 부정적, 긍정적인 감정을 모두 인정하고 받아들인다.
- 부정적 감정과 긍정적 감정을 경험하면 자기이해, 자기수용, 자기통찰이 나타난다.
- 통찰과 더불어 여러 가지 의사결정을 할 수 있는 길이 열리게 된다.
- 내담자는 점차로 긍정적, 적극적인 행동을 취하게 된다.
- 더욱 성장하고 발전하며 적극적이고 통합된 행동을 하게 된다.
- 도움의 필요를 덜 느끼게 되고, 상담관계를 종결짓겠다는 생각을 하는 데 이른다.

인간중심의 치료는 상담자의 솔직성, 긍정적 존중과 공감적 이해의 세 가지 태도를 강조하면서 기법을 따로 열거하지 않는다. 첫 단계는 현재의 순간을 충분히 깨달아 알게 하고 두 번째 단계는 매 순간마다 상황과 욕망의 도전을 극복하고 최선의 가능성을 선택하도록 하며, 마지막 단계는 자기가 선택한 것에는 끝까지 책임을 지도록 한다.

3. 행동치료이론

스키너(B. F. Skinner), 왓슨(J. B. Watson), 파블로프(I. P. Pavlov)가 대표적인 행동주의 학자다. 그들은 인간이 환경조건에 의해 완전히 지배를 받는다고 믿는다. 행동주의적 접근은 모든 행동은 배워서 습득되는 것이기 때문에 그 행동은 학습을 통해서 제거될 수도 있고, 더 효과적인 행동을 습득시킬 수도 있다고 주장한다. 따라서 행동주의의 상담은 학습이론에 기초하여 부적응 행동을 제거하고 바람직한 새로운 행동을 강화시켜 이를 습득하게 하는 데 있다(오성춘, 2000).

1) 특징 및 주요 개념

인간은 본질적으로 그들의 사회 문화적 환경에 의해서 형성되고 결정되고 모든 행동은 학습된 것으로 보며 현재의 행동을 강조한다. 겉으로 드러난 구체적 행동을 변화시키는 것이 행동주의의 특징이다. 부적응 행동의 성격에 따라 치료기법을 선택하고 구체적인 치료 절차를 정한다. 행동주의는 치료 목표와 기법을 명확히 함으로써 치료결과를 객관적으로 평가할 수 있다.

행동주의적 접근은 환경을 조절하여 부적응의 행위를 제거하고 바람직한 행동을 습득하고 강화시키며 유지시키고자 한다. 그러므로 행동주의적 접근은 환경조절의 방법을 매우 중요시한다.

(1) 고전적 조건화

이 방법은 러시아의 심리학자 파블로프의 연구에서 유래한 방법으로 무조건적인 자극과 조건적인 자극을 동시에 주어 원하는 행동을 습득시키는 방법이다.

체계적 둔감법, 혐오요법, 내파요법 또는 홍수요법, 적극성 훈련 등은 여기에 속한다.

(2) 조작적 조건화

이 방법은 학습이론에 기초한 환경조절 방법으로 원하는 바로 그 행동이 일어났을 때 즉각적으로 보상하는 방법이다. 스키너는 강화의 원리를 개발하여 행동수정에 활용한 선구자다. 그는 적극적인 강화의 사용으로 원하는 행동을 강화시키고, 형벌의 사용으로 원치 않는 행동은 약화시켰다. 적극적인 재강화, 형벌, 모델링, 토큰 제도의 활용과 단속적 재강화 등이 여기에 속한다.

2) 상담의 목표와 절차

학습을 위한 새로운 조건을 만드는 것이다. 즉, 학습환경을 창조하여 내담자의 부적응의 행동을 제거시키고 효과적인 행동을 습득시키는 것이다. 이때 구체적이고 명백하게 행동을 관찰할 수 있고 측정할 수 있는 구체적인 행동 결과를 평가할 수 있는 목표를 설정해야 한다.

상담자는 능동적이고 지시적이며 내담자가 더 효과적인 행동을 학습할 수 있도록 훈련가와 교사의 역할을 해야 한다. 내담자와 상담자 간의 협조적인 관계가 행동적 절차를 수행하는 데 기초가 된다.

- 변화시킬 행동을 찾아내고 이를 행동적 용어로 서술한다.
- 원하는 목표행동의 기초선(최저 수용수준)을 정한다.
- 목표행동이 일어날 수 있도록 상황을 배열한다.
- 내담자에게 강화가 될 수 있는 자극과 사건을 밝혀낸다.
- 원하는 목표행동이나 그 행동에 접근하는 행동을 강화한다.
- 목표행동으로의 변화를 기록함으로써 치료절차의 효과를 평가한다.

3) 치료 기법

행동주의적 접근은 상담의 실제를 중시하고, 인간의 구체적인 행동을 수정하여 사회규범에 적응시키며, 개인의 삶을 개선시키는 데 초점을 맞춘다. 그러므로 행동주의적 접근은 관찰이 가능하며 측정할 수 있는 구체적이고 실제적인 행동에만 관심을 가진다. 행동수정은 객관적으로 관찰할 수 있고 측정 가능한 행동을 상담대상으로 삼기 때문에 상담의 효과, 진전 상태 등을 객관적으로 평가할 수 있다.

(1) 체계적 둔감법

역조건화를 이용한 체계적 둔감화(systematic desensitization)는 고전적 조건화 이론에 기초한 행동주의 치료과정에 가장 널리 쓰이고 있는 임상적으로 검증된 기법이다. 이 기법은 우선 반려견에 대한 불안, 공포, 기피를 일으키는 자극을 행동적으로 분석하고 불안 상황의 위계를 작성한 후 이완절차를 학습시키고 상상적인 장면을 통해 치료하는 방법이다.

가즈딘(A. E. Kazdin)은 체계적 둔감법은 동물, 죽음, 성관계 등에 대한 공포증을 없애는 데 아주 효과적이라고 주장하고 있다. 이것은 대인공포증, 시험공포, 백일몽, 신경성 식욕부진, 강박증, 충동증, 떨림, 우울증에도 효과적이다. 체계적 둔감화의 단계는 다음과 같다.

이완훈련 ⇨ 위계 목록 작성 ⇨ 이완상태 + 불안경험 ⇨ 높은 상태로 훈련

예를 들어 반려견에 대한 기피나 공포증은 행동주의적 관점에서 볼 때 비정상적인 사고, 감정 및 행동의 장애가 학습된 결과라고 본다.

① 위계목록 작성

먼저 내담자로 하여금 과거에 실제로 경험했거나 상상할 수 있는 불안을 말하도록 한다. 불안의 가장 낮은 상황에서부터 가장 심한 불안을 야기하는 상황에

표 3-3 위계목록(예시)

단계	내용	
	불안이나 공포	동물 기피, 혐오
1	꼬리를 치며 다가와 앉는다.	혼자 돌아다닌다.
2	작은 개가 움직이지 않고 쳐다본다.	털이 지저분하다.
3	작은 개가 마구 달려든다.	더러운 것을 주워 먹는다.
4	개가 너무 크고 힘센 것 같다.	달려들어 혀로 핥는다.
5	큰 개가 짖으며 달려온다.	병이 전염될 것 같다.
6	먹이를 먹을 때 으르렁거린다.	똥과 오줌을 아무데나 눈다.

이르기까지 그 정도에 따라 불안위계 목록을 만든다.

2 불안 위계목록에 따라 근육이완 훈련

근육이완 훈련을 실시해 모든 근육이 이완된 상태에서 불안을 일으키는 장면을 상상하는 것이다. 불안을 일으키는 장면을 상상하게 할 때 훈련이 필요하다. 처음에는 불안이 가장 낮은 장면에서 불안이 가장 높은 장면까지 단계적으로 불안이 느껴지지 않을 때까지 훈련을 반복한다. 이때 중요한 것은 불안 장면에 대해 상세한 시나리오를 작성하는 것이고, 불안 장면을 생생하게 상상하도록 하는 것이다. 예를 들면 '큰 개가 짖으며 달려든다.' 라고 말할 때 개 짖는 소리를 들려주는 등 상세할수록 효과적이다. 이런 상상장면에 대해 내담자가 심한 불안을 일으키면 상담자는 다시 이완상태를 유도하여 불안을 느끼지 않을 때까지 이완시키는 방식을 반복한다. 이런 식으로 불안위계 목록에서 가장 아래에 있는 상황에서부터 가장 불안이 심한 장면을 상상할 때에도 불안을 느끼지 않도록 한다.

근육이완 훈련은 우리 몸의 모든 근육을 풀어 주는 훈련으로 특정 부위의 근육을 최대한 긴장시켰다가 한순간에 긴장을 푸는 방법을 주로 사용한다.

> **알아 두기 · · ·**
>
> **근육이완 훈련(예시)**
>
> 오른손을 앞으로 뻗은 다음 있는 힘을 다해 주먹을 쥐게 하고 한순간에 손가락과 팔에 힘을.빼서 무릎 위에 물건을 던지듯이 떨어뜨리도록 한다. 내담자가 자유자재로 근육의 긴장을 이완시킬 수 있을 때까지 훈련을 반복한다.

(2) 홍수요법(노출 치료)

홍수요법은 불안을 조성하는 원인을 계속하여 내담자에게 상상하도록 하여 내담자가 기대하던 두려운 결과가 일어나지 않는다는 사실을 알게 하는 방법이다. 이 이론적 근거는 불안을 야기하는 상황을 피하기만 하면 조건화에 의해 불안이 더 심해진다는 것이다. 따라서 환자에게 불안을 조성하는 자극을 계속적으로 홍수처럼 퍼부어 내담자의 불안을 계속 유지하게 하면 결국 이를 극복할 수 있다. 공포의 대상 또는 상황에 실제 노출시키되 환자가 거기에 적응할 때까지 노출시키는 방법으로 단계적 노출과 대량 노출 방법이 있다.

단계적 노출은 강아지 공포증이 있는 어린이에게 멀리서부터 점차 가깝게 조금씩 노출을 증가시키는 것이며, 대량 노출은 한꺼번에 가까이서 피할 수 없는 상황을 만들어 노출시키는 방법이다. 이때 대량 노출은 부작용이 따를 수 있음을 염두에 둔다.

(3) 모방학습(모델링)

모방학습(convert modeling)은 반두라(A. Bandura)가 개발한 방법으로 다른 사람이 바람직한 행동을 하는 것을 관찰하도록 하는 것이다. 이를 모델링(modeling)이라고도 한다. 우선 자신이 두려워하는 동물을 다른 사람이 다루는 행동을 관찰하게 함으로써 무섭지 않다는 것을 인식시킨다. 공포를 학습하는 것과는 반대과정이다. 그리고 치료자가 환자와 동행하면서 배우도록 해 줄 수 있다. 대개 정도가 약한 것부터 관찰하게 하면서 강한 것으로 이행해 나간다. 특히 치료자가 지켜보면서 지도하여 실제 생활에서의 문제점을 행동화해 나가는 방법이다.

(4) 적극성 훈련

이 훈련은 분노나 다른 감정을 표현할 수 없는 사람, 지나치게 정중하여 자기주장을 하지 못하고 손해만 보는 사람, 거절을 하지 못하는 사람, 자기의 감정을 소유하지 못하는 사람 등에게 실시하는 훈련방법이다. 이 방법은 역할극 절차를 사용한다. 예컨대 대인관계에서 적극적으로 자기표현을 못한다면 상담자는 내담자 역할을 하고 내담자는 상관의 역할을 하는 역할극을 통하여 적극적으로 자기표현을 할 수 있게 훈련하는 방법이다.

(5) 혐오요법

혐오요법은 알코올 중독, 마약상습, 비만증, 강박관념, 충동, 성도착, 동성애, 성적방종 등의 습관적 행동을 치유하는 데 유익하다는 것이 증명되었다. 이 방법은 원치 아니하는 행동이 지양될 때까지 고통스러운 자극을 주어 결국 그 행동을 혐오하게 만드는 방법이다. 예를 들면 알코올 중독자에게 술을 마실 때마다 강력한 구토제를 동시에 복용시켜, 술을 마시고 나면 심한 구토와 구역질을 하게 만든다. 그래서 결국 술병만 보면 기분 나빠지고 메스꺼워지게 만드는 방법이다.

그러나 이 방법은 부작용이 일어나기 쉽다. 그러므로 적극적인 재강화와 함께 사용하여 원치 아니하는 행동 제거를 위해 혐오요법을 쓰면서 동시에 바라는 행동을 격려하고 재강화하여야 효과가 극대화된다.

(6) 적극적 재강화

적극적 재강화는 계획적 조절방법으로 기대되는 행동이 일어났을 때에 즉각적으로 재강화를 실시하여 기대하는 행동을 습성화시키는 방법이다. 이때 주의할 점은 다음과 같다.

- 기대하는 행동이 나올 때까지 기다린다.
- 기대되는 행동이 나타나면 즉각적으로 재강화한다.
- 재강화는 가장 중요한 의미를 갖는 것일수록 좋다.

이것은 기대되는 행동에까지 도달하게 하려는 방법으로, 제1차 재강화는 음식, 수면 등 생리적 욕구를 충족시켜 주는 방법이며, 제2차 재강화는 미소, 인정, 칭찬이나 금색 별, 토큰 등을 주는 심리사회적인 재강화 방법이다. 예를 들어 동물공포증이 있는 어린이에게 강아지를 만지면 칭찬을 해 주고, 강아지를 껴안으면 맛있는 과자를 주는 방법으로 행동을 수정해 나가는 방법이다.

(7) 단속적 재강화

이것은 적극적 재강화를 보완하는 한 가지 방법이다. 원하는 행동이 나올 때마다 재강화를 실시한다. 그러면 이 행동을 하면 틀림없이 재강화를 받게 될 것이라고 기대하게 된다. 하지만 이때에 기대하는 재강화를 주지 않는다. 대신 더 이상의 재강화가 없을 것이라고 생각하는 순간에 다시 재강화를 시행함으로써 그의 행동을 더욱 견고하게 정착시켜 준다.

4. 합리적 정서행동치료이론

합리적 정서행동치료(rational emotive behavior therapy, REBT)이론은 1950년대 엘리스(A. Ellis)에 의해 창안되었다. 이 이론은 인간의 인지, 정서, 행동이 상호 작용하는 과정에서 인지가 핵심이 되어 정서와 행동에 영향을 준다고 강조한다. 인간의 부적응 행동 또는 이상 심리는 환경이나 무의식에 의해서 유발되는 것이 아니라 그 사람의 비합리적, 비현실적 사고나 신념에 의해 생기므로 내담자의 신념체계를 바꿈으로써 바람직한 행동 변화를 유도한다(박경애, 1999).

인간은 비합리적이고 비이성적인 사고나 신념을 가질 수도 있는 존재라고 본다. 그러므로 인간의 감정과 문제는 개인의 비합리적 사고의 산물이라는 것이다. 엘리스는 비합리적 신념(예: should, ought, must 등)이 부적절한 정서(예: 우울, 불안, 적개심, 초조감, 무가치감 등)로 이어지다 결국 부적절한 행동을 유발하므로 합리적인 생각을 하도록 하여 적절한 정서(예: 행복, 기쁨 등)와 행동으로 이어지게 하는 것이 핵심적 과제라고 강조한다. 즉, 내담자의 사고 과정을 수정・변화시킴으로써 정서적 장애 및 행동적 장애를 극복하게 하려는 상담이다.

1) 상담자의 역할

정서장애는 왜곡된 인지, 지각 때문이라고 보고 이런 잘못된 인지 및 지각을 바로잡는 데 상담의 목적을 둔다. 자기 파괴적이고 비합리적인 신념을 줄이고 현실적이며 이성적이고 생산적인 합리적 삶을 살아가게 도와주는 것이다.

상담자와 내담자의 인간적 친밀함이 필수적인 것은 아니며 상담자는 내담자에게 지시적이고 적극적이어야 한다. 또한 개방적이고 적절한 유머를 곁들이는 것이 좋으며 회기 중에 많은 숙제(책읽기 등)를 주기도 한다. 내담자는 자신의 잘못된 사고과정 또는 인지과정을 재구성하도록 하여 문제에 대한 통찰력을 얻고, 패배적인 행동을 변화시키는 데 능동적으로 행동해야 한다.

2) 치료 절차

① 부적절한 정서, 행동적 결과를 탐색한다.

알아 두기 • • •

비합리적인 사고와 신념체계

- 당위성: 자주 생각하는 경직된 당위적 생각, 꼭 해야 한다는 강요나 요구하는 생각
- 과장성: 하지 않으면 끔찍하다, 되지 않으면 큰일이라는 사고
- 자기비하: 특정한 행동에 대해 자신을 비하적으로 평가하는 지나치게 왜곡된 표현
- 낮은 인내심: 개인이 일상생활에서 쉽게 용납하거거나 참기 어려운 불만족한 경우

② 상담의 목표를 설정한다.

③ 선행 행동 또는 사건이 무엇인지 탐색한다.

④ 정서적, 행동적 결과와 사고 간의 관계를 교육한다.

⑤ 결과를 일으킨 원인인 비합리적인 사고, 신념체계를 탐색한다.

⑥ 탐색된 신념 체계를 논박을 통해 바꾸어 준다.

⑦ 생각이 바뀌면 적절한 정서, 행동의 효과가 나타난다.

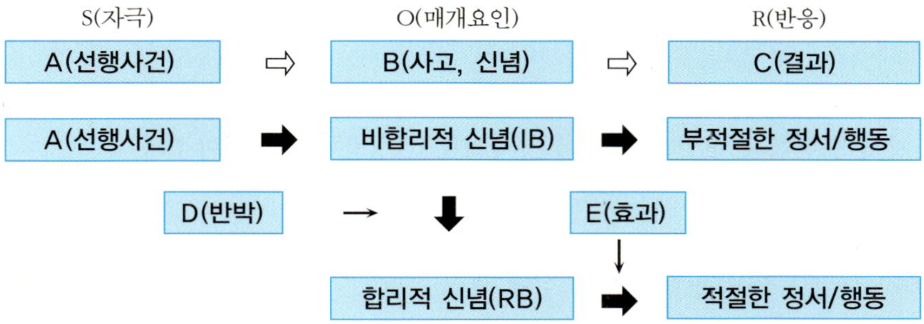

그림 3-2 ABCDE 이론

주: 1) RB: 이성적, 현실적, 합리적 신념(Rational Beliefs)
2) IB: 부적절하고 비이성적이며 비현실적이고 비합리적인 신념(Irrational Beliefs)

알아 두기 • • •

ABCDE 이론(예시)

A(agent, action, 사건, 행동): 고등학교 2학년으로 음주 폭행 사건으로 퇴학을 당했다.

B(irrational beliefs, 비합리적 신념체계): 학교를 다닐 수 없으니 너무나 부끄럽다. 이젠 아무것도 할 수 없는 인간이 되었다.

C(consequence, 결과): 극심한 우울증, 무기력증

D(dispute, 반박): 한 번의 실수로 퇴학당한 것이 그렇게 부끄러운 것인가? 학교를 다니지 않으면 아무것도 할 수 없단 말인가?

E(effect, 효과, 정서적 결과): 퇴학당한 사실은 부끄럽고 한순한 것이 사실이지만 그렇다고 인생을 포기할 수는 없다. 검정고시를 준비할 것이다.

3) 치료 기법

(1) 인지적 기법

내담자에게 비합리적 신념에서 정서적 장애가 야기됨을 가르치고 내담자의 비합리적 사고가 비합리적인 이유와 근거를 교육하여, 비합리적 사고를 논의하는 것으로서 합리적 사고로 대치시켜 정신건강을 유지할 수 있도록 철학적 교육을 하는 방법이다.

(2) 정서적 기법

내담자가 스스로를 정직하게 표현하도록 하고 자신의 부정적 경험을 인정하며 정서적 모험을 경험하게 하여 정서적으로 개방되도록 도와준다.

(3) 행동적 기법

다양한 행동기법을 활용하여 실제 생활 속에서 인지적, 행동적 과제를 이행하도록 하여 구체적이고 확고한 행동을 형성하도록 한다.

4) 평 가

비합리적 표준과 기준 그리고 관점을 마련하여 상담의 목표가 분명하고 인지적 · 정서적 · 행동적 결과에 의해 상담효과를 확인할 수 있다. 또한 통합적이고 다양한 기법을 사용하여 정서장애나 문제 행동의 원인을 논리적으로 명확하게 제시하고 대안까지 지적해 주는 장점을 가지고 있다. 그러나 이성적이거나 논리적으로 구성될 수 있는 사고나 문제 외에는 치료하기가 어렵다. 또한 장애자나 청소년의 경우 교사나 어른 상담자의 지시와 강요가 개입되기 쉽고 익숙하지 못하거나 잘 훈련되지 않은 상담자는 왜곡되거나 잘못 상담할 수도 있다는 단점이 있다.

학교상담, 직장상담, 사회상담에서 개인 · 집단상담 또는 정서장애, 이상행동, 비합리적 사고, 의사결정, 문제해결 등에 널리 활용되고 있다.

5. 형태치료이론

형태치료(게슈탈트 상담, gestalt counseling)은 펄스(F. Perls)에 의해 창안되어 발전해 왔다. 이 상담방법은 상담자가 내담자로 하여금 어떻게 자신들이 현재를 느끼고 경험하는 것을 방해하는지를 알 수 있도록 도움으로써 '지금-여기(here and now)'를 완전히 경험할 수 있도록 내담자를 돕는 치료방법이다.

형태주의 상담에서는 인간을 전체적이고 현재 중심적이며, 선택의 자유에 의해 잠재력을 각성할 수 있는 존재로 본다. 이 방법은 자각을 확대시키는 것, 개인의 책임감과 개인의 독특성을 수용하고 자각이 방해되는 방식을 경험하는 등의 개념을 강조한다.

1) 상담 목표와 기법

형태주의 상담은 대면적이고 능동적인 접근방식으로 내담자 스스로가 자신의 의미를 발견하고 그에 대한 자신의 해석을 하도록 한다. 또한 직접적인 접촉과 감정의 표현을 강조하며 추상적인 것을 강조하지 않는다. 비언어적인 몸짓에 의한 메시지에 유의한다.

(1) 상담의 목표

게슈탈트 상담이론에서 상담의 궁극적 목표는 증상 완화보다는 개인적인 성장에 있다. 상담자는 내담자가 자신의 감정 · 경험 · 행동에 대해 더 많이 알아차리고 수용하도록 하며, 그것을 받아들이고 책임을 지도록 돕는다.

형태주의 상담의 주요 목적은 내담자가 소유하고 있지 않은 모든 다른 신체의 부분을 함께 모아서 자신이 규제하고 있음을 인식함으로써 개인의 통합을 가져오는 것이다. 따라서 내담자의 개인적 각성을 증진시키고, 내담자로 하여금 언제나 현재를 중심으로 여기-지금의 삶을 살아가도록 돕는 데 있다.

상담자는 모든 감정을 충분히 경험하도록 내담자를 도와주며 그 경험을 내담자 자신이 해석할 수 있게 한다. 즉, 상담자는 해석을 피하고 그 대신 내담자가 어떻게 행동하는가에 집중한다. 내담자는 자신의 미결사항을 확인하여 성장을 저해하는 장애물을 제거하려고 노력한다. 그것은 주로 내담자가 과거의 상황이 현재 일어나고 있는 것처럼 재경험하는 방법에 의해서 이루어진다.

(2) 상담 및 치료기법

1 지금-여기 경험하기

지금 여기에서 체험되는 욕구와 감정을 내담자가 자각하여 그로 인한 미해결 과제를 전경으로 떠올려 해소하려는 방법이다.

2 언어 자각

의문문을 서술문으로 바꾸어 말하도록 하기와 내담자의 언어형태를 수정하도록 하는 것이다. 예를 들어 '너', '당신' 등을 '나'로, 표현하게 하는 것이다(I Message). '나는 ~를 원한다.' 등으로 바꾸어 말하도록 한다. 그럼으로써 스스로 책임을 느끼게 하는 것이다. 또한 내담자의 추상적 언어를 구체적으로 표현할 수 있도록 유도하기도 한다.

3 책임 자각

문제는 과거가 아니라 현재 자신의 책임을 회피하려는 데 문제가 있는 것이다. 스스로 결정하고 선택하며, 그에 대한 책임을 자신이 느낄 수 있도록 하는 것이 목적이다.

4 양극성의 통합

사람은 누구나 대조적인 성향을 가지고 있다. 이런 양극성을 소외시키지 않고 잘 개발하여 서로 소통하여 경계를 없애고 통합시키는 방법이다. 양극성의 한쪽만 발달된 경우는 대부분 발달시키지 못한 측면이 성장하는 것을 회피하기 위하여 그 반대 측면으로 투사하여 나타내는 것일 수 있다. 이들을 자연스럽게 연결시켜 통합하는 것이 목적이다.

5 과장하기

행동, 언어적인 표현을 더욱 과장시켜 표현하도록 하는 방법이다. 예를 들어 과격한 행동을 하는 사람은 더욱더 과격하게 행동하도록 하고, 수줍어 말을 작게 하는 사람은 더욱더 말을 작게 하도록 하는 방법이다.

6 빈 의자 기법

내담자를 빈 의자에 앉아 있는 것처럼 묘사하고 다른 사람에게 행동할 수 있는 기회를 준다. 이 역할연극은 내담자에게 알지 못했거나 부정해 온 자신들의 부분과 접촉할 기회를 준다. 이 방법은 내담자가 갈등상태에 놓여 있을 때 사용될 수 있다.

7 반대로 하기

내담자가 회피하고 있는 행동과 감정을 만나게 해 줌으로써 스스로 차단하고 있는 자신의 성장에너지를 접촉하게 해 주는 방법으로 내담자의 억압된 반대의 표현에 불과하다. 따라서 반대되는 행동을 해 보도록 요구함으로써 억압하고 통제해 온 자신의 다른 측면을 접촉하고 통합할 수 있게 도와줄 수 있다.

8 자신 부분과의 대화

인격의 내사로 인해 내적 부분끼리 분열되는 경우, 분열된 부분을 서로 대화하도록 하여 경계를 통합하고 자기를 확장시키는 방법이다. 내적대화를 외적 대화로 이끌어 내는 방법으로 빈 의자 기법을 많이 사용한다. 상전과 하인, 공격성-수동성, 남성성-여성성, 상체와 하체, 왼손과 오른손 등의 신체적 부분끼리의 대화도 진행한다.

9 느낌 머물기

내담자는 일반적으로 고통스러운 감정뿐만 아니라 좋은 감정에 대해서도 중단시키는 경향이 있는데, 그 고통의 감정을 차단하지 않고 그대로 놔두면 자연스럽게 해소되어 새로운 감정으로 연결된다. 과제 해결 후 다음 게슈탈트를 형성하기까지는 공백이 필요하다. 공백의 상태는 좀 더 나은 상황으로 가기 위한 여유이므로 공백 상태에 집중할 수 있도록 하는 것이 좋다. 여기에는 명상법이나 자율훈련 등을 사용한다.

⑩ 꿈의 해석

간밤의 꿈 이야기를 현재 시제로 이야기하도록 하고 이런 현재의 삶을 이해하는 은유의 사용으로서 내담자의 경험에 투사하고 흩어진 부분을 통합함으로써 자기의 이해가 가능해진다.

⑪ 실험

게슈탈트 치료의 핵심적인 기법으로 상담자가 내담자의 문제를 명료화해 주고 자각을 증진시켜 주는 동시에 또한 치료적 작업을 원활하게 하기 위해 내담자에게 특정한 장면을 연출하거나 시행해 보도록 제안한다. 특정한 기법이라기보다는 상담자가 치료 작업을 해 나가는 과정에서 창조적인 아이디어를 생각해 냄으로써 치료를 촉진시켜 주는 독특한 과정이라 할 수 있다.

2) 동물매개치료의 적용

게슈탈트 치료에서 동물을 매개로 하여 자각과 통합을 촉진한다. 동물 매개치료의 4단계는 다음과 같다.

① 안내 단계: 매개동물을 소개하여 접하도록 하고 치료 효과를 설명한다.
② 생산 단계: 매개동물과 친밀감을 유지하여 창의적인 활동을 하도록 한다.
③ 통합 단계: 매개동물과의 활동과정에서 체득한 경험을 통합한다.

- 매개 동물과 어떤 체험을 했는가?
- 체험 활동 전후의 감정과 욕구의 변화를 자각해 보라.
- 여기서 체험한 것이 현재 자신의 삶과 관련이 있는가?

▶ 상담자는 동물매개치료 활동에 대해 일방적으로 해석하지 말고, 내담자로 하여금 활동과정에서 일어난 심리역동을 자각하게 하고 동물과의 교류 메

시지를 분석하게 할 수 있다. 집단치료의 경우에는 다른 구성원의 피드백을 통해 지지를 받을 수 있다.

④ 전환단계: 새로운 인식을 행동으로 실천하게 한다. 생산단계를 거친 후에 체험을 통합하고, 새로운 방향을 모색하는 것은 치료에서 반드시 필요한 부분이다.

6. 현실치료이론

현실치료(reality therapy)는 글래서(W. Glasser)가 창안한 상담기법으로 개인은 자신의 행동에 책임이 있는 것으로 보고 내담자의 현재 행동에 초점을 두어 내담자가 자신을 정확히 발견하고 현실을 직면하여 성공정체감을 갖도록 도와주는 치료방법이다. 성공정체감 형성을 강조하기 때문에 특히 비행청소년 집단에게 매우 효과적인 것으로 입증되었다.

인간은 누구나 자신이 자기 삶의 주인이 되어 자신의 삶을 통제할 수 있을 때 행복을 느낀다고 했다. 즉, 자신의 삶에서 중요한 선택을 스스로 할 수 있고 선택한 것에 대해 책임질 수 있는 사람이 행복한 사람이라는 것이다(강미영, 2006). 인간은 누구나 자신의 좋은 세계(quality world)를 추구하기 위해 최선을 다하고 있기 때문에 진정한 의미에서의 패배적 정체감이나 실패라는 개념은 없다. 글래서는 누구든지 선택이론과 현실요법을 이해함으로써 의식이 있고 책임지는 인간이 될 수 있고 자기 운명의 주인이 되며 자기 삶을 바꿀 수 있는 힘을 가지게 된다고 강조하였다.

1) 특 징

현실요법에서는 과거를 중시하는 전통적인 상담치료방법과는 다르게 내담자의 행동과 '지금 그리고 책임' 을 강조한다. 내담자가 스스로 자신의 행동을 변화시키는 것이 바람직하고 가능하다는 것을 인식하기 시작하면 상담자는 내담자가 효율적인 행동을 계획하고 실천하도록 도와준다. 현실요법에서는 많은 사람이 여러 가지 삶의 현장에 활용할 수 있는 실용적이고 구체적인 이론과 방법을 익혀서 성숙한 인간으로서의 삶을 영위할 수 있도록 하는 데에 목표를 둔다.

- 내담자가 정신질환을 앓고 있다는 것을 인정하지 않는다.
- 내담자의 과거가 아닌 현재에 초점을 둔다.
- 상담자는 따뜻한 인간적인 위치에서 내담자와 친밀한 관계를 맺는다.
- 상담자는 무의식적인 갈등이나 그 원인을 중요시 여기지 않는다.
- 행동의 도덕성과 책임성을 강조한다.
- 적절한 개입과 더 나은 행동을 가르침으로 내담자는 더 나아질 수 있다.

2) 선택이론

선택이론은 '모든 생명체가 왜? 그리고 어떻게 행동하는가?' 하는 것에 대한 설명을 한다. 우리는 생존 및 생식, 소속, 힘, 자유 그리고 즐거움이라는 인간의 다섯 가지 기본욕구를 충족시키기 위해 행동한다. 우리의 모든 행동은 이 다섯 가지 욕구 중에서 하나 또는 그 이상의 욕구를 충족시키려는 시도라고 보는 것이다(김인자 역, 2004).

① 소속(belong)에 대한 욕구: 사랑하고, 나누고, 협력하고자 하는 인간의 속성을 말한다(결혼, 친구 사귐, 직장, 조직 가입).

② 힘(power)에 대한 욕구: 경쟁하여 성취하는 존재이고 싶어 하는 속성을 말한다(재산축적, 승진, 높은 관직).

③ 자유(freedom)에 대한 욕구: 이동, 선택 등을 마음대로 하고 싶어 하는 속성을 말한다(이사, 종교의 선택, 대인관계).

④ 즐거움(fun)에 대한 욕구: 새로운 것을 배우고 즐기고자 하는 속성을 말한다(등산, 낚시 등 취미생활).

⑤ 생존 및 생식(survive and reproduce)에 대한 욕구: 살고자 하고 생식을 통한 자기 확장을 하고자 하는 속성을 말한다(호흡, 체온유지, 자녀출산).

우리는 이 다섯 가지의 기본욕구(생존, 소속, 성취, 자유, 재미)를 가지고 태어났으며 욕구의 강도는 일생 동안 변하지 않는다. 모든 행동은 목적이 있고 언제나 우리는 자신의 욕구를 채울 수 있는 바람(욕구)을 현실에서 찾으려고 행동하며 행동을 바꾸면 바람이나 지각도 바뀔 수 있다.

3) 전행동

글래서의 전 행동(total behavior)은 자동차의 앞바퀴에 해당되는 활동하기, 생각하기와 뒷바퀴에 해당되는 느끼기, 신체반응 등의 네 가지 요소로 구성되어 있다. 이런 요소가 모여 하나의 행동(total behavior)으로 나타나기 때문에 모든 행동에는 이 네 가지가 반드시 포함되어 있다고 본다(김인자, 2006).

① 모든 행동에는 네 가지 요소(활동하기, 생각하기, 느끼기, 신체 반응하기)가 있다.
② 자동차의 방향을 바꾸는 핸들은 당신이 조정한다.
③ 행동의 방향을 바꾸려면 앞바퀴인 생각하기와 활동하기를 바꾸어야 한다.
④ 뒷바퀴(느끼기, 신체 반응하기)는 자동적으로 앞바퀴를 따라가게 된다.

인간은 그들이 원하는 것을 얻고 싶어질 때 전 행동(활동하기, 생각하기, 느끼기, 신체반응)을 통해 자신이 원하는 것을 얻으려고 노력한다.

4) 절차와 기법

먼저 상담자는 내담자와 신뢰관계(라포, rapport)를 형성해야 한다. 현실치료에서는 우볼딩(R. E. Wubbolding)이 주장한 WDEP체계를 바탕으로 상담과정이 성립된다.

(1) W(want): 내담자의 욕구(바람, 지각) 탐색하기

자신이 원하는 좋은 세계(Quality world)가 무엇인가를 탐색한다.

"당신이 원하는 것은 무엇입니까?"
"주위 사람이 당신에게 원하는 것이 무엇이라고 생각합니까?"
"진정으로 당신의 삶이 변화하기를 원합니까?"

(2) D(doing): 내담자의 행동 탐색

내담자가 욕구(자유, 존경, 즐거움, 성취, 사랑 등)를 얻기 위해 어떤 행동을 하고 있고 그런 행동이 얼마나 효율적인지 질문하고 스스로 파악하도록 한다.

"현재 욕구 충족을 위해 무엇을 하고 있습니까?"
"당신이 바라는 방향으로 행동하고 있습니까?"

(3) E(evaluate): 평가하기

자신의 행동이 얼마나 효율적인지 스스로 평가하고 자신이 원하는 것(욕구)을 위해 자신이 올바르고 바람직한 행동을 선택하고 있는지 함께 평가해 보는 단계다. 이 단계에서 상담자는 언어충격, 맞닥뜨리기 등의 기법을 사용하여 내담자를 직면시킬 수 있다. 이것은 충분한 신뢰관계가 형성되었을 때 사용하는 것이 바람직하다.

"당신의 행동은 당신이 원하는 것을 얻는 데 도움이 되고 있습니까?"
"당신이 하고 있는 것이 바람직한 행동이라고 생각합니까?"

(4) P(plan): 계획하고 계약하기

자신이 원하는 것을 얻기 위해 할 수 있는 바람직한 행동을 위한 구체적인 계획과 그것을 실천하겠다는 내용의 계약을 하는 것이다. 계획은 실현가능한 것으로 해야 하며 과제를 주어 실천하지 못하면 책임을 추궁한다. 변명을 허용해서는 안 되며 결과에 대해 스스로 책임을 지도록 해야 한다.

좋은 계획은 SAMI^{2}C^{3}로도 표현한다. 즉, 단순(simple), 성취가능(attainable), 측정가능(measurable), 즉시적(immediate), 참여(involved), 통제(controlled), 다짐(committed), 계속(continuously)되어야 한다.

2 동물매개치료의 원리와 구성 요소

1. 동물매개치료를 위한 상담의 원리와 기법

1) 상담의 원리

(1) 개별화의 원리

내담자는 내담자 나름대로 고유한 생활사와 능력과 성격을 가진 존재다. 내담자의 개성과 개인차를 인정하고 내담자의 눈높이로 상담을 전개해야 한다. 이런 한계점을 인정하고 상담 목표를 설정해야 한다.

(2) 의도적인 감정표현의 원리

상담자는 내담자에게 자기의 감정을 자유롭게 표현할 수 있도록 온화한 분위기를 조성하고 안도감과 신뢰감을 심어 주어 최대한 자기감정을 표출하도록 한다. 이때 상담자는 적극적인 경청을 해야 한다.

(3) 통제된 정서적 관여의 원리

상담자는 내담자의 정서변화에 민감하게 반응하여 이해하고 적절한 대응책을 갖추어야 한다. 가장 중요한 것은 상담자와 내담자의 '공감'이다. 상담자는 내담자의 감정에 호응하기 위해 정서적인 관여를 하게 된다. 그러나 정서적 관여는 상담자에 의해 그 정도와 방향이 통제될 수 있어야 한다.

(4) 수용의 원리

수용이란 과거사에 관계없이 현재의 결심, 현재의 태도, 현재의 노력 등을 있는 그대로 받아들여 과거의 잘못된 행동과 실패를 연관시키지 않는 것이다. 그러나 비정상적이거나 부정적인 측면에 대해서도 용서하거나 인정하라는 것은 아니다.

(5) 비판단적 태도의 원리

상담 과정에서 내담자가 이야기하는 문제의 발생 원인에 대해 '나쁘다', '책임져야 한다' 등으로 판단하지 말라는 것이다. 그 이유는 상담자와 내담자의 관계 형성을 방해하기 때문이다.

(6) 자기 결정의 원리

상담에서 문제를 해결하거나 앞으로의 행동의 결정은 본인이 하도록 한다. 상담자는 개인의 가치와 존엄성을 존중하고 내담자가 스스로 문제를 해결해 나갈 수 있다는 신념을 가지고 본인의 의사 결정을 존중하고 잠재력을 키워 주는 것이다.

(7) 비밀 보장의 원리

비밀 보장은 상담의 가장 기본이다. 상담은 사적인 관계 속에서 이루어지므로 그 내용은 비밀이 보장되어야 상담자와 내담자의 신뢰 관계가 성립할 수 있다.

2) 상담의 기법

긍정적인 상담효과를 나타내기 위해서는 상담자는 여러 가지 상담기술을 익힐 필요가 있다. 기본적이고 구체적인 여러 가지 상담기술을 익혀 이것들을 상담현장에서 자연스럽게 활용할 수 있도록 해야 한다. 상담면접에 필요한 기본적인 상담의 핵심기법을 살펴보면 다음과 같다(구현, 2003).

(1) 무조건적, 긍정적 존중

상담자는 내담자를 있는 그대로 수용하여 그를 소중히 여기고 존중하는 태도를 말한다. 이런 경험을 통해서 내담자가 자신이 수용되고 소중하다고 여길 때 자신의 경직되고 왜곡된 자아 개념을 수정하고 현실적인 경험을 토대로 성장 · 발달이 이루어진다. 상담자는 자신의 희망, 기대, 충고, 압력을 행사하지 않고 있는 그대로 수용하고 존중하는 태도를 가져야 한다.

(2) 경청

내담자의 이야기에 주의를 집중하고 수용하고 있다는 것을 보여 주는 기법이다. 상담자는 내담자의 의견에 동의하지 않을 수 있지만 내담자를 하나의 인격체로 존중하고, 관심을 기울이고 수용해야 한다. 관심을 기울인다는 것은 상담자의 긍정적 언어 표현과 함께 표정, 몸짓 등 비언어적 요소도 포함된다(SOLER).

- S: 내담자를 바로(squarely) 바라본다.
- O: 개방적인(open) 자세를 취한다.
- L: 이따금 상대방 쪽으로 몸을 기울인다(lean).
- E: 부드러운 눈 맞춤(eye contact)을 유지한다.
- R: 편안하고(relaxed) 자연스러운 자세를 취한다.

비언어적 메시지의 유형은 자세, 몸의 움직임, 제스처와 같은 신체적 행동, 미소를 짓거나 미간을 찌푸리거나, 눈썹을 치켜세우거나, 입술을 삐죽거리는 등의 얼굴 표정, 목소리의 크기, 음률의 고저, 어조, 강약, 억양, 더듬는 것, 강조, 쉼, 침묵, 말의 유창함과 같은 음성 등이 있다.

공감적 경청은 내담자가 경험하고 있는 정서를 상담자가 함께 느끼는 경청이다. 한편 냉철한 경청이란 내담자의 경험, 행동 정서에서 왜곡되고 잘못된 이해를 하고 있는 부분이 무엇인지를 탐지하는 것이다.

(3) 공감

공감(empathy)이란 내담자의 관점에서 내담자의 눈높이로 바라보고 그 생각과 느낌을 상대방에게 말해 주는 것이다. 즉, 공감은 내담자의 표면적인 말이나 행동뿐만 아니라 내면적인 감정까지도 정확하게 감지하여 표현하는 것이다. 따라서 공감은 내담자의 생각과 행동에 무조건 동의하거나 동감한다는 것과는 다르다. 공감의 원칙은 다음과 같다.

- 표면적, 심리적인 내담자의 관점에 관심을 기울이고 경청한다.
- 자신의 판단과 편견은 접어 두고 내담자의 입장에서 생각한다.
- 내담자 이야기 속의 핵심적인 메시지에 귀를 기울인다.
- 언어적 표현뿐만 아니라 비언어적 메시지(표정, 자세, 감정)까지 포착한다.
- 내담자가 알아 듣기 쉬운 말로 간결하게 표현한다.
- 공감을 사용하여 내담자로 하여금 중요한 문제에 초점을 맞게 한다.
- 내담자와 비슷한 음색과 표정으로 말한다.
- 공감적 반응 후 반응의 정확성을 확인시켜 주고 부정하는 것에 주의를 기울인다.
- 내담자가 스트레스를 받거나 저항을 할 때 나타내는 단서에 주목한다.

촉진적 관계를 위한 공감에는 정서적이고 경험적인 의사소통의 흐름이 내포되어 있어야 한다. 공감의 단계는 다음과 같다.

- 1단계: 적극적으로 내담자에게 주의를 기울이는 단계다.
- 2단계: 내담자의 행동이나 언어를 거울에 비치듯 그대로 따라 한다.
- 3단계: 상담자가 느낀 공감을 여러 가지 방법으로 표현한다.
- 4단계: 상담자의 표현된 공감을 내담자가 지각하는 단계다(공감의 제3국면).
- 5단계: 공감이 내담자에게 지각되면 내담자는 상담자에게 피드백을 주면서 지속적으로 자기표현을 하게 되는 공감의 과정이 순환적으로 계속된다.

알아 두기 · · ·

'~구나' 대화법

내담자: 그 친구는 힘이 세고 난폭하여 나를 때리고 괴롭혀도 어쩔 수 없습니다.

~하기 때문에	~하게 느끼는구나.
특정감정을 느끼게 한 정확한 경험과 행동을 지적한다.	내담자가 드러낸 정확한 정서를 가리킨다.
상담자: "그 친구가 힘이 세고 난폭하기 때문에~."	**상담자:** "대항할 수 없었다는 사실에 몹시 화가 났구나!"

(4) 일관된 진실성

상담자는 내담자와의 관계에서 느끼는 경험에 진실하고 솔직해야 한다. 상담자는 언어나 표정, 태도가 표면에 나타나는 것과 마음속에 느끼고 있는 것이 일치해야 된다는 것이다. 이와 같은 상담자의 진실한 태도는 내담자와 더불어 순수한 인간 대 인간의 만남을 가능하게 하고 내담자의 개방적인 자기탐색을 촉진하고 격려하게 된다.

(5) 질문의 기법

1 폐쇄질문과 개방질문

폐쇄적 질문(한정 질문)은 내담자의 문제와는 별 상관이 없는 사실적인 정보를 얻게 하는 질문으로 좋지 않은 질문의 형태다. 상대방에게 권위적으로 군림하는 인상을 주며 내담자의 대답이 '예' '아니요' 로 되어 있다. 반대로 개방형의 질문은 내담자에게 '~에 관해서 이야기해 보세요.' 라고 말하는 것으로 내담자의 반응을 의도적으로 감정을 명료화하고 그 상황을 탐색하도록 요구한다(구현, 2003; 박순, 2003).

알아 두기 · · ·

질문의 종류 비교

폐쇄적 질문	개방형 질문
“그 친구와 싸움을 했지요?”	“당신이 그 친구와 싸움을 하게 된 상황을 이야기해 줄 수 있어요?”
“지금 당신은 우울합니까?”	“무엇이 당신을 우울하게 하고 있다고 생각하세요?”

② **질문의 방법**

- 너무 많은 질문을 하지 않는 것이 좋다.
- 한 번에 두세 가지 질문을 하지 않는다.
- 구체성과 명료성을 띠게 하는 질문을 하는 것이 좋다.
- 내담자의 경험이나 행동, 감정 중에 빠뜨린 부분을 질문한다.
- 공감과 질문을 섞어 가며 사용하면 효과적이다.

(6) 격려 반응

간단한 응용이나 격려가 내담자가 말을 마친 뒤에 곧바로 이어지면 내담자는 자기의 문제를 좀 더 깊은 수준까지 좀 더 설명하는 방향으로 유도되는 것이다.

- ‘아 그래?’ ‘그래서?’ ‘그런 다음엔?’ 등으로 유도한다.
- 내담자가 하는 말 중에서 중심이 되는 단어 한두 마디를 반복한다.
- ‘그 싸움의 상황을 좀 더 이야기해 볼까?’ 등으로 유도한다.

(7) 구조화하기

상담의 목표 설정과 전체적인 상담 계획을 구상하기 위한 상담기법이다. 상담목표의 설정, 목표도달 방법, 상담의 규칙에 관한 설명, 내담자의 상담에 대한 올바른 기대를 심어 주려는 의도에서 이런 반응을 사용한다.

(8) 명료화하기

내담자나 상담자가 진행되고 있는 이야기에 대해 분명하게 알 수 없을 때, 모호하고 불완전하거나 혼돈을 주거나 모순되거나 잘 들리지 않을 때 이를 분명하게 하기 위한 반응으로 그에 대해 상담자가 좀 더 정확한 설명을 해 주는 반응이다. 혹은 내담자에게 분명히 설명하도록 요구하려는 의도로 사용한다.

(9) 지지하기

① 지지하기

내담자가 자신이 이해 받고 있다고 느껴 상담자에 대한 불안감을 해소시키기 위한 의도며 상담자와 내담자간의 신뢰감, 친밀감을 증진시키려는 의도적 반응이다.

② 희망 전달하기

변화는 가능하며 실제로 그 변화가 내담자에게 일어날 것이라는 기대감을 주는 반응이다. 변화를 이룰 수 있도록 상담자가 내담자의 사기를 진작시키려는 의도에서 사용한다.

③ 강화하기

변화가 지속될 수 있도록 변화한 행동, 생각, 감정을 긍정적으로 강화하거나 언급하려는 의도에서 사용한다. 위험을 감수하고 시도한 새로운 행동 방식을 격려하려는 반응이다.

(10) 재구조화하기

① 통찰 주기

생각이나 태도, 행동, 감정의 밑에 깔린 원인 그리고 무의식적인 동기를 이해하도록 도우려는 의도에서 사용한다.

> 내담자: 사실 이성교제도 제대로 안 해 봤어요.
>
> 상담자: 이성에게 거절당할까 봐 두려움도 있었나 보군요.

② 정황 극복하기

내담자의 변화나 상담의 진전에 방해가 되는 것을 극복하려는 의도다. 이전에 상담약속을 어겼거나 이후 상담을 그만두려 할 때 그에 관해 논의를 하려는 의도에서 사용한다.

> 내담자: 어떨 때는 모든 걸 버리고 어디론가 확 떠났으면 좋겠다는 생각이 들어요.
>
> 상담자: 내가 보기엔 이유가 있을 것 같은데요.
>
> 내담자: 별로 기억나는 이유가 없는데요.
>
> 상담자: 기억하고 싶지 않은 건지도 모르죠. 아무 이유 없이 떠나고 싶겠어요?

③ 도전하기

내담자가 현재의 자기 상태로부터 벗어나려는 시도를 하도록 하려는 의도다. 기존의 신념이나 생각, 감정, 행동에 대해서 다시 한 번 생각하여 그것이 타당하고 적절하며 현실적인지를 검토하도록 돕기 위한 것이다.

(11) 해석

내담자가 명확하게 의식하지 못하는 것에 대하여 설명해서 이해시키는 것이다. 해석은 흔히 행동과 감정에 관한 새로운 의미나 이유를 제시한다는 것이다. 상담자의 이런 반응은 내담자에게 사물을 새로운 방향에서 보게끔 도움을 준다. 해석은 모순을 지적하지 않는다.

(12) 직면

직면화 또는 맞닥뜨림은 상대방에게서 보고 느낀 점 중에서 어떤 모순점이나 의혹이 있을 때 그것을 되물어 주는 것이다. 내담자 쪽의 도순이나 불일치점은 말과 행동 사이, 내담자가 언급한 두 가지 말 사이, 행동과 행동 사이, 현실적 자아와 이상적 자아 사이, 언어적 행동과 비언어적 행동 사이, 환상과 현실 사이, 상담자의 지각과 내담자의 지각 사이 등 여러 가지 면에서 지적할 수 있다. 직면은 내담자의 견해가 상담자의 입장에서 볼 때는 서로 다르게 해설될 때와 내담자의 견해가 현실의 상황과 서로 다를 때에 사용될 수 있다.

(13) 자기 노출

상담관계에서 상담자는 자기 자신을 노출해서 내담자로 하여금 개방하도록 촉진할 수 있다. 자기노출을 적절히 사용하면 상담자가 내담자를 이해하고 있다는 감정을 증진시킬 수 있다.

> 내담자: 유산을 하고 싶지 않지만 아기를 낳을 형편이 못 되므로 혼란에 빠져 있어요.
>
> 상담자: 나도 유산한 경험이 있기 때문에 당신 마음을 알 것 같아요.

(14) 침묵하기

상담에서 가장 기본적인 기술은 침묵을 활용하는 것이다. 내담자의 감정, 태도, 가치관, 행동 등을 탐색할 기회가 필요하다. 침묵은 상담자의 신중하고 깊은 수용을 내담자에게 의사소통하는 것이다. 또한 내담자가 시작한 침묵에 대해서 상담자가 예를 들면 '무엇을 깊이 생각하는 것 같은데 지금 느끼고 있는 것을 이야기해 보시겠어요?' 등의 반응을 할 수 있다.

(15) 요약하기

요약은 상담자로 하여금 내담자 진술의 초점을 압축해서 명확하게 하도록 한다. 요약은 또한 내담자의 탐색을 촉진하고 상담자가 제대로 지각하고 있는가를 점검하게 한다. 지금까지 내담자가 한 이야기를 듣고 나서, 그 사건의 내용과 내담자의 감정을 종합해서 간결하게 전달하는 반응이다. 예를 들면 '그러니까 당신의 말씀은 ~라는 것이지요?' 등이다.

(16) 긍정하기

내담자의 말, 행동, 태도, 비음성적 메시지를 토대로 거기에서 긍정적인 면을 발견하여 적극적으로 칭찬하는 기술이다. 이는 내담자가 자신에 대한 과거의 관점에서 새로운 인식의 기회를 줄 수 있다. 다시 말해서 부정적인 것에서 긍정적인 면을 발견하는 시각의 변화를 의미한다. 같은 상황도 긍정적으로 보는 것이 부정적인 방향으로 보는 것보다 좋은 결과를 가져오게 하는 것을 상담에 활용하는 기법이다.

> "너는 정말로 착하고 성실한 사람이구나."
> "아직도 반이나 남아 있네."

2. 동물매개치료의 구성 요소

1) 매개치료동물

(1) 매개치료동물의 종류

동물매개치료에 가장 많이 사용되는 동물은 반려견이다. 동물매개치료에 이용되는 동물은 특별히 제한되어 있지는 않으나 반려견이나 고양이가 가장 많이 사용되며 그 외 관상조, 토끼, 염소, 햄스터, 설치류, 라마, 기니피그, 오리, 말, 소, 미니 돼지 등도 치료동물로 활용되고 있다.

그러나 이런 동물은 사육사나 동물 조련사에 의해 잘 훈련된 동물로 예방접종과 건강검진을 주기적으로 받아 건강에 이상이 없는 동물이어야 한다. 매개치료에 이용되는 주요 동물의 종류와 특성은 다음과 같다.

표 3-4 매개치료동물의 종류와 특성

구분 / 동물종류	사육의 용이성	운반의 용이성	상호 접촉성	감정 소통성	공격의 안전성	인간의 운동성	동물의 즐거움	질병의 감염성
물고기	●	▽	▽	○	●	▽	○	◎
파충류	○	○	○	○	◎	▽	○	◎
새	●	○	◎	○	●	▽	○	◎
햄스터	●	●	○	○	◎	○	○	◎
기니피그	●	●	●	○	●	○	○	◎
토끼	●	●	●	◎	●	○	○	◎
양, 염소	○	○	●	◎	◎	◎	○	◎
소	○	○	◎	◎	◎	◎	○	◎
돼지	○	○	◎	◎	◎	◎	◎	◎
고양이	◎	◎	●	●	◎	◎	●	◎
개	◎	◎	●	●	◎	●	●	◎
말	○	▽	◎	●	◎	●	◎	◎
돌고래	▽	▽	◎	◎	◎	●	○	◎
원숭이류	▽	○	○	◎	▽	◎	◎	▽

주: 1) ●매우 좋음 ◎좋음 ○나쁨 ▽매우 나쁨
2) 위 자료는 일본의 'Tails World' 내용을 인용한 이보연(http://www.playtherapy.ne.kr)의 내용을 발췌 수정한 것임.

(2) 매개치료동물의 선택

사육 관리가 비교적 쉬운 동물은 먹이 양과 먹이 주는 횟수가 적으며 배설량이 적고 사육공간을 많이 차지하지 않는 물고기와 새 등 소형동물이다. 운반이 용이한 동물은 소형동물로 끌고 다닐 수 있는 반려견이나 고양이가 좋은 편이다. 그러나 고래나 물고기처럼 물에서 생활하거나 몸집이 큰 동물은 운반하기 어렵다.

상호접촉성은 동물이 사람의 접촉을 좋아하는 정도를 나타내는 것으로 반려견을 비롯한 소형동물이 좋다. 물고기는 접촉이 어렵고 감상만 할 수 있는 동물이다. 감정 소통성은 서로 주고받는 교감으로 친밀한 관계를 나타낸다. 반려견, 고양이, 말 등이 높고 돌고래, 원숭이, 토끼, 염소, 소, 돼지도 비교적 좋으며 다른 반려동물과도 감정 소통이 가능하다.

공격의 안전성은 평소에는 친밀한 관계를 유지하나 어떤 충격을 받으면 갑자기 공격을 하는 것으로 원숭이류를 제외하고는 모두 안전하다고 볼 수 있다. 또한 인간과 동물이 같이 운동할 수 있는 동물은 반려견, 말, 돌고래가 높은 반면에 물고기, 새, 파충류는 낮다.

사람과 같이 상호작용을 하면서 사람을 잘 따르고 같이 생활하는 것을 즐기는 동물은 반려견, 고양이, 돌고래 등이다. 반려동물로 인해 감염될 수 있는 질병은 인간과 유사한 질병을 전파하는 원숭이 류를 제외하고 대부분 안전하다. 그러나 모든 반려동물은 사람에게 여러 가지 질병을 전염시킬 수 있으므로 철저한 위생관리와 각종 예방접종을 적기에 실시해야 한다.

동물매개치료에 사용되는 동물의 선택은 환자나 내담자가 아니라 치료자에 의해서 이루어진다는 것이다. 물론 환자나 내담자에 따라서 동물에 대한 선호도가 다르고 알레르기나 기타 부작용이 있어 특정 동물을 기피하는 경우도 있을 수 있다. 따라서 동물매개치료자는 다양한 동물에 대한 지식과 응용 기술이 필요하다. 우리나라에서는 대부분 치료 도우미견과 말(재활승마)을 이용하고 있으나 앞으로는 다양한 매개동물이 이용될 것으로 보인다.

(3) 매개치료동물의 일반적인 조건

매개치료동물은 인간과 접촉하는 동물로 우선 형태적으로 혐오감을 주는 외모를 가져서는 안 된다. 그러나 특이한 외모를 가져 호기심을 갖게 하는 형태나 익살스러운 모습 등은 사람의 시선을 모을 수 있다. 모든 동물은 우선 사람과 친화성이 있어 어울림을 좋아하고 잘 따라야 한다. 일부 반려견은 선천적으로 공격성을 갖는 품종도 있다. 미국의 통계에 따르면 롯트 바일러와 핏불과 같은 품종은 반려견 중에서 가장 많이 사람에게 상해를 입히는 것으로 나타났다(권도승,

2006). 대부분 매개치료 동물은 소형의 작은 동물만 활용되는 것으로 알고 있으나 의외로 큰 동물에 대하여 관심을 갖는 경우가 많다. 즉, 일정한 훈련과 자격요건을 갖추었다면 품종이나 크기에는 문제가 없다. 오히려 반려견 중에서도 몸집이 큰 레트리버, 그레이트 피레네, 시베리안 허스키, 삽사리 등을 선호하는 경우가 많다. 또한 활동성이 있어 거동이 불편한 사람과 산책하고 신체 접촉을 할 수 있으면 더욱 좋으며 어떠한 경우에도 질병에 감염되지 않고 건강해야 한다.

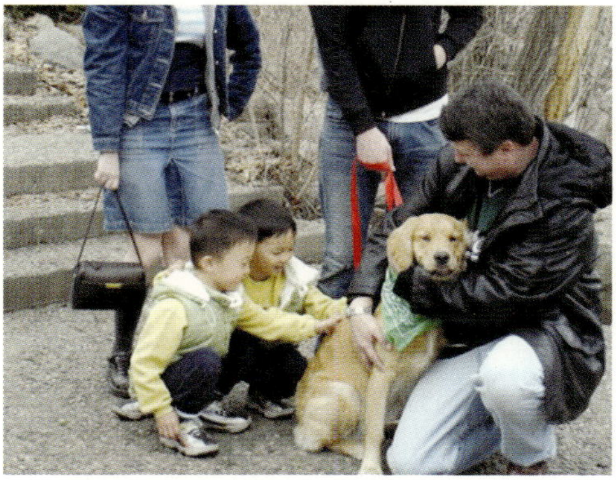
그림 3-2 사람과의 친화

매개치료에 이용되는 반려동물도 생명을 가진 한 개체로서 존중되어야 한다. 일방적으로 강요를 하거나 거칠게 다루는 등 스트레스를 주어서는 안 된다.

2) 매개치료사

상담과 심리치료의 좀 더 확장된 개념에 따라 오늘날 상담자는 종전에 비해 한층 다양한 역할을 담당해야 한다. 동물매개치료는 상담과 심리치료의 일부분이기는 하나 동물을 매개로 한다는 점에서 일반 상담자보다 더욱 많은 지식과 기술이 요구된다. 동물매개치료사의 입장에서 본 인간적 자질과 전문적 자질 두 가지 측면을 살펴보면 다음과 같다.

(1) 인간적 자질

효과적인 상담관계의 발전에는 상담자의 사람됨이 크게 작용하기 때문에, 상담자는 바람직한 인간적 자질을 갖추어야 한다(이형득, 1979). 인간의 본성에 대한 긍정적 관점과 다른 사람의 안녕과 행복을 위한 진실한 관심은 효과적인 상담을 위한 필수 요건이다. 상담자는 사람을 존경하고 신뢰하며 가치를 인정해 주고 적절한 관심을 기울여 줌으로써 그들과 정서적 관계를 발전시킬 수 있다.

동물도 생명을 가진 소중한 존재로 보호되고 존중되어야 한다. 장난감처럼 가지고 노는 동물이 아니라 서로가 도움을 주고받는 반려동물로서 동물을 사랑하는 마음이 있어야 한다. 특히 매개치료과정에서 일방적인 강요나 스트레스를 주는 일을 삼가야 한다.

상담자는 자기 자신의 목표, 정체, 동기, 요구, 가치관, 느낌, 장단점 등에 대하여 객관적으로 지각하고 있어야 한다. 상담자는 항상 새로운 삶의 경험과 여러 가지 삶의 방식에 대하여 개방적인 태도를 가짐으로써 자신에 대한 각성을 촉진시켜야 한다. 상담자는 실수나 실패의 가능성에도 불구하고 새로운 행동을 모험적으로 시도해 보는 용기 있는 사람이어야 한다. 반면에 실수했거나 실패했을 때와 자신의 지각이나 육감이 부정확하다고 판명되었을 때 그것을 솔직히 인정할 수 있는 용기도 가져야 한다.

또한 상담자는 항시 참신한 정신과 태도로 내담자를 상대해야 한다. 끊임없이 새롭고 효과적인 방법을 고안하고 새로운 경험에 개방적이어야 하며 어떠한 압력과 괴로움에도 버티어 나갈 끈기를 길러야 한다. 내담자가 반항적이 되거나 상담을 중단해 버릴 때 사기가 저하되기 쉽다. 이와 같은 어려움을 능히 극복할 수 있는 심신의 힘을 길러야 한다. 상담관계에서 장시간 심각한 문제를 다룬 후에 고조된 긴장을 해소하기 위해서도 가끔 웃음과 우스갯소리를 활용해야 한다. 따라서 효율적인 상담자는 유머를 적절히 활용할 수 있어야 한다.

(2) 심리 상담가적 자질

상담 관계를 효과적으로 정립시키고 내담자를 성장시키고 또한 변화시키기 위해서는 상담자의 자세와 태도가 매우 중요하다. 일반 상담가의 전문적 자질에 대하여는 학자에 따라 약간씩 견해를 달리하고 있다. 그러나 이들의 생각을 종합해 보면 다음과 같다.

첫째, 상담자 자신의 가치관, 신념, 기대, 사고과정 및 여러 가지 성격 특성에 관한 객관적 분석과 이해를 할 수 있어야 한다. 둘째, 자신이 처한 시대적 배경,

즉 문화적, 사회적 경향과 지배적인 철학적 사상에 관한 정확한 이해가 필요하다. 셋째, 여러 기존의 상담이론에 대한 철저한 연구와 더불어 자신의 개인적인 상담이론을 개발해야 한다.

개인적 상담이론의 개발을 효과적으로 추진하기 위해서는 대체로 다음과 같은 접근 방법을 활용할 수 있다(이형득 외, 1992).

- 인간의 본성과 그 속에 내재된 여러 가지 경향성
- 성격의 구조와 발달 또는 바람직한 행동과 바람직하지 못한 행동 및 그 발달과정
- 상담의 궁극적 목적과 이에 따른 여러 가지 구체적 목표
- 상담의 진행과정과 효과적인 여러 전략 및 기술
- 상담자가 상담 중에 감당해야 할 바람직한 역할에 관한 자신의 관점 확립

위와 같은 과정을 거쳐 하나의 이론적 틀을 체계화하고 체계화된 이론적 틀을 다양한 상담의 실제에 적용해 봄으로써 피드백을 해야 할 것이다. 뿐만 아니라 끊임없는 실습, 실험 및 후속 연구를 통해 그 이론을 수정하고 보완함으로써 한층 더 완성하는 과정을 밟아야 한다.

(3) 동물의 이해와 응용기술

동물매개치료는 조력 전문직으로 고도의 지식과 기술이 요구된다. 일반적인 상담자는 상담에 관한 일정한 교육을 받은 후 전문가로서의 자격이 주어지나 동물매개치료사는 일반 상담가의 자질과 함께 동물에 관한 이론적 지식과 기능을 겸비해야 한다. 따라서 일반 상담가가 동물매개치료활동을 할 수 없는 이유가 바로 이것 때문이다.

미국에서는 동물매개치료 자격증을 소지한 전문가 혹은 지도를 받으면서 델타협회에서 펫 파트너 프로그램(pet partner program) 훈련 또는 미국치료견협회(TDI)에서 실시하는 표준화된 훈련을 받는 사람들이 적용할 수 있도록 되어 있

다. 동물매개치료는 실시하는 과정에서 동물에 의한 상처나 사고의 위험이 존재하며 또한 매개치료 동물도 심한 스트레스를 받게 된다. 따라서 내담자의 안전과 매개치료 동물의 보호를 위해 많은 지식과 기술이 요구된다. 동물매개치료사에게 요구되는 자질은 다음과 같다.

- 동물의 보호와 복지에 대한 깊은 이해가 있어야 한다.
- 동물의 행동 특성을 이해하고 응용할 수 있는 능력이 있어야 한다.
- 동물의 사육과 번식, 관리기술이 있어야 한다.
- 동물의 방역과 위생, 간호, 위험요소의 관리 기술이 있어야 한다.
- 동물을 훈련하고 자질을 평가할 수 있는 기술이 있어야 한다.
- 내담자에 알맞은 매개치료 프로그램을 작성할 수 있어야 한다.
- 내담자에 알맞은 치료동물을 선택할 수 있어야 한다.
- 치료목표를 설정하고 실제 적용할 수 있는 전략과 기술이 있어야 한다.
- 동물매개치료에 적합한 내담자를 진단하고 선발할 수 있어야 한다.
- 치료과정과 결과에 대한 검증과 평가를 할 수 있는 능력이 있어야 한다.

현재 우리나라에서는 동물매개치료사 양성을 위한 훈련기관이 없는 실정이다. 동물매개치료사 양성을 위한 대학의 동물자원 관련학과 또는 상담, 심리관련학과에서 '동물매개치료학' 교과목이 교육과정에 도입되고 동물매개치료 기관이나 관련 단체에서 동물매개치료에 대한 워크숍과 실습훈련 과정이 활성화되어야 할 것이다.

3) 환자(도움을 받는 자)

대상자마다 과거 경험, 현재의 심리적 육체적 증상, 도움을 요청하는 내용, 생활방식, 가족관계 등이 다르다. 따라서 이와 같은 현실을 이해하고 인정해 줄 수 있어야 한다. 환자는 인간으로서 개인적인 존중을 받기를 원한다. 대상자의 기분, 생각, 행동방식, 신체적 장애 등에 대한 애정을 가져야 하며 대상자를 온전한 하나의 인간으로 존중해야 한다.

동물매개치료는 인간과 동물의 관계로 인간과 인간의 관계와는 달라야 한다. 치료사는 매개동물의 동물과 치료 대상자 사이의 조정자 역할이 필요하다. 대상자와 매개동물 모두에게 어떤 종류의 압력이나 강요가 없어야 한다. 또한 치료자는 어느 한쪽에게만 애정을 주거나 편견을 가지지 않아야 한다.

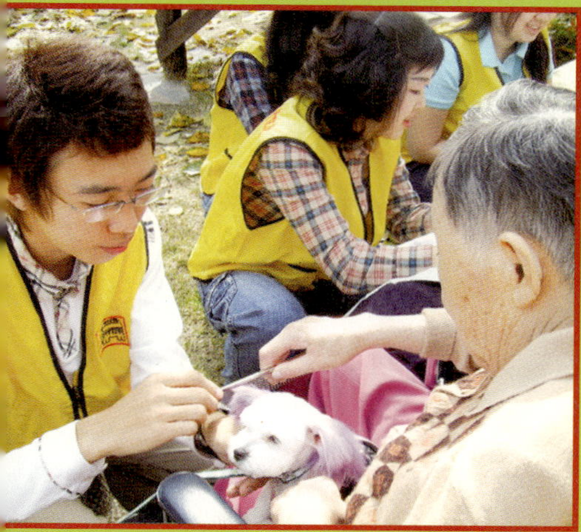

4장 동물매개치료의 실제

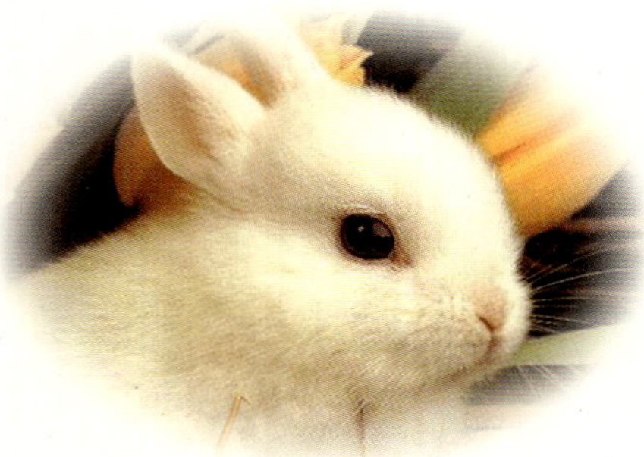

1 동물매개치료의 준비

1. 동물매개치료의 점검

1) 매개치료 전 점검사항

(1) 각종 서식 준비

동물매개치료 전에 치료자는 매개치료의 원리와 이론, 치료자로서의 태도, 책임에 대한 마음의 준비가 되어 있어야 한다. 매개치료에 필요한 면접지, 서약서, 각종 기록지, 필기도구 등을 점검하여 빠짐없이 준비한다.

(2) 매개치료동물과 관리기구 점검

동물매개치료는 일반적인 상담과 달리 동물을 매개로 상담 및 치료활동이 이루어진다. 따라서 매개치료에 이용되는 동물과 동물을 관리하는 데 필요한 각종 관리 도구를 준비하여야 한다. 매개치료에서 가장 적합한 매개치료 동물을 선택하여 각종 예방접종 및 건강상태를 점검하여 최상의 상태인가를 확인해야 한다. 또한 반려견과 고양이는 목욕과 발톱 자르기를 미리 실시한다.

매개치료 시 위험 요소를 줄일 수 있도록 목줄은 2m 이내의 헝겊이나 나일론으로 만든 것을 사용해야 한다. 금속성 줄은 상처를 줄 수 있다. 또한 관리를 위한 간단한 기구(브러시, 빗 등)를 준비해야 하며 만약의 사태에 대비하여 배설물을 처리할 수 있는 봉투와 종이 수건, 악취제거제 등을 준비하고 매개치료 중에 동물의 사기를 북돋아 주기 위한 간식이나 장난감 등을 준비한다.

2) 신청서 접수

동물매개치료 신청서를 통해서 다양한 정보를 수집해야 한다. 접수면접은 상황에 맞추어 실시하되 사전에 제작된 신청서를 이용하는 것이 편리하다. 그러나 자폐아나 고령의 노인, 치매환자, 무학자, 정신분열증 환자 등 기록이 불가능할 경우 혹은 방문 치료를 할 때는 치료자가 대신 작성할 수도 있다.

(1) 대상자(환자)의 기본정보

대상자의 이름, 생년월일, 성별, 좋아하는 동물, 주소, 연락처, 학력, 결혼 상태, 직업, 가족사항 등을 기록한다.

(2) 대상자의 문제와 상황

대상자가 현재 나타나고 있는 문제, 그 문제의 진행사항, 과거와 현재의 치료 정보 등을 기록한다.

표 4-1 동물매개치료 신청서(예시)

<table>
<tr><td>성 명</td><td></td><td>나이</td><td>세</td><td>성별</td><td></td><td>좋아하는 동물</td><td></td></tr>
<tr><td>주 소</td><td colspan="5"></td><td>연락처</td><td></td></tr>
<tr><td>교육 정도</td><td></td><td>결혼상태</td><td colspan="2">기혼 미혼 별거</td><td>직장(학교)</td><td colspan="2"></td></tr>
<tr><td rowspan="4">가족사항</td><td>이름</td><td>나이</td><td>학년</td><td colspan="2">직업</td><td>관계</td><td>동거 유무</td></tr>
<tr><td></td><td></td><td></td><td colspan="2"></td><td></td><td></td></tr>
<tr><td></td><td></td><td></td><td colspan="2"></td><td></td><td></td></tr>
<tr><td></td><td></td><td></td><td colspan="2"></td><td></td><td></td></tr>
<tr><td colspan="8">현재 나타나고 있는 문제 : (당신이 도움을 청하는 이유를 쓰십시오)</td></tr>
<tr><td colspan="8">현재 나타나고 있는 문제의 진행 및 상황:</td></tr>
<tr><td colspan="8">과거 또는 치료 경험:</td></tr>
</table>

3) 내담자의 선별 검사

모든 내담자는 동물매개치료에 참여하기 전에 내담자와 동물을 보호하기 위하여 적합성 여부를 검사하여 선별해야 한다. 동물매개치료에서 심각하게 고려해야 할 대상은 다음과 같다(김양순, 2006).

- 동물에 대한 폭력 성향이 있거나 폭력 전과자
- 동물 학대(유기) 경력이 있는 자
- 자폐성 아동(동물 학대나 폭력성 있는 경우)
- 동물 기피나 공포증이 심한 자
- 동물 털 알레르기 환자 등은 동물매개치료에 참여시켜서는 안 된다.

첸들러(C. K. Chandler)가 개발한 내담자 선발양식은 다음과 같다(김양순, 2006).

표 4-2 내담자 선발 양식(예시)

성 명		나이	세	성별		보호자 성명	
주 소						연락처	
동물에 대한 행동양식과 반응							

-동물털 알레르기 ························	☐ 없다	☐ 있다	어떤 동물: ______
-동물에 대한 공포심······················	☐ 없다	☐ 있다	어떤 동물: ______
-동물에 대한 학대나 공격 경험···········	☐ 없다	☐ 있다	
-사람에 대한 학대나 공격 경험···········	☐ 없다	☐ 있다	
-환각 증상····································	☐ 없다	☐ 있다	
-치매··	☐ 없다	☐ 있다	
-심한 정서적 문제·························	☐ 없다	☐ 있다	
-주의력 결핍 및 과잉행동 ·················	☐ 없다	☐ 있다	
-심한 발달 장애····························	☐ 없다	☐ 있다	
-내담자가 키웠던 애완동물··············	☐ 없다	☐ 있다	어떤 동물: ______
-동물과 관련된 부정적 경험 ··············	☐ 없다	☐ 있다	어떤 일: ______
-좋아하는 동물은?·························	☐ 없다	☐ 있다	어떤 동물: ______
-싫어하는 동물은?·························	☐ 없다	☐ 있다	어떤 동물: ______

<table>
<tr><td colspan="2" rowspan="2">-동물매개치료에 참여를 원하는가?</td><td colspan="2">본인</td><td colspan="2">보호자</td></tr>
<tr><td>☐ 예</td><td>☐ 아니요</td><td>☐ 예</td><td>☐ 아니요</td></tr>
<tr><td>종합 판정</td><td>동물매개치료에 적합한가?</td><td>☐ 예</td><td>☐ 아니요</td><td>판정자</td><td>(인)</td></tr>
</table>

2. 동물매개치료 면접지 작성

1) 면접 시 유의사항

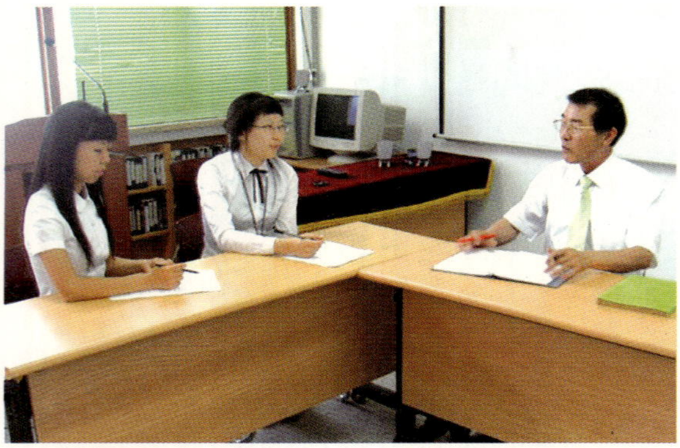

그림 4-1 상담 시 좌석 배치는 정면으로 마주보면 상대방이 압박감이나 긴장감을 갖게 되므로 L자형으로 옆에 앉는 것이 좋다.

면접 시 대상자는 모두 처음 겪는 상황에 대해 막연한 불안과 긴장을 경험한다. 치료자는 사소한 단서나 행동에 민감해야 하며 가능한 한 곧바로 내담자를 안심시켜야 한다(한기연, 2006).

(1) 편안한 분위기를 조성한다

불안감을 해소하기 위해서 신뢰감과 편안한 분위기를 느끼게 해 주어야 한다. 대상자는 자신이 무능력자나 비정상인으로 비쳐질지 모른다는 불안감을 가질 수 있다. 따라서 친근감을 주기 위해서 밝은 표정으로 일상적인 대화(날씨, 일상 생활 등)로 시작하는 것이 좋다.

(2) 동물에 대한 친근감을 심어 준다

대상자의 일부는 동물에 대한 두려움을 나타내는 경우도 있다. 동물은 우리의 가장 친근한 친구이며 반려자로 인간에게 주는 혜택에 대하여 설명한다. 또한 질병을 전파하거나 공격하지 않는다는 점을 주지시켜 친근감을 갖도록 유도한다.

(3) 문제 해결 및 변화에 희망을 준다

동물매개치료라는 것이 정말 가능한가에 대한 의구심이 있을 수 있다. 면접자는 우선 내담자에게 동물매개치료의 효과와 발전 가능성에 대해 몇 가지 예를 들어 설명하여 문제해결 의지와 확신을 심어 주어야 한다.

2) 면접지 작성 요령

(1) 대상자의 일반사항

대상자의 성명, 생년월일, 면접일, 장소, 치료형태, 치료회기, 치료분야 등을 기록한다. 일반적으로 치료회기는 내담자의 상태에 따라 단기 6회, 중기 12회, 장기 20～50회로 설정한다.

(2) 대상자의 현황

면접자는 객관적인 정보를 수집하여 현재 대상자의 상태를 가늠할 수 있다. 즉, 가족사항, 가계도(친밀한 정도 파악) 직장인은 동료와의 대인관계, 주부일 경우 가정환경 및 양육 태도, 학생의 경우에는 성적과 친구 관계, 시설수용 이유 등을 기록해야 한다.

(3) 호소문제

매개치료를 신청한 이유, 문제의 시작과 경과, 현재 상태 등을 기록한다. 문제의 원인을 개인적인 문제나 가족 또는 타인의 탓으로 돌리며 흥분할 때 적절히 조절해 주어야 한다.

(4) 대상자의 문제 및 관찰 내용

대상자의 스트레스나 압력은 대상자가 현재 가장 힘들어하는 것이 무엇인가에 대한 것으로 대상자의 언어 그대로(표현방식 및 말투)를 적어 놓는 것이 도움이 된다. 외모 및 행동 관찰은 내담자의 옷차림이나 위생상태, 표정 또는 말할 때의 특징과 시선 처리 등은 그 사람의 현재 정신 및 심리 상태를 가늠하는 데 중요한 단서가 된다. 그러므로 면접자는 이에 주목하고 관찰한 바를 기록하는 것이 좋다.

(5) 치료 목표

현재의 '문제 행동' 과 바람직한 '목표 행동' 에 대한 내담자의 감정과 행동을 탐색하고 문제해결을 위한 구체적인 목표를 설정한다. 내담자가 얻고자 하는 것을 구체화한다.

(6) 개입

동물매개치료사가 치료과정에서 내담자에게 도움을 줄 수 있는 개입은 지지상담, 정보제공, 긴급구조, 일시보호, 법률지원, 조사동행, 입소의뢰, 귀가지원, 가족상담, 식사제공, 의복지원, 의료지원, 기관연계, 교육지원, 상담종결, 사후관리 등이다.

(7) 상담 치료계획

내담자의 새로운 견해나 인식이 실생활에서 실현되도록 내담자의 구체적인 행동절차를 협의하고 세부적인 행동계획을 작성하는 것이다. 즉, 상담목표 달성을 위한 새로운 대안을 모색하고 구체적인 실천계획을 수립한다.

(8) 동물과 치료자 배정에 필요한 정보

대상자가 어떤 종류의 동물을 좋아하는가? 어떤 유형의 치료사를 원하는가? 를 면접자가 파악해야 한다. 이때 기준이 되는 것은 치료자의 주된 전문성과 아울러 종교, 성별, 연령, 결혼 유무 등과 같은 개인적 사정에 따라 달라질 수 있다.

표 4-3 동물매개치료 면접지(예시)

접수번호: ______________ 면접자: ______________

대상자	성 명		면접일	년 월 일
	생년월일	년 월 일(만 세)	장 소	가정, 복지시설, 교정시설, 병원
치료 형태	방문/내원 · 개인/집단		치료 회기	총 12회기
치료분야 (해당 부분 모두 ○표)	① 인생: 성격, 우울증, 고독, 불안, 분노, 각종 중독, 심리적 갈등 ② 의료: 신체장애, 정신 정서장애, 건강생활 ③ 성: 음란, 성폭력, 실연, 임신, 성관계			

	④ 사회생활, 가족: 대인관계, 실직, 가족: 가족갈등, 고부갈등, 자녀교육 ⑤ 청소년: 성적, 폭력, 가출, 비행, 친구 관계 ⑥ 위기: 범죄, 자살, 죽음

1. 대상자 현황

① 대상자 및 가족사항

막노동을 하는 부친과 전업주부인 모친 슬하에서 1남 2녀 중 둘째로 출생하였다. 어려서부터 양친이 경제적인 어려움과 성격차이 등을 이유로 불화가 심하여 불우한 환경 속에서 성장하였다. 초등학교 4학년 때 모친이 가출하였고 그 후 가정과 학교생활에 흥미를 잃고 중학교를 중퇴한 후 가출을 반복하며 지내 왔다. 1996년부터 주유소에서 아르바이트를 하던 중 만나게 된 통닭을 배달하는 남자친구와 동거해 왔다.

② 가계도 또는 시설 수용이유

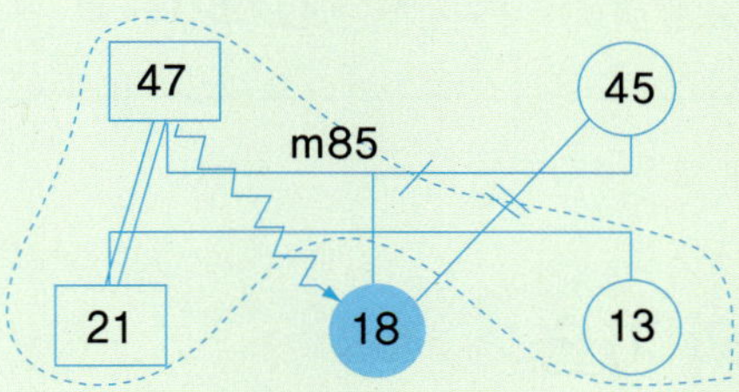

현재 임신 7개월로 자기 집이나 남자친구의 집의 심한 반대 때문에 돌아갈 수 없어, 천주교 신자인 고모의 주선으로 천주교에서 운영하는 미혼모 숙식보호 시설로 입소했다.

2. 대상자 호소문제

남자 친구의 부모는 남자 친구와 헤어질 것과 아기를 입양 보낼 것을 계속 요구했고 남자친구 역시 무관심한 상태다. 현재 임신 사실에 대하여 심한 불안과 분만 후 입양문제 등으로 갈등을 겪고 있다.

3. 내담자의 문제 및 관찰내용

원래 활발하고 명랑한 성격으로 모든 일에 긍정적이고 적극적인 성격이었으나 임신 후 대인관계를 회피하고 있다. 또한 부모에 대한 적개심을 가지고 있다.

4. 목표

단기적으로는 현재의 불안과 갈등, 분노를 완화시켜 주는 것이고 장기적인 관점에서 대인관계 개선, 입양문제 해결, 자신의 감정을 스스로 치유할 수 있도록 하는 경험과 능력을 배양해 준다.

5. 개입

우선적으로 미혼모의 정기적인 의료지원을 진행하였고, 산모와의 지속적인 매개치료

활동으로 생명 존중감과 아기를 잘 양육할 수 있도록 하기 위해 남자 친구의 부모를 설득한다.

6. 상담 · 치료 계획

- 치료회기는 주 1회, 총 12회기(3개월)로 하고 상태에 따라 연장할 수 있다.
- 상담치료 모델은 인간중심 상담 기법을 사용한다.
  - 자신의 문제 해결 능력을 스스로 찾고 인간적인 성숙을 할 수 있도록 돕는다.
  - 내담자와 상담자의 개인적인 인간관계를 중시한다.
  - 현재의 순간을 충분히 깨닫는다.
  - 매 순간마다 상황과 욕망의 도전을 극복하고 최선의 가능성을 선택한다.
  - 자기가 선택한 것에는 끝까지 책임을 지도록 유도한다.

7. 매개동물과 치료자 배정

매개치료자의 배정은 미혼모의 나이가 어리고 여성인 점을 감안하여 출산 경험이 있는 여성으로 배정하고 명랑하고 활동적인 소형 반려견이 적합할 것으로 판단된다.

2 동물매개치료의 절차와 기술

1. 초기단계의 동물매개치료

1) 첫 만남

개인 동물매개치료의 경우 접수 면접을 거치지 않은 채 간단한 신청 절차만을 통해 본 상담을 시작하는 경우가 많다.

(1) 치료사와 내담자 간의 협력관계 조성

라포(신뢰감, rapport)의 형성은 상담자와 의뢰인 사이에 서로 믿고 존경하는 감정의 교류에서 이루어지는 조화적 인간관계며, 친근하고 적극적인 협동 관계이다. 상담 초기에 무엇보다도 중요한 것은 내담자가 상담자를 신뢰하는 것이며, 상담에 대해 희망적인 생각을 갖고 변화하고자 하는 동기를 갖는 것이다. 그러기 위해서 상담자는 내담자에게 무한한 관심, 존중, 온화함, 유능감과 진실성을 보여 주어야 한다(한기연, 2006).

- 물리적 환경: 단정하고 정결한 주변 환경, 좌석의 배치, 상담자 온후한 외모 등
- 정서적 환경: 내담자의 불안, 갈등, 평가의 두려움에 대한 공감과 이해 등
- 상담자 환경: 자연스러운 부드러운 태도, 권위보다는 솔직성과 유능성, 내담자의 연령과 환경에 맞는 용어의 사용, 비판적이지 않은 태도여야 한다.

(2) 문제의 진단 및 정보수집

매개치료를 원활히 수행하기 위한 포괄적이고 체계적인 진단과 평가를 하기 위해 내담자에게서 많은 정보를 이끌어 내야 한다. 면접지, 관찰과 첫 상담을 통해 내담자의 문제를 치료자가 사용하려는 치료전략과 절차에 맞게 재구성하고, 이를 내담자와 확인하여 치료 목표를 수립하도록 한다.

- 대상자가 자신의 문제나 장애를 무엇이라고 생각하고 있는가를 확인한다.
- 환자가 도움을 필요로 하는 구체적인 이유를 확인한다.
- 내적 갈등, 성격적 왜곡, 방어기제, 유전적 문제를 파악한다.
- 필요한 경우 심리검사를 하여 심리평가를 한다.

심리검사를 통해 내담자의 심리적 상태 및 능력을 평가할 수 있지만 결과를 지나치게 과신하지 말고 내담자의 행동을 주의 깊게 관찰하여 심리검사는 보조적인 수단으로 사용하는 것이 바람직하다. 심리평가 방법은 HTP법(house-tree-person) SCT(문장완성검사), 가족화 검사, 지능검사, MBTI 성격검사, MMPI 검사, 우울증 검사, 자아실현 검사 등이 있다.

표 4-4 심리검사 및 관찰 보고서

<table>
<tr><td colspan="2">Ⅰ. 인적사항
1. 이 름:
2. 생년월일: 년 월 일(만 세)

Ⅱ. 의뢰 사유

Ⅲ. 검사 및 면접 태도</td></tr>
<tr><td>심리 검사</td><td>1. 검사종류:
2. 검사실시 일자:
3. 결과해석:</td></tr>
<tr><td>관찰 · 면접</td><td>1. 면접태도
2. 정신적 상태
3. 신체적 상태
4. 기타</td></tr>
<tr><td>보호자 의견</td><td></td></tr>
<tr><td>요약 및 제언</td><td></td></tr>
</table>

매개치료자는 면접에서 충분히 이루지지 않은 내담자를 평가하고 문제를 명료하게 파악한다. 이는 앞으로의 진행을 위해 적절한 사전 준비를 하는 기간으로서 초기 상담이 제대로 이루어지지 못하면 진행과정이 느리고 치료효과가 미약할 수 있다.

2) 매개치료에 대한 오리엔테이션

(1) 동물매개치료가 무엇이고 어떤 효과가 있는지를 안내한다

알아 두기 · · ·

동물매개치료란?

일정한 훈련을 받은 반려견을 매개로 정신적 또는 신체적인 회복과 재활치료를 지원하고 동반자적 생활을 통해 삶의 질 향상을 도모하는 활동을 의미한다.

(2) 치료 도우미견의 소개와 역할, 임무를 안내하여 신뢰감을 부여한다

알아 두기 · · ·

치료 도우미견은?

- 품종명, 나이, 이름, 품종의 특징, 용도 등 호감이 갈 수 있도록 소개한다.
- 일정한 훈련과 선발과정을 거쳐 합격된 사항을 소개한다(합격증 제시).
- 건강 검진과 예방접종을 실시하여 안전함을 설명한다(증명서 제시).
- '도우미견은 우리의 친구'로서 우리에게 도움을 준다는 사실을 알려 준다.

(3) 치료자와 대상자의 역할과 임무에 대해 안내한다

진행과정과 내용, 상담자의 역할, 내담자의 책임 등을 알기 쉽게 설명하고 문제 해결 및 변화에 대해 내담자가 희망을 갖게 한다.

알아 두기 · · ·

치료자, 대상자의 임무는?

- 치료자는 일정한 자격요건을 갖춘 전문가임을 소개한다.
- 치료자는 매개동물과 대상자와의 중재자 조정자임을 강조한다.
- 대상자는 합의한 일정에 충실히 참여할 것을 다짐받는다(서약서 활용).
- 대상자는 자기 발전을 위한 노력과 상담자와의 약속을 이행하도록 한다.
- 반려동물을 아끼고 정성껏 보살필 것을 강조한다.

또한 매개치료에 전념할 것을 다짐하는 서약서를 쓰게 함으로써 마음가짐을 새롭게 한다. 그러나 자폐아나 치매환자는 서약서를 작성할 수 없는 경우도 있다.

알아 두기 · · ·

서 약 서(예시)

1. 나는 매개치료기간 동안 성실하게 참여할 것을 다짐합니다.
2. 현재 나의 문제 행동을 가능한 한 하지 않겠습니다.
3. 치료 동안에 제시된 과제나 숙제는 꼭 하겠습니다.
4. 치료사와의 약속을 지키며 나 자신의 발전을 위해 노력하겠습니다.
5. 같이 참가한 다른 사람들에게 피해가 가지 않도록 하겠습니다.
6. 매개치료(활동) 동물을 사랑하고 정성껏 보살피겠습니다.

년 월 일

대상자 서명
보호자 서명

(4) 전체 활동기간에 대해 의논하고 결정한다

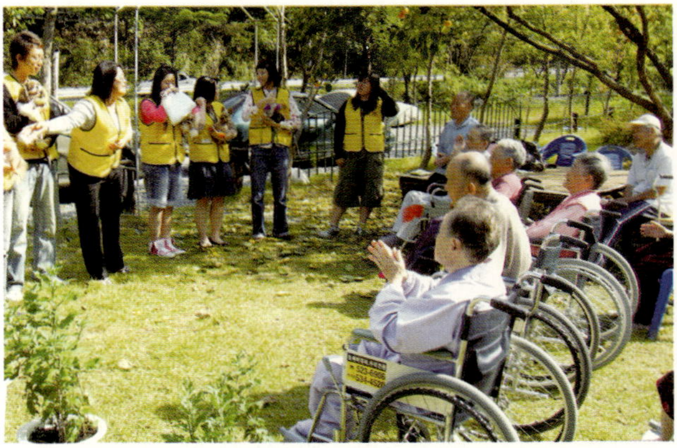

그림 4-2 반려견 매개치료를 위한 오리엔테이션

3) 상담목표의 설정

매개치료의 목표는 일반적이고 추상적이며 측정할 수 없는 모호하고 불분명한 목표로 설정되어서는 안 된다. 따라서 매개치료의 목표는 치료를 종결했을 때 나타날 수 있는 심리적, 행동적 변화를 구체적인 행동적 용어로 진술되어야 하고 실행 가능한 목표를 수립해야 한다. 그리고 내담자와 합의하에 이루어져야 한다.

4) 매개치료 초기의 주요기법

긍정적인 상담효과를 나타내기 위해서는 상담자는 여러 가지 상담기술을 익힐 필요가 있다. 기본적이고 구체적인 여러 가지 상담기술을 익혀 이것들을 상담현장에서 자연스럽게 활용해야 한다.

동물매개치료에서 동물과 내담자의 행동과 표현, 그리고 상호작용과 반응은 내담자의 정서 상태, 태도, 사회적 관계형성 등 매우 유용한 정보를 제공해 준다. 상담면접에 필요한 기본적인 상담의 핵심기법을 살펴보면 다음과 같다.

(1) 경청

내담자가 음성언어로 표현하는 말뿐만 아니라 비 음성언어, 즉 몸의 자세, 손발의 동작, 얼굴 표정, 목소리, 눈빛과 복장 등의 표현하는 것까지 듣는 기술이다.

(2) 반영

치료자가 내담자의 감정 상태를 잘 이해하고 공감했다면 그것을 상대방에게 정확한 언어 또는 비언어적 방법으로 전달하는 것이다. 즉, 내담자가 표현하는 감정에 대해 잘 이해하고 있음을 표현해 줌으로써 의사소통을 원활히 하고 친밀감을 형성해 준다.

> "당신은 조금 전에 남자 친구 이야기를 할 때 매우 화가 나고 격앙된 목소리였어요. 그런데 강아지가 무릎에 앉아 당신을 쳐다볼 때 당신은 강아지를 쓰다듬으며

눈에 눈물이 고였어요."

(3) 공감

내담자의 감정을 내담자의 수준에서 경험하는 것을 말한다. 이해라는 것이 인지적 요소를 많이 포함하고 있다면 공감은 함께 느끼는 것이다. 타인의 마음으로 들어가 그 느낌을 실제로 느끼며 그와 똑같은 느낌으로 반응하는 기술이다.

"당신은 그 남자 친구가 힘이 세고 난폭했기 때문에 반항하지 못하고 당했다는 사실에 몹시 화가 나고 괴로워하고 있군요?"

(4) 직면

내담자가 생각하거나 느끼는 것이 말하는 것과 다를 때, 말하는 것이 행동하는 것과 다를 때 그 차이점을 설명해 주는 기술이다.

"혹시 그 친구가 교통사고라도 나서 죽었으면 하는 생각이 마음 한구석에 있는 것 아닌가요?"

"부모님이 너를 미워하거나 네게 관심이 없다고 생각하는 것 아니니?"

(5) 해석

내담자가 보이는 여러 행동들 간의 관계와 그 의미에 대한 가설을 세워서 내담자가 생각하는 것과 다른 각도에서 행동과 생각을 파악하도록 돕는 기술이다. 해석을 하려면 일단 일정한 준거(기준)을 제시하고 부가적으로 설명해야 한다.

"부모님은 장차 훌륭한 사람이 되기를 바라는 마음에서 때로는 네가 싫어하는 말씀도 하시는 거란다. 그러나 그렇게 말을 하는 네 마음도 조금은 이해할 수 있단다."

(6) 명료화

내담자의 말 중에 모호하거나 혼란스러운 내용을 좀 더 분명하고 구체적인 용어를 사용하여 명확하게 해 주는 기술이다.

"당신은 어머니 이야기를 할 때는 강아지를 쓰다듬고 안아 주었는데 아버지 이야기를 할 때는 강아지를 노려보았어요. 아버지에 대한 어떤 감정이 당신을 화나게 하는지 구체적으로 말해 줄 수 있어요?"

"태어나지 않았어야 했다는 말은 부모님이 네 마음을 몰라 준다는 말이니?"

(7) 요약

내담자의 흩어져 있는 생각과 느낌을 한곳으로 모으고 주제를 정리하여 다른 주제로 넘어갈 때 사용할 수 있는 기술이다.

"당신이 오늘 한 이야기를 요약해 보면 당신이 남자 친구에 대한 사랑과 증오가 얼마나 컸는지 알 수 있을 것 같군요. 당신이 그동안 갖고 있던 부정적 감정과 현실을 회피하려 했던 일이 강아지와 같이 생활하면서 많은 위로를 받고 자신을 돌아볼 기회를 갖게 되었으며 이제 새로운 출발을 하려는 의지가 생긴 것이지요?"

(8) 환언하기(바꾸어 발하기)

환언하기는 내담자가 표현하는 내용의 초점이 적절하지 못할 때 그 내용을 정확하게 상담자의 말로 바꾸어 설명하는 것이다.

"당신은 남자 친구의 얘기를 할 때마다 강아지를 쓰다듬으며 깊은 한숨을 쉬며 고통스러운 표정을 지었습니다."

(9) 자기공개

상담자 자신의 생각, 느낌, 가치, 태도, 정보 및 경험을 보여 줌으로써 내담자가 자신의 문제를 구체적으로 표현할 수 있게 하는 기술이다.

"나도 유산한 경험이 있기 때문에 당신이 괴로워하는 마음을 알 것 같아요."

(10) 칭찬하기

내담자의 말, 행동, 태도, 비언어적 메시지 등을 토대로 내담자에게서 긍정적인 면을 발견하여 그것을 부각시키는 기술이다.

5) 초기단계의 저항 다루기

(1) 저항의 유형

초기 단계에서 간혹 내담자가 불안정감, 자신의 환경에 대한 분노, 의심 등의 내적 정서를 표현하고 동물을 거칠게 다루거나 치료사에게 대항하거나 또는 시종일관 매우 무기력, 무감동하거나 무관심한 태도로 일관하기도 한다. 어떤 때는 치료활동과 동떨어진 문제를 끄집어내어 활동을 방해한다. 예를 들면 치료사의 개인적인 것, 즉 나이, 경력, 종교, 결혼 여부 등을 물어보는 경우가 있다. 그리고 침묵하거나 하던 행동을 멈추고 치료사의 질문을 무시하며 관련이 없는 사안으로 이끌고 가려고 한다.

(2) 저항의 대처

초기 단계에서 저항에 대하여 치료사는 당황하지 말고 시종 안정적이며 동정적인 자세로 대하여야 한다. 오히려 당황하거나 불안해하면 상담을 성공적으로 이끌 수 없게 된다. 이런 경우에는 내담자의 언어적 비언어적 단서를 상담 중에 다루어 내담자가 스스로 자신의 상태를 인식하도록 한다. 치료활동에 방해가 되거나 도움이 되지 않는 태도를 보이고 심지어는 치료활동을 중단하려고 할 때는 이를 못 본 척하기보다는 중요한 주제로 다루는 것이 좋다.

6) 동물매개치료 활동

동물매개치료에서 심리 사회적 발달을 도모하기 위한 동물매개 활동 방법은 다음과 같다(김양순, 2006).

표 4-5 동물매개치료 활동

동물매개 활동	
동물과 사랑 나누기(껴안기, 쓰다듬기, 간식 주기)	동물의 사회성 배우기
동물 다루는 법 배우기	동물의 행동을 관찰하고 토론하기
동물과 대화하는 법 배우기	동물과 대화하기
동물의 미용(빗질, 목욕, 래핑, 염색)	동물을 보살피고 먹이 주기
동물과 놀이하기(공놀이, 플리스비, 경주)	사람의 자극에 대한 동물의 행동 관찰하기
치료동물에 대한 정보 수집하기	동물의 기초 복종 훈련시키기
동물의 묘기(재롱) 보기	동물과 함께 산책하기
동물에 대해 이야기하기	다른 사람에게 동물 소개하기
동물 행동 따라하기	퍼즐 맞추기, 그림 그리기

표 4-6 동물매개치료 일지(예시)

대상자: ______ 치료자: ______ 매개동물: ______ 이름: ______ 성별: _____

회 기		( ) / 회기	치료일시	200 년 월 일, 시~ 시(시간)
주 제				
치료목표				
치료(활동) 내용				
관찰 내용	인지			
	행동			
	정서			
	기타			
특이 사항				
반성 및 차후계획				

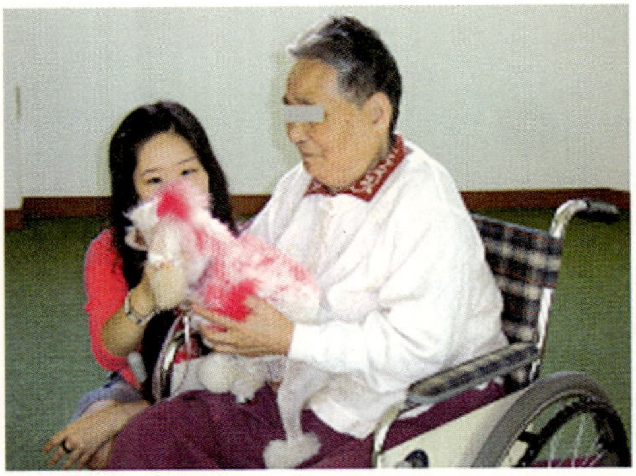

그림 4-3 치료도우미견 이름 짓기

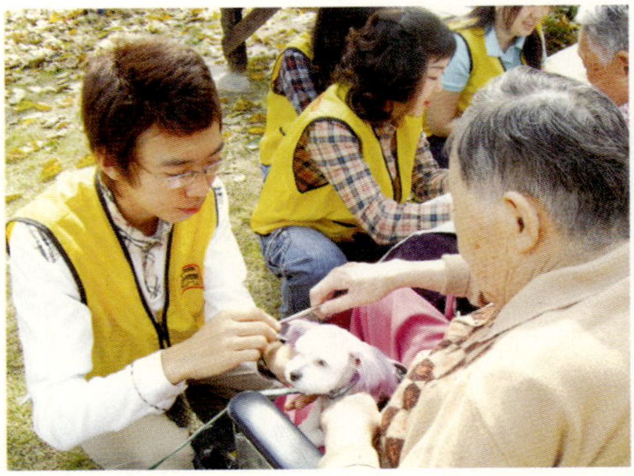

그림 4-4 치료도우미견 털 손질하기

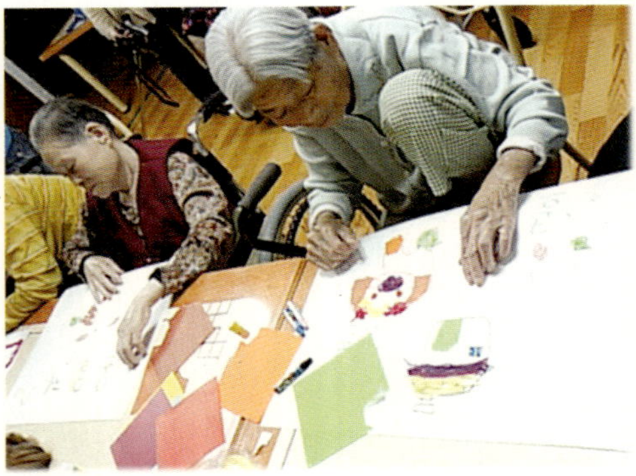

그림 4-5 치료도우미견 그림 그리기

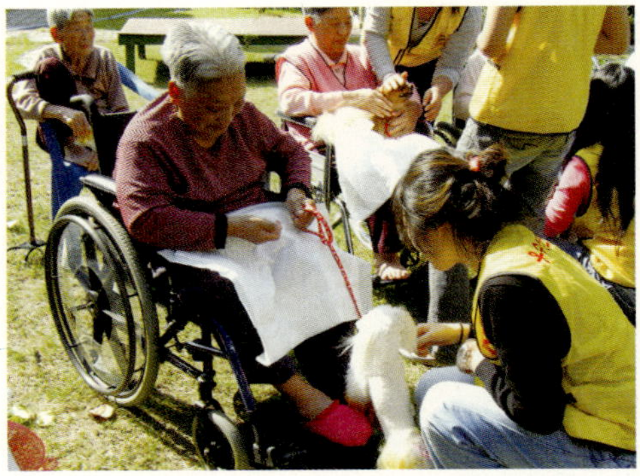

그림 4-6 치료도우미견과 교감 나누기

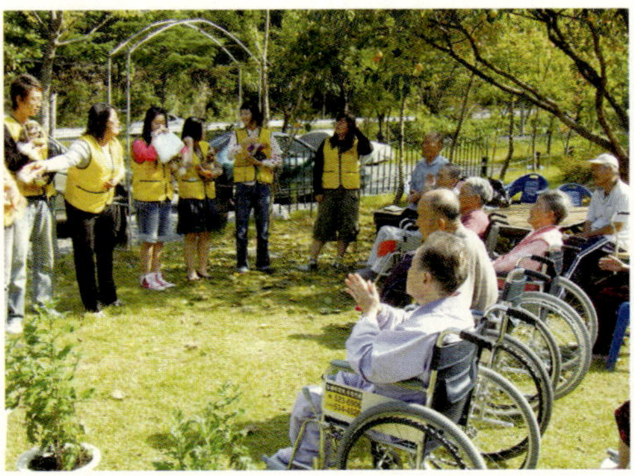

그림 4-7 치료도우미견과 오락

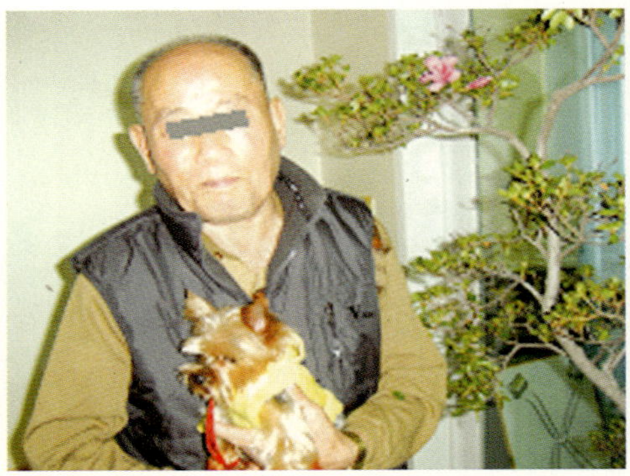

그림 4-8 치료도우미견과 사진 찍기

7) 회기의 시작과 마무리

(1) 회기의 시작

회기를 시작할 때는 부드럽고 자연스럽게 출발해야 한다. 부담없는 간단한 질문을 통하여 상태와 기대를 파악하고 매개치료와 관련된 동물사진을 제시하거나 이야기를 하여 동기유발을 시킨다.

- 오늘 당신의 기분은 어떤가요?
- 지난주에 동물과 함께한 기분이 어떤가요?
- 지금 동물사진(또는 이야기)을 보고(듣고) 느낀 점은 무엇인가요?
- 오늘 동물과 어떤 일을 하고 싶은가요?

위와 같은 간단한 질문을 하고 오늘의 활동 내용과 취지 그리고 활동 목표를 제시한다.

알아 두기 · · ·

회기의 시작 요령(예시)

오늘은 여러분과 첫 만남의 시간입니다. 반려동물은 인간의 가장 친근한 동반자로서 복잡한 일상생활에 지친 사람들에게 순수한 우정과 기쁨을 선사할 것입니다. 오늘 소개하는 반려견은 일정한 훈련과 선발과정을 거쳐 합격된 것이며 건강 검진과 예방접종을 실시하여 안전합니다. 또한 매개치료사는 자원봉사자 교육을 받은 사람으로 여러분과 반려견과의 활동에 적극적으로 조정하고 중재할 것을 약속드립니다. 오늘 여러분과 활동할 내용은 반려견과 인사하기와 안아 주기, 이름 알기 등입니다. 반려견은 여러분의 친구입니다. 친밀감과 신뢰감을 쌓는 시간이 되었으면 좋겠습니다. 끝으로 반려동물을 아끼고 정성껏 보살필 것을 부탁드립니다.

(2) 회기의 마무리

회기의 마무리는 오늘 활동한 사항을 요약하고 통합하거나 특정한 기술을 연습하도록 한다. 그리고 오늘 가장 좋았던 활동을 상기시키고 앞으로 해야 할 일을 말할 수 있는 기회를 주어야 한다.

알아 두기 · · ·

회기의 마무리 요령(예시)

오늘은 여러분과 첫 만남의 시간이었습니다. 짧은 시간이었지만 반려견을 알게 되었고 친밀감을 가질 수 있었을 것입니다 지금까지 활동을 하면서 마음에 와 닿는 것이나 느낀 점을 이야기해 보는 시간을 가져 보겠습니다. 말씀하실 분 계세요? 말씀해 주신 분께 박수를 보내 줍시다.(만약 발표할 사람이 없으면 질문을 한다).

-오늘 동물매개 활동은 어떠했습니까?

-오늘 배운 것은 무엇이고 가장 기억에 남는 것은 무엇입니까?

앞으로도 여러분을 위해 최선을 다해 도와드리겠습니다. 오늘은 여러분이 적극적으로 참여하시어 무사히 마칠 수 있었습니다. 다음 시간에는 반려견과 산책하기를 하겠습니다. 다음 주에 뵐 때까지 안녕히 계십시오.

2. 중기단계의 동물매개치료

1) 매개치료 중기의 특성

(1) 변화가 일어나는 시기

중기의 분명한 구분이 있는 것은 아니지만 내담자가 비교적 안정되고 상담자와 효과적인 관계가 성립된 때라고 볼 수 있다. 즉, 지금까지 깊은 관심을 두지 않던 주제가 드러나고 자신의 행동, 사고, 태도에 변화가 생겨 매개치료에 보다 협조적이고 기꺼이 작업하겠다는 의지가 생겼다면 중기에 도달해 있다고 볼 수 있다. 이때에는 외부적인 문제에서 내면적인 문제로 옮겨진다. 이 시기에 치료사는 치료의 속도를 조정하는 것이 필요하며 관심의 대상이 되는 목표에 집중해야 한다(한기연, 2006).

(2) 정서적인 작업

초기의 목표가 관계형성과 목표 설정이었다면 중기에는 문제의 해결 및 성격의 변화를 목표로 한다. 이를 위해서 내담자는 이제까지와는 다른 새로운 삶의 방식을 배우도록 해야 한다. 이는 과거의 방식을 깨닫고 지적으로 이해하는 것만으로는 부족하고 감정의 변화가 수반되어야 한다. '지금-여기' 에 존재하는 상담자와의 관계를 통해서 과거의 다른 중요한 사람과 가졌던 관계의 정서적 경험을 재 경험할 때 비로소 치료적 결과를 기대할 수 있다. 따라서 상담 중기는 어느 시기보다도 상담자가 다양한 치료적 기법을 동원하여 내담자를 도와주는 시기다.

2) 매개치료 중기의 주요기법

(1) 감정의 이해

상담에서의 의사소통과 일상적 대화의 가장 중요한 차이는 '사실' 에 얼마나 관심을 두는가 혹은 '감정' 에 초점을 두는가일 것이다. 아무리 옳고 중요한 말을 해도 어떤 사람이 한다면 들은 척도 하지 않는데, 다른 사람이 이야기하면 상대방의 마음을 달라지게 할 수도 있다면 그 또한 어느 정도로 상대방의 감정을 이해해 주었는가와 관련이 있을 것이다. 특히 한국문화에서는 감정을 드러낸다는 것은 매우 어렵거나 익숙하지 않을 수 있다.

(2) 질문

실제 상담 중에 상담자가 많은 질문을 하고 있으며, 이 질문의 기법이 상담의 성패를 좌우하는가를 알아야 할 것이다.

① 생략 부분 보완하기

내담자의 표현 중 일부분이 생략되었을 때 내담자의 경험 세계를 좀 더 완전하게 표현할 수 있도록 생략된 부분을 질문한다. 예를 들어 주어나 목적어가 생략된 채 술어가 나온다면 '누가? 누구를?' 하고 묻는다.

② 구체화하기

내담자가 어떤 사람이나 사물에 대한 평가 및 감정 표현을 하고 있을 때 그것이 구체적으로 무엇에 대한 것이고, 얼마나 정확한 것인가를 묻는다. 예를 들어 '엄마는 저를 언제나 싫어해요.' 라고 한다면 왜 그렇게 느끼게 되었는지, 어떤 점을 싫어했는지, 언제부터 그랬는지 등을 묻는다.

③ 논박하기

내담자의 사고가 매우 경직되어 있어 극단적 사고를 자꾸 표현할 경우 내담자의 사고가 비합리적일 수 있으며 다른 대안적 사고가 있을 수 있다는 것을 증명하기 위한 논박을 한다. 예를 들면 '나 같이 키가 작은 남자를 어떤 여학생이 좋아하겠어요?' 라고 한다면 '누구랑 비교해서 작다는 것인가요? 세상 여학생이 모두가 아무개를 싫어한다는 것을 어떻게 알았나요? 여학생들은 키만 크다면 그 다음은 중요하게 여기는 것이 없다는 뜻인가요?' 등을 묻는다.

(3) 효과적인 조언

내담자가 조언을 구할 때 상담자는 현재 상담을 통해서 당면한 과제를 해결을 하고 싶은 욕구가 강한 상태에 있다는 것을 확인해야 한다. 상담자가 서둘러 조언을 하기보다는 지금까지 내담자가 나름대로 어떤 방법을 시도했는지, 어떤 생각을 해 보았는지 확인하는 것이 중요하다. 내담자가 자신의 문제에 대해 오래 고심하고 좋은 방안을 갖고는 있으나 결단력이 부족하여 실천에 옮기지 못할 때 상담자의 지지가 도움이 된다. 조언은 매우 간단하고 명료하며 구체적으로 제시하면 내담자가 바로 해 볼 수 있는 것을 조언한다. 상담자의 의견을 말한 후에는 내담자가 그것을 상담자처럼 이해하고 있는지, 그 조언에 합의하는가를 확인하고 조언한다.

(4) 지시하기

내담자의 행동을 비교적 빠른 시간 동안 바꾸고자 할 때 내담자의 문제에 따라 구체적인 지시를 직접적으로 주는 경우가 있다. 지시가 올바르게 사용된다면 내담자는 다음 상담까지 그 지시를 실천하면서 상담관계를 더욱 공고히 할 수 있다는 이점이 있다.

예를 들어 '강아지가 밥을 먹고 있을 때 장난치지 마라.' 등의 하지 말라는 지시는 상담자가 대단한 권위를 지니고 있거나 시기적으로 지시가 힘겹지 않을 때를 잘 선택하여 시도하는 것이 좋다. 반대로 뭐를 하라는 지시는 주로 역설적 지시로 상담자가 지시하는 것을 하려면 다른 것을 할 수 없게 되는 상황을 말한다. 예를 들어 컴퓨터 게임에 몰입하는 학생에게 강아지를 관리하는 과제를 부여하고 시간대별로 관리한 내용을 기록해 오도록 하여 이 지시를 잘 따른다면 규칙적으로 생활하고 자신을 조절할 수 있는 것이다.

(5) 과제 부여하기

조언이나 지시와 같은 맥락이지만 그보다 훨씬 구조화되어 있으며 체계적인 개입으로 과제주기가 있다. 성공적인 과제 수행은 상담 속도를 높이고 성취감을 증가시키며 내담자의 기분을 좋게 한다. 하지만 이 역시 내담자의 상태와 상담 진행 과정에 잘 맞추어 실시해야 한다.

1 시기

상담자의 상담계획에 따른 것이 아니라 내담자가 과제를 할 뜻이 있고, 할 능력도 있다는 것을 90% 이상 확신할 때 실시한다.

2 개인의 능력

과제는 내담자 개인의 능력에 알맞은 것을 선택해야 한다. 과제의 내용뿐만 아니라 양 또한 중요하다. 일단 과제를 선정했다면 이를 좀 더 수행하기 쉬운 여러 단계로 나누어 낮은 단계에서부터 조금씩 실시한다.

3 과제를 이해시키기

내담자가 과제를 해야 하는 상황을 이해한 후 지시를 받게 된다면 훨씬 내담자의 협조를 끌어낼 수 있을 것이다.

④ **상호 협의**

과제는 반드시 내담자와 상호 협의하에 선택해야 한다. 내담자가 조금이라도 못할 것 같다는 주저함을 보인다면, 그 주저함의 배경이 무엇인지 혹은 다르게 해 볼 수는 없는 것인지에 대해 논의한다.

⑤ **실패했을 경우의 대비**

내담자가 과제를 하지 못한다면 자칫 본래의 우울감이나 자신에 대한 평가절하 같은 특성이 더욱 두드러질 수 있다. 따라서 과제를 부여할 때에는 못할 수도 있으며 그럴 때 그 문제점은 무엇일까를 미리 예상해 보게 하는 것도 과제 실패가 내담자에 미치는 영향을 줄일 수 있다.

3. 종결단계의 동물매개치료

1) 종결의 의미

동물매개치료에서 끝맺음을 결정하기 위해서 치료사는 대상자가 어디쯤 와 있는가를 예민하게 관찰해야 한다. 또한 상담초기에 세웠던 상담목표에 대해 내담자와 그 달성 여부를 논의할 필요가 있다. 즉, 매개치료 초기에 종결 시기에 대해 내담자와 어떤 때에 종결할 수 있을 것이라는 것을 미리 언급해 두는 것이 좋다. 그렇게 함으로써 치료자와 내담자가 서로 종결 시기를 예측하고 당황하지 않고 준비할 수 있도록 해야 한다.

2) 다양한 종결의 모습

매개치료사는 종결단계의 시기를 판별할 수 있어야 하며 종결의 형태는 매우 다양한 형태로 할 수 있는 준비가 있어야 한다.

(1) 바람직한 종결

성공적으로 상담을 종결하는 경우에는 상담목표의 달성을 그 기준으로 삼는다. 종결은 내담자가 인격자가 되었다거나 아무 문제가 없는 행복 상태에 도달한 상태에서 하는 것이 아니라 초기에 세웠던 상담목표가 달성되었을 때 하는 것이다. 경우에 따라서는 초기의 상담목표가 달성되어서 내담자와 종결을 의논한 후 또 다른 문제의 해결을 목표로 삼아서 이후 종결을 연기할 수도 있다. 내담자의 변화 과정은 증상의 제거, 갈등의 해결, 행동의 변화, 환경의 변화, 현실의 수용, 자기 돌봄의 증대 등으로 나타난다.

(2) 매개치료의 중단 사례

동물매개치료가 언제나 성공하는 것은 아니다. 어느 날 갑자기 예측하지 못한 중단 사례가 생길 수도 있다. 첫 번째는 내담자가 중단하는 사례가 있을 수 있다. 내담자가 일방적으로 중단을 통보하거나 아무 연락도 없이 나오지 않을 때가 있다. 예를 들어 동물 털 알레르기가 생겨 더 이상 지속할 수 없을 경우도 있으며 치료사를 시험해 보고자 하는 경우도 있을 것이다. 치료사는 최소한 한 번 정도는 내담자와 전화 또는 만나서 중단하는 것과 관련되는 문제를 논의하고 그 이유를 함께 밝히고 취할 수 있는 다른 방도에 대해 의논하는 것이 필요하다.

두 번째는 상담자가 중단할 때다. 치료사가 치료가 효과적이지 못하다는 결정을 내릴 때도 있다. 내담자가 매개동물을 학대하거나 지나치게 불성실하게 임할 경우 내담자에게 충분한 시간을 주어 여러 가지 감정이나 반응을 표현하고 해결할 수 있도록 해야 한다. 자칫 잘못하면 내담자는 치료자로부터 거부당했다거나 버려졌다는 느낌을 가질 수 있으므로 세심한 주의가 필요하다.

세 번째는 공동으로 중단할 때다. 내담자와 치료사가 상담을 도중에 중단하는 것이 낫다는 것에 일치를 보는 경우도 있다. 그럴 때에도 내담자로서는 충분한 시간을 두고 여러 가지 사안을 고려할 수 있도록 해야 한다. 다른 상담치료 방법을 소개해 줄 수도 있다.

(3) 실패에 대한 준비

매개치료가 실패할 경우 치료사는 내담자를 비난하거나 책임을 전가할 수 있다. 이럴 때 치료사는 마음을 스스로가 잘 달래야 한다. 만약에 내담자가 치료사에게 책임을 전가하면 미래의 내담자 최대이익을 위해서 받아들여 주고 다른 상담자와는 좋은 결과를 얻을 수 있을 것이라는 가능성을 열어 두는 것이 올바른 태도이다.

3) 매개치료 종결의 주요기법

(1) 종결의 신호

내담자와 치료사가 종결을 직접 언급하지 않더라도 종결단계의 시작을 알리는 많은 행동이 있다. 치료의 정서적 강도가 줄어들거나, 지각을 하거나, 자주 농담을 하고 주지화하는 모습이다. 또는 종결을 미리 예감하고 무기력감을 표현하거나 슬픔, 의존감, 버림받았다는 느낌을 가져올 수 있다. 이런 행동이나 정서를 보일 때에는 치료사가 내담자를 인도하여 종결에 필요한 논점을 해결해 나가야 한다.

(2) 종결에 대한 준비

종결은 급격히 이루어지는 것보다 일정한 과정을 거쳐 서서히 이루어지는 것이 바람직하다. 종결을 하기 위한 준비과정으로 내담자의 호소문제나 증상이 어느 정도 줄어들거나 제거되었나를 파악하고 상담 초기에 목표로 세웠던 여러 가지 문제에 대하여 확인할 필요가 있다. 예를 들면 대인 관계 능력이라든가 사회적응력 그리고 자기 자신과 타인을 이해하고 가치 있게 여기는 정도가 어느 정도 증진되었나를 확인한다. 신체재활을 목표로 삼았을 경우에는 여러 가지 방법으로 신체재활능력을 평가한다. 상담과 거리를 두고 실생활에 점진적으로 적응해 보고 그 과정에서 문제점은 없는지 파악한다.

(3) 평가

종결을 위해서 치료과정을 목표에 대한 평가로 초점을 맞추어 재구성한다. 초기의 상담기록이나 녹음테이프, 객관적 검사 자료를 사용하여 상담 초기와 비교한다.

(4) 관계 및 정서적 문제의 해결

이별의 문제를 꺼내어 다룬다는 것은 상담의 종결과 관련된 정서적인 문제 그리고 내담자와 상담자 간의 중요한 관계를 끝내기 위한 절차를 다룬다는 것이다. 종결과정에는 특히 상실감, 슬픔, 버림받는 느낌 등이 동원될 수 있어서 이런 것을 무시하거나 억압하지 않고 자유롭게 다룰 수 있도록 도와주어야 한다.

(5) 추수지도

대부분의 내담자는 상담이 끝난 후에도 상담 전에 문제가 되었던 환경과 거의 유사한 환경 속으로 다시 들어가야 한다. 지금까지는 그런 인적 · 물적 환경으로부터 압력을 느낄 때 상담자가 곁에서 해결방안을 함께 고심하여 주었으나 앞으로는 그런 모든 일을 혼자서 해결해야 한다. 아울러 내담자의 문제가 전부 사라진 것이 아니기 때문에 수시로 여러 문제의 발생을 겪을 수도 있다. 따라서 종결단계에서 상담자는 내담자가 종결 후의 상황과 문제를 어떻게 다룰 것인가를 미리 상상하고 예측해 보도록 한다. 특히 걱정스러운 부분을 미리 연습하고 논의한다.

내담자는 치료기간이 끝나는 과정에서 매개 동물과 헤어짐에 대해 몹시 상실감을 느끼거나 슬픔을 가질 수 있다. 이에 대한 적절한 대책도 수립해야 한다.

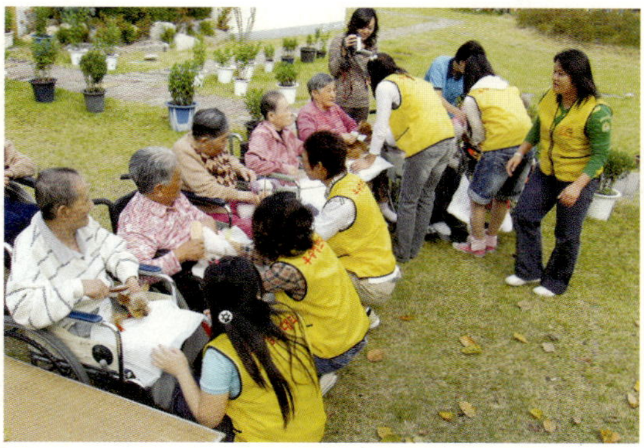

그림 4-9 치료도우미견과 이별하기

(6) 자신감의 고취

상담자 없이 혼자서도 자신의 인생을 잘 꾸려 나갈 수 있으며, 어차피 인생이란 문제의 연속이기 때문에 혹시 나쁜 일이 생기더라도 이제는 두렵지 않다는 자신감에 대해 다룬다. 자신감의 고취를 위해서 종결 시점에 이르러 상담회기의 간격을 늘리는 것도 좋은 방법인데 내담자는 상담자 없이 지내는 기간을 늘려도 괜찮다는 것을 학습하게 된다. 아울러 혼자서 해결을 잘하겠지만 그래도 어려움을 느낄 때는 언제라도 상담자를 다시 만날 수 있다는 확신을 주는 것도 내담자의 홀로 서기에 자신감을 줄 것이다. 또한 변화의 효과를 지속시키기 위한 사회적 지지체계의 구성도 필요하다.

표 4-7 행동관찰 평가 예시(치매 및 우울증 환자용)

행동관찰 기록지(점수 평가) 평가일시: 년 월 일, 평가자 소속: ________ 성명: ________
상황 1. 사람들과 어울리기를 좋아한다. 점수 ________ 1------2------3------4------5------6------7------8------9------10
상황 2. 주변에서 일어나는 일에 관심이 많다. 점수 ________ 1------2------3------4------5------6------7------8------9------10
상황 3: 상대방에게 감정 표현을 잘한다. 점수 ________ 1------2------3------4------5------6------7------8------9------10
상황 4: 어떤 일에 의욕적이고 활동적이다. 점수 ________ 1------2------3------4------5------6------7------8------9------10
상황 5: 명랑하고 기분이 좋아 보인다. 점수 ________ 1------2------3------4------5------6------7------8------9------10
상황 6: 여가나 오락 활동에 관심이 많다. 점수 ________ 1------2------3------4------5------6------7------8------9------10

주: 척도는 "문제가 가장 심각한 때를 1이라고 보고, 그 문제가 완전히 해결된 상태를 10" 이라고 설정한다. 이 검사는 첫 회기와 마지막 회기(또는 중간회기) 2~3번 실시하여 평가한다.

표 4-8 **동물매개치료 프로그램**(예시 1)

차수	내 용	세부 내용	비 고
1주차	소개하기	• 활동자, 치료견, 대상자 각각 소개를 함 –이때 활동자는 대상자를 파악해야 함 • 치료도우미견 다루는 방법 알려 주기 –인사하기, 안기, 칭찬하기, 먹이 주기	
2주차	치료 도우미견 기억하기	• 치료도우미견 이름 짓고 다루는 방법 기억하고 실습 –기억을 잘하지 못하는 대상자에게 힌트를 주어 기억하게 하고 작은 상품을 이용한 보상으로 동기 부여를 하게 해 줌	
3주차	그루밍 하기	• 그루밍에 쓰이는 용품 설명과 실습해 보기 –이빨 닦기, 빗질하기, 발톱 깎기	그루밍 용품
4주차	복종훈련	• 치료도우미견의 복종훈련 방법 설명과 실습 –앉아, 엎드려, 기다려, 리콜 실습해 보기	
5주차	친교활동 I	• 촉감으로 치료도우미견 맞추기 –안대를 쓰고 장갑을 낀 상태에서 이름 맞춰 보기	안대, 목장갑
6주차	활동견 그림그리기	• 치료도우미견의 그림 그리기 –미리 준비한 밑그림에 색종이 털실 등을 이용하여 치료견의 그림을 완성해 보기	밑그림, 색종이, 털실
7주차	특기훈련	• 치료도우미견의 특기훈련 방법 설명과 실습 –치료도우미견이 할 수 있는 특기 훈련을 보여 주고 직접 해 볼 수 있게 함	
8주차	치료 도우미견 꾸미기	• 치료도우미견 패션쇼 –치료도우미견용 모자, 신발, 안경, 옷 등을 준비하여 대상자가 직접 입혀 보게 하고 모의 패션쇼를 진행함 –순위를 가려 보상을 해 주는 방법도 좋음	다양한 강아지 옷
9주차	친교활동 II	• 치료도우미견 퍼즐 맞추기 –치료도우미견 사진을 이용한 퍼즐을 만들어 담당 개체퍼즐을 맞춰 보기	담당개체 퍼즐
10주차	카드 쓰기	• 치료도우미견 담당자에게 카드 쓰기 –글씨와 스티커를 이용하여 카드를 작성함 –카드를 다음 활동 때 가져오게 함	카드, 색연필, 스티커
11주차	사진 찍기	• 치료도우미견과 사진 찍기 –10주차에 작성한 카드의 옆면에 함께 찍은 사진을 붙여서 간직하게 함	카메라
12주차	마무리	• 활동 마무리, 다과 –개별 활동 소감 발표와 다과회 개최	간단한 다과 준비

표 4-9 동물매개치료 프로그램(예시 2)

회차	내 용	준비물	강조점
1	만남과 소개: 치료도우미견과 인사, 접촉하기, 이름 알기, 치료사와 아동 간 관계 형성하기	치료도우미견, 이름표	치료도우미견과 관계 형성하기 (이름 익히기)
2	치료도우미견의 재주 부리기 보기, 개 그림 퍼즐 맞추기, 외부 명칭 익히기	퍼즐 맞추기, 외부 명칭 맞추기	치료도우미견과 친숙하기
3	치료도우미견 장애물 넘기 보기, 반려견 이름 부르기, 치료도우미견 끌기, 안아 보기	장애물	친밀하기
4	치료도우미견의 고도의 장애물 넘기 아동과 함께 장애물 넘기	장애물	협동놀이
5	치료도우미견 그리기	크레파스, 스케치북	인식하기
6	먹이 주기, 서로 사랑 나누기	먹이	돌보기
7	장식하기, 빗질하기	래핑지, 빗	돌보기
8	산책하기, 사진 찍기	사진기	상호작용
9	달리기(운동하기)		협동놀이
10	목욕시키기	샴푸, 수건, 빗	협동놀이
11	소풍가기, 수레 태우기	수레 준비	상호작용
12	소풍가기, 먹이 사서 주기	과자	돌보기
13	목걸이 만들어 주기, 인사하기	목걸이	인식하기

출처: 신성자(2001).

표 4-10 동물매개치료 활동 안내서(예시 3)

회 차	1/12회기	치료(활동)명	첫 만남과 관계 형성하기
치료(활동)목표	인지적	• 호기심과 관찰력, 기억력을 증진시킬 수 있다. • 치료도우미견에 대한 올바른 바른 가치관을 심어 줄 수 있다.	
	사회적	• 외부에 대한 관심을 증가시킬 수 있다. • 사랑과 친화력을 배울 수 있다. • 의사소통과 사회기술향상을 향상시킨다.	
	정서적	• 즐거운 마음을 갖게 되어 스트레스를 해소시킬 수 있다.	
	신체적	• 놀이를 통한 어린이의 소 근육을 발달시킬 수 있다.	

<table>
<tr><td>준비물</td><td colspan="3">치료도우미견, 이름표, 면접지, 서약서, 기록지, 필기도구, 목줄(2m의 헝겊이나 나일론 제품), 브러시, 빗, 배설물 처리 봉투, 휴지, 악취제거제, 간식, 장난감 등</td></tr>
<tr><td>유의점</td><td colspan="3">• 편안하고 친밀한 분위기(라포 형성)를 조성한다.
• 치료자는 대상자를 심리적 상태와 태도 등을 파악한다.
• 내적 갈등, 성격적 왜곡, 방어기제, 유전적 문제를 파악한다.</td></tr>
<tr><td rowspan="2">치료
(활동)
단계</td><td colspan="2">수행 절차</td><td>활동유형</td></tr>
<tr><td colspan="2">(1) 동물매개치료의 의미와 효과에 대하여 안내한다.
(2) 치료도우미견의 소개와 역할, 임무를 안내한다.
• 품종명, 나이, 이름, 품종의 특징 등 호감이 가도록 소개한다.
• 일정한 훈련과 선발과정을 거쳐 합격된 사항을 소개한다.
• 건강 검진과 예방접종을 실시하여 안전함을 설명한다.
• 치료도우미견은 우리의 친구라는 것을 인식시킨다.
(3) 치료자와 대상자의 역할과 임무에 대해 안내한다.
• 치료자 약력 소개(자세히)
• 치료자는 매개동물과 대상자와의 중재자 조정자임을 강조한다.
• 대상자는 합의한 일정에 충실할 것을 다짐 받는다.
• 대상자는 자기 발전을 위한 노력과 약속을 이행하도록 한다.
• 반려동물을 아끼고 정성껏 보살필 것을 강조한다.
(4) 진행과정과 내용을 설명한다.
(5) 서약서 쓰기(생략할 수 있음)
(6) 전체 활동기간에 대해 의논하고 결정한다.
(7) 치료도우미견 다루는 방법 알려 주기
(8) 치료도우미견과 인사: 이름 부르기, 안아 주기, 칭찬하기, 먹이 주기</td><td>단체 활동
단체 활동

단체 활동

단체 활동
개별 활동
단체 활동
개별 활동
개별 활동</td></tr>
<tr><td>활동
정리</td><td colspan="3">• 활동한 사항들을 요약하고 통합하여 준다.
• 치료도우미견의 이름을 물어보고 가장 좋았던 활동을 발표하도록 한다.
• 다음 회기에의 날자와 활동내용, 준비물 등을 안내한다.</td></tr>
<tr><td rowspan="2">평가</td><td>평가항목</td><td>평가관점</td><td>점수</td></tr>
<tr><td>관계 형성하기</td><td>• 치료자와의 관계가 원만하고 친화적인가?
• 치료도우미견과 어울리기를 좋아하고 친화적인가?
• 치료도우미견과의 활동에 의욕적이고 적극적인가?</td><td>상 중 하
상 중 하
상 중 하</td></tr>
</table>

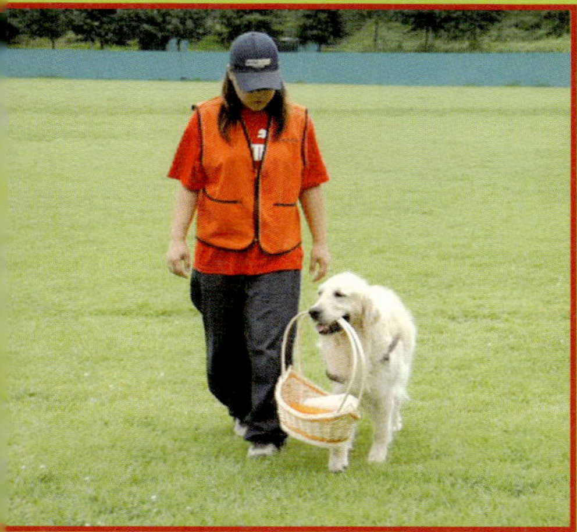

5장
동물의 훈련과 평가

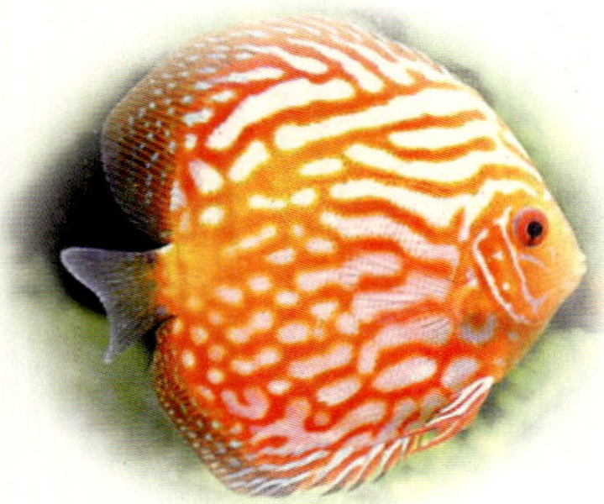

1 동물행동의 이해

1. 동물행동의 뜻과 분류

1) 동물행동의 뜻

(1) 동물행동이란

동물은 다양한 원인 및 표현 방법으로 신체를 움직인다. 동물의 움직임은 외부로부터의 자극(stimuli)과 이에 대해 반응(responses)하는 동작으로 설명할 수 있다. 다시 말해서 동물이 외부의 자극에 대응할 때 나타나는 모든 움직임을 동물행동(animal behavior)이라고 한다. 동물의 행동을 관찰하고 파악해서 행동의 특성 및 의미를 구명하는 연구가 많은 사람의 관심을 끌고 있다. 동물행동학은 동물의 행동을 연구해서 각각의 행동이 갖는 의미를 연구하는 학문이다.

(2) 동물행동의 구분

동물의 행동은 크게 개체유지 행동과 사회 행동으로 구분할 수 있다.

표 5-1 동물 행동의 구분

개체유지 행동	사회 행동
먹이 먹기	과시 및 구애
물 마시기	성 행동
휴식 및 잠자기	공격
배설	무리 짓기
신체 방어	새끼 돌보기
몸단장	세력권 방어 및 유지
탐색 및 찾기	놀이

개체유지 행동은 동물의 생존에서 기본적인 문제를 해결하기 위한 행동이다. 즉, 먹이 먹기, 물 마시기, 휴식 및 잠자기, 배설, 신체 방어, 몸단장하기, 탐색 및 찾기 등의 행동이 개체유지 행동에 속한다. 반면 사회적 행동은 개체의 독립적 행동이 아닌 다른 개체와의 관계 혹은 무리와 연관된 행동을 의미한다. 이성에게 구애를 하기 위한 과시 행동(display) 및 짝짓기, 무리 짓기, 공격, 새끼 돌보기, 세력권의 방어 및 유지, 놀이 등이 사회 행동에 속한다. 즉, 사회 행동은 개체들 간에 발생하는 상호작용과 관련된 행동이다.

2) 동물행동의 분류

(1) 선천적 행동

선천적 행동이란 동물이 태어나면서부터 하는 행동을 의미한다. 포유류의 새끼들은 태어난 후 본능적으로 어미의 젖을 찾고 입술과 혀를 이용해서 독특한 방법으로 유두를 빨아 젖을 먹는다. 이런 행동은 어미가 가르쳐 주지 않고도 태어나면서부터 하는 행동이다. 동물이 학습 혹은 경험하지 않고도 유전자 속에 들어 있는 유전정보에 의해 태어나면서부터 본능적으로 하는 행동을 선천적 행동이라 한다. 선천적 행동은 대부분 동물들의 기본적인 생존 방식과 관련된 것이 많다.

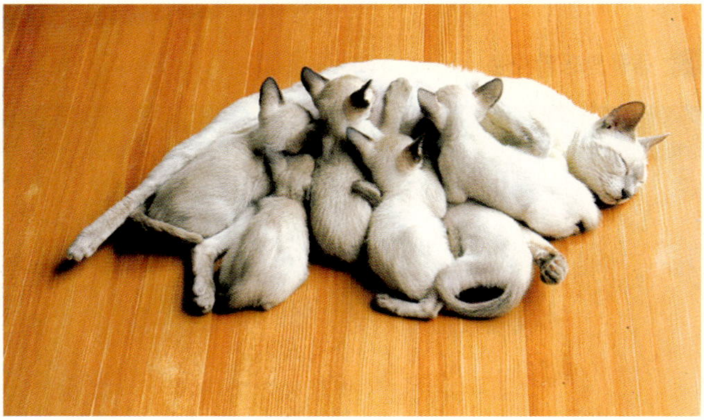

그림 5-1 새끼 고양이가 젖을 먹는 선천적 행동

(2) 학습 행동

동물은 태어나 생활하며 주변의 환경 요인에 의해 많은 영향을 받는다. 생활하면서 부딪치는 상황에 따라 적절한 행동을 어미 혹은 주변의 다른 동물에게서 배우게 된다. 먹이를 찾는 방법, 위험을 피하는 방법, 잠자리를 만드는 방법 등 다양한 상황별 대처방법을 학습함으로써 일생 동안 살아가는 데 필요한 기술이나 방법을 습득한다. 태어나서 후천적으로 다른 개체에게서 배워서 하는 행동을 학습 행동이라고 한다. 이런 학습 행동에서 가장 중요한 부분을 차지하는 것이 각 동물의 경험이다. 동물은 다양한 경험을 통해서 각각의 상황에 맞는 대처법을 터득하게 되고 이런 방법 및 경험이 쌓여 학습 행동을 형성한다.

(3) 공격 행동

공격 행동은 안전에 위협을 받거나 다른 동물에 의해 물리적인 압박을 받았을 때 상대방 동물을 제압 혹은 격퇴시키기 위한 행동이다. 또한 포식자가 먹이를 사냥하기 위해 먹잇감을 제압하는 경우에도 공격 행동을 보인다.

공격행동은 그 경우에 따라 다양하다. 일반적으로 사회적인 동물의 경우 자신이 소속되어 있는 무리 내에서 순위 결정을 위해 공격 행동을 하는 경우가 많다. 순위를 결정하는 시기에 동물은 매우 공격적인 성향을 보인다. 그러나 순위결정 시기가 지나면 정해진 순위에 따라 사회적 서열이 주어지고 동물은 사이좋게 평화적인 관계를 유지한다. 또한 세력권(territory)을 형성하는 동물은 자신의 세력권 내에 다른 개체가 침입하면 이들을 물리치기 위해서 공격적인 행동을 취한다. 먹이를 먹고 있거나 어린 새끼를 돌보고 있는 경우 다른 동물이나 사람이 접근할 때, 심하게 공포감을 느낄 때, 짝짓기 동안 암컷과 수컷 간에 알력이 발생할 때, 배가 고프거나 피로할 때 일반적으로 동물은 공격적인 행동을 보인다.

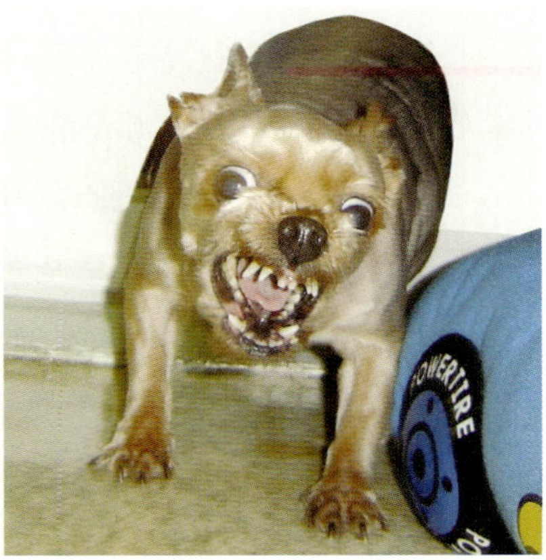

그림 5-2 반려견의 공격 행동

개가 이를 드러내고 으르렁거리는 것은 낯선 사람이나 다른 개가 자신의 세력권에 침입했을 때처럼 자신이 위험하다고 느낄 때 하는 행동이다. 개의 입장에서는 '여기는 나의 세력권이다. 더 이상 가까이 오면 공격할 것이다.' 라는 경고의 의미로 위협하는 자세를 취한다. 이런 경고에도 불구하고 상대가 떠나지 않으면 개는 공포심과 공격의도 중에서 어느 쪽이 강하냐에 따라 다음 행동이 달라진다. 공포심이 크다면 귀를 뒤로 젖히고 입술을 수평으로 당기면서 으르렁거린다. 반면 공격의도가 높아졌다면 개는 귀를 세워 앞으로 향하고, 코에 주름을 모으고 이를 드러내어 더욱 으르렁거리다 결국에는 무는 행동을 하기도 한다.

(4) 이상 행동

이상 행동이란 정상적인 범위를 벗어난 동물의 행동을 의미한다. 이상 행동의 원인으로 가장 크게 문제가 되는 것이 공간적인 스트레스다. 동물이 정상적인 행동이나 활동을 하지 못할 정도로 공간적으로 비좁은 상황에 놓일 때 다른 개체와의 관계 혹은 혼자 하는 일상 행동에서 많은 이상 행동을 보이는 것으로 알려져 있다.

또한 동물의 이상 행동은 한두 개의 원인에 의한 것이 아니라, 많은 요인이 복합적으로 영향을 미쳐 나타나는 것이 대부분이다. 즉, 동물의 사육 환경, 사육시설의 구조, 운동 부족, 다른 개체와의 관계, 심리적 요인, 유전적 요인, 공포, 불안, 과거의 좋지 못한 기억 등 다양한 원인에 의해 이상 행동을 보인다.

동물이 스트레스를 받으면 여러 가지 이상행동을 보인다. 특히 별 의미 없는 동작을 지속적으로 반복하는 것을 상동 행동(stereotype)이라고 한다. 예를 들면 개가 같은 장소를 계속해서 빙빙 돌거나, 마당에 구멍을 끝없이 파는 행동을 반복하거나, 피부염이 생길 때까지 앞발을 계속해서 핥는 행동 등이다.

개가 스트레스를 받았다는 것을 알 수 있는 행동으로는 동공의 확대, 눈 사이 혹은 입 가장자리의 피부에 생긴 주름, 혀가 마르고 두꺼워짐, 귀가 뒤로 처짐, 눈에 흰자가 많이 보임, 하품, 몸을 낮춤, 발바닥에 땀이 남, 꼬리가 늘어짐, 주인에게 지나친 응석부리기 등이 있다. 이런 행동을 계속 보인다면 빨리 스트레스의 원인을 찾아 해결해 주어야 정상적인 생활이 가능해질 것이다.

2. 동물행동의 발달과 학습

1) 행동의 발달

(1) 초기 경험

동물은 경험을 통해서 행동이 발달되기도 한다. 특히 어렸을 때의 경험(초기 경험)이 일생을 살아가는 데 있어서 많은 행동에 영향을 주는 경우가 많다. 즉, 어려서 어미의 사랑을 받은 동물과 그렇지 못한 동물은 성장 후 자신의 새끼를 돌보는 것이나 혹은 주변의 다른 동물과의 관계에서 큰 차이를 보이기도 한다. 이는 어렸을 적의 사회화 과정에서의 초기 경험이 성장한 후 행동에 많은 영향을 준다는 것을 의미한다.

(2) 각인

오스트리아의 동물행동학자인 로렌츠(K. Lorenz)는 갓 부화한 회색기러기 새끼가 처음에 본 움직이는 대상을 보고 졸졸 따라 다니는 사실을 관찰했다. 또한 처음 본 대상은 어린 새끼의 기억에 오래 남아 이런 행동을 지속적으로 한다는 것을 밝혔으며 이런 현상을 각인(imprinting)이라고 하였다. 갓 태어난 새끼가 제일 처음 본 대상이 로렌츠였을 때는 이들 새끼가 로렌츠를 어미로 착각하고 일렬로 줄을 지어 따라다니는 현상도 관찰되었다. 새끼에게 로렌츠가 각인된 것이었다.

각인은 동물의 생애 중 특정 시기, 특히 초기에만 나타나는 활동이다. 각인의 결과 새끼와 부모 사이에는 강한 유대감이 형성된다. 특히 각인의 대상은 주로 새끼의 어미이기 때문에 새끼들은 어미를 따라다니며 보호를 받게 된다. 그러므로 각인은 어린 개체가 안전을 보장받을 수 있는 매우 중요한 행동이라 할 수 있다.

(3) 놀이

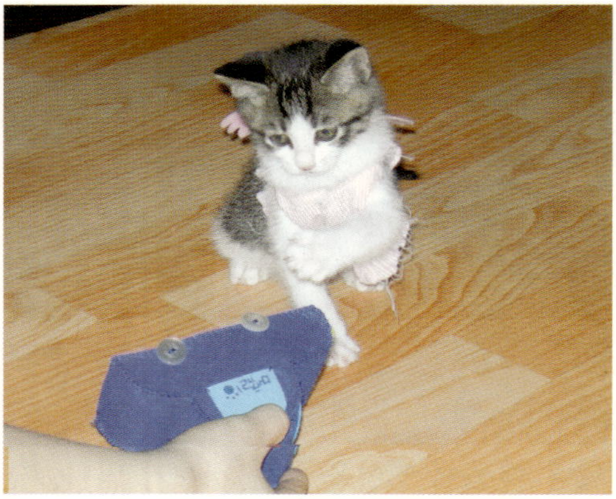
그림 5-3 고양이의 장난감 놀이

놀이(play)는 동물이 새끼 때부터 상당히 오랜 시간 동안 행하는 다른 개체와의 친밀한 관계를 나타내는 행동 중의 하나다. 놀이는 단발성의 짧은 행동이 여러 번에 걸쳐서 반복적으로 나타나며 때로는 과장되어 표현되기도 한다. 동물이 놀이에 빠지는 경우는 특별히 꼭 해야만 하는 필요성이 없을 때며, 분명한 목적 없이 되풀이된다. 놀이를 통해서 대부분의 어린 개체는 상당한 양의 운동을 하게 된다. 즉, 어린 개체는 놀이를 통해서 근력을 키울 수 있으며, 뇌의 성장을 촉진시키고 신체적 유연성이 증대된다. 놀이의 또 다른 중요한 역할은 사냥능력, 싸우는 방법, 다른 개체를 제압하는 방법 등을 학습하거나 연습할 수 있는 기회가 된다. 또한 사회적 동물은 놀이를 통해서 다른 개체와의 협동 방법 혹은 사회적 순위를 결정하는 방법을 자연스럽게 터득할 수 있다.

강아지끼리 놀이하는 과정을 살펴보면, 어떤 강아지가 다른 강아지의 등 위에 앞발을 짚고 올라타는(mounting) 행동을 하기도 한다. 이는 성숙한 암컷과 수컷의 짝짓기 행동과 혼동될 수 있으나 강아지끼리 올라타는 행동은 누가 힘이 센가를 알리기 위한 사회적 순위를 정하기 위한 행동이다. 그 밖에 상대방의 얼굴을 앞발로 쓰다듬기, 상대의 귀를 핥기, 앞발로 상대를 누르고 귀 뒤나 목 혹은 어깨를 가볍게 무는 행동 역시 상대방에 대한 우위성을 나타내는 행동이다. 강아지끼리 하는 놀이 과정 중에서 마운팅을 하면서 우위성을 나타낼 수 있는 여러 행동을 익히게 된다.

2) 학습과 사회 행동

(1) 학습의 형태

동물은 경험에 의한 획득된 행동을 비교적 장기간에 걸쳐 유지하는데 이를 학습이라 한다. 다시 말해 학습은 동물이 어떤 경험을 하고 그 결과에 적응하여 나타나는 지속적으로 유지되는 행동의 변화를 의미한다. 학습에 관한 능력은 동물의 집단 및 종에 따라 매우 다양하게 나타난다. 각 종별로 학습의 형태 및 시기, 정도가 모두 다르다. 지속적인 반복에 의해 학습을 하기도 하며, 의식하지 못하는 동안 특정한 상황에 익숙해짐에 따라 자연스럽게 학습이 일어나기도 한다.

많은 동물에 있어서 학습이 적절하게 되었다면 특정한 목적이나 인간과의 공존에서 전혀 문제없이 생활이 가능하다. 그와는 반대로 제대로 된 학습이 이루어지지 않아 사회성에 문제가 있는 동물 역시 쉽게 발견할 수 있다. 또한 관리상 좋지 못한 버릇이나 습성을 지닌 동물도 올바른 학습에 의해 잘못된 행동을 교정할 수 있다. 그 밖에 학습을 통해서 도형, 빛, 음파 등을 구분하거나 지속적인 반복에 의해 학습능력이 증진된다는 사실이 많은 동물실험을 통해서 입증되고 있다.

동물의 학습에는 익숙(habituation), 연상 학습(associate learning), 시행착오(trial and error), 모방(imitation), 혁신(renovation) 등 다양한 형태가 존재하는 것을 알 수 있다(〈표 5-2〉 참조). 익숙은 동물이 반복적인 자극을 받았을 경우 그 자극에 대한 반응이 매우 둔감해지거나 없어지는 것을 의미한다. 또한 특정 행동

표 5-2 다양한 학습의 형태

형태	특징
익숙	반복적인 자극으로 반응이 없어지는 현상
연상 학습	행동을 상과 벌로 연결함으로써 일어나는 행동의 변화
시행착오	반복에 의한 경험의 결과 발생하는 행동의 변화
모방	다른 개체를 흉내 내는 행동
혁신	처음 처해진 상황에서 창의적으로 하는 새로운 행동

을 상 혹은 벌과 연결시켰을 때 발생하는 동물의 행동 변화를 연상학습이라고 한다. 시행착오는 다양한 경험의 결과 바람직하거나 그렇지 못한 결과를 얻었을 때 일어나는 행동의 변화다. 모방은 다른 동물의 행동을 흉내 내는 행동이며, 혁신은 전혀 접해 보지 못한 낯선 상황에 처했을 때 창의적으로 하는 새로운 행동을 말한다.

(2) 사회 행동과 의사전달

동물이 단독으로 행동하지 않고 2개체 이상이 모여 지속적인 상호작용을 하고 있는 상태를 무리(group)라고 한다. 무리에 속한 동물을 개체 간의 상호관계라는 관점에서 보았을 때 사회라고 부른다. 동물의 사회 행동의 예로는 무리 행동, 공간적 행동, 적대적 행동, 성(sexual) 행동, 모성 행동 등을 들 수 있다.

1 무리 행동

야생에서 동물은 다양한 장점이 있기 때문에 무리를 형성하곤 한다. 즉, 포식자의 출현을 빨리 알아챌 수 있거나, 먹이를 쉽게 찾기 위해, 이성을 쉽게 찾아 번식 성공률을 높이기 위하는 등 무리를 이룸으로써 많은 이익을 얻을 수 있다. 그런데 동물이 무리를 형성하면 그에 따라 무리에 속한 개체 사이의 상호 관계되는 여러 가지 경우가 있을 수 있다. 무리 행동으로는 개체 사이의 순위, 순위가 낮은 개체가 높은 개체에 대한 복종 행동을 예로 들 수 있다. 또한 가족 혹은 대규모의 무리와 같이 무리의 특성에 따라 각 개체마다의 행동 및 역할이 다른 것을 많은 동물의 행동에서 발견할 수 있다.

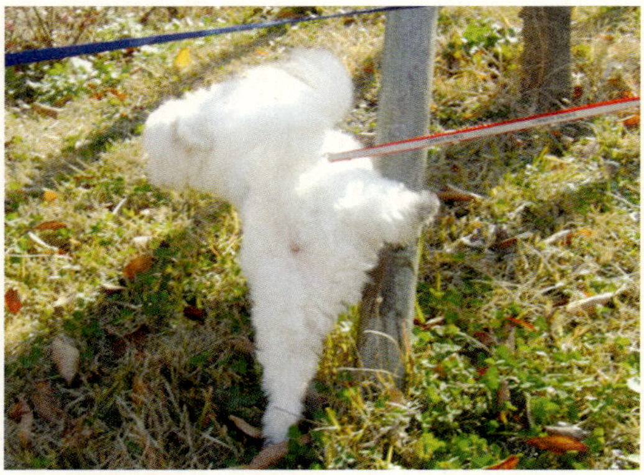

그림 5-4 개의 세력권 표시 행동

2 공간적 행동

동물이 자신 만의 고유 영역을 방어하려는 세력권 유지 행동을 대표적인 공간적 행동이라 할 수 있다. 공간적 행동에 의해 자신의 영역을 배타적으로 지키거나 다른 개체와의 공동 사용을 허용하기도 한다. 사람과 같이 생활하는 반려견의 경우 특히, 수컷이 새 집으로 이사를 하거나 가구를 새롭게 들여왔을 때 벽이나 가구에 소변을 누는 행동을 쉽게 관찰할 수 있다. 이는 개의 조상인 늑대의 세력권 유지 행동과 매우 유사한 행동으로 자신의 세력권임을 표시하기 위한 행동이다.

3 적대적 행동

동물은 다른 개체와의 사회 행동을 지속적으로 하면서 정도의 차이는 있으나 마찰이나 갈등이 발생하게 된다. 먹이, 물, 공간, 이성 등 다양한 대상을 서로 차지하기 위해 서로 경쟁하거나 싸움이 있을 수 있다. 동물 사이의 마찰이나 싸움에 관련된 행동을 적대적 행동이라 한다.

다양한 목적 및 경우에 따라 동물은 다른 종 혹은 개체에게 적대적인 행동을 보인다. 또한 자신만의 세력권을 유지하고 방어하기 위해, 상대방이 두려워 공포감을 가질 때, 새끼를 보호하기 위함 등 다양한 원인에 의해 적대적 행동을 한다.

4 성 행동

성 행동은 자신의 유전자를 다음 세대에 남기기 위한 행동으로 이성에 대한 탐색, 과시 행동, 짝짓기 등이 포함된다. 탐색 행동은 동물이 정자를 주고받기 위해서 이성을 찾는 행동이며, 과시 행동은 이성에게 매력적으로 보여 짝짓기로 끌어 들이기 위한 행동이다. 또한 짝짓기는 수컷이 음경을 이용해서 암컷의 생식기 내부로 정자를 전달해 주는 것을 말한다. 성 행동은 동물 종마다 특이한 형태를 가지며 이들 기본 행동이 연속적으로 일어나며, 성 행동의 발현 양상과 지속 시간 역시 큰 차이가 있다.

개의 경우, 암컷은 소형견이면 생후 7～10개월경에, 중 · 대형견은 8～12개월경에 처음 발정기를 맞게 된다. 발정기의 암컷은 외음부가 부풀고 출혈이 생기며 소변을 보는 횟수가 증가한다. 또한 정서적으로 불안정한 행동을 보이기도 한다. 수컷은 생후 11개월경이면 성적으로 성숙하고 암컷과 달리 특별한 발정기는 따로 없다. 발정기의 암컷 소변에 포함되어 있는 페로몬(pheromone)의 냄새에 자극이 되면 암컷의 뒤를 따라 다니는 행동을 보인다. 암컷이 짝짓기를 위해 수컷을 받아들이는 것은 발정기가 시작된 후 배란이 가까워졌을 무렵이다. 암컷이 준비되지 않았을 때 수컷이 짝짓기 행동을 하면 암컷은 엉덩이를 내리고 앉거나 공격적인 태도를 보인다. 배란이 가까워지면 비로소 암컷은 마음에 드는 수컷을 선택하고 수컷의 앞에서 엉덩이를 보이면서 수컷이 올라탈 수 있도록(mounting) 유도해서 짝짓기를 한다.

(3) 모성 행동

동물은 특히 포유류에서 어미가 새끼를 분만하면 어미와 갓 태어난 새끼 사이에 매우 중요한 관계가 만들어진다. 이 관계는 갓 태어난 새끼가 어미에게 젖을 달라거나 혹은 돌봐 달라는 지속적인 요구와 이에 대한 어미의 받아들임에 의해 형성된다. 이런 어미의 행동을 모성 행동이라 하고 분만을 전후해서 발생하기 시작하는 행동이다.

무리 지어 생활하는 동물의 경우 분만이 다가오면 어미는 자신이 속한 무리와 어느 정도 거리를 두고 이탈하여 분만을 하는 경우가 많다. 분만 후 어미는 갓 태어난 새끼를 받아들이고 보호하는 등 평소에 하지 않던 특별한 행동을 한다. 어미는 새끼가 잘 성장하도록 관심을 가지고 돌보는 역할을 한다. 새끼를 핥고 다듬는 동안 어미와 새끼 모두 소리를 내는데 이것은 어미와 새끼의 결속에 중요한 역할을 한다. 모성 행동에는 보금자리 혹은 둥지 만들기, 새끼 찾아오기, 새끼 핥기, 젖 먹이기 등이 포함된다.

1 개의 모성 행동

암컷은 임신 후반기에 움직임이 매우 느려지고 식욕이 증가한다. 출산하기 직전 1주일 동안은 태아에 의해 배에 가해지는 압력이 증가하기 때문에 먹이를 조금씩 자주 먹는다. 또한 앉을 때마다 으르렁거리기도 한다.

출산을 위한 보금자리를 만들어 주면 그 속에서 새끼를 낳고, 보금자리를 만들 수 있는 재료를 제공해 주면 스스로 보금자리를 만들기도 한다. 보금자리 혹은 보금자리를 만들 수 있는 재료를 사람이 제공해 주지 않는다면 땅을 파는 행동을 보이는데, 이는 늑대의 출산 전 행동과 매우 유사하다.

분만이 임박하면 불안, 식욕부진, 체온저하 등의 현상이 일어난다. 출산을 위한 진통이 시작되면 암컷은 옆으로 누워 다리에 경련이 일어나며 몸을 떤다. 배가 여러 번 강하게 수축된 이후 강아지를 출산하는데, 어미는 갓 태어난 강아지의 온몸을 핥아 주고 어금니로 탯줄을 자른다. 강아지를 핥아 줌으로써 강아지의 체온 저하를 막아 폐사율을 감소시킨다.

강아지는 보통 30분 간격으로 태어나는데 분만 간격은 몇 시간씩 되기도 한다. 또한 분만 중 어미가 스트레스를 받으면 분만 간격은 더욱 길어질 수 있다. 배 속에 있던 모든 새끼를 출산하면 암컷은 조용히 누워 강아지에게 젖을 먹이기 시작한다. 이때 어미는 강아지를 핥으며 특히 아랫배 부분을 핥아 소화와 배설이 쉽게 될 수 있도록 한다.

어미는 분만 후 며칠 동안은 새끼 곁에서 대부분의 시간을 보낸다. 분만 후 1주일 정도면 새끼에게 젖을 먹이는 행동은 최고조에 달한다. 분만 후 1주일이 지나면 점차 어미가 새끼와 보내는 시간은 짧아진다. 보통 분만 후 60일이 지나면 새끼는 어미의 젖을 떼고 먹이를 먹기 시작한다.

② 고양이의 모성 행동

대부분의 고양이는 벽장이나 옷장 같이 어두컴컴한 곳을 분만 장소로 선호하는 경향이 있다. 고양이는 분만 후 자신의 몸과 바닥에 묻은 양수, 갓 태어난 새끼를 자주 핥는다. 이때 새끼보다 양수에 더욱 예민하게 반응한다. 야생에서 살던 시절, 포식자에게 발각되지 않도록 새끼를 낳은 흔적을 없애기 위한 본능적인 행동으로 판단된다. 새끼의 분만 간격은 개에 비해서 매우 짧지만 1시간 이상의 간격을 두고 새끼를 분만하는 경우도 있다.

새끼를 분만한 이후에는 새끼의 탯줄을 입으로 잘라내고 태반을 먹는다. 어미는 새끼를 핥는 행동을 하는데 새끼는 어미가 핥아 줌으로써 체온 저하를 방지할 수 있다. 어미가 새끼를 핥는 동안 다른 새끼가 칭얼거리면 대부분 무시한다. 배 속의 새끼를 모두 출산한 이후 어미는 태어난 한배 새끼 모두에게 주의를 기울이기 시작한다.

새끼 고양이는 보통 태어난 지 1～2시간 이내에 어미의 젖을 먹기 시작한다. 갓 태어난 새끼는 눈도 뜨지 않고 또한 소리도 들을 수 없는 상태에서 후각이나 촉각에 의해 어미의 젖을 찾는다. 새끼는 태어난 다음 날부터 어미의 젖꼭지 중에서 각자 자신이 주로 빨아먹는 젖꼭지를 정한다. 가장 몸집이 크고 힘센 새끼가 젖이 가장 많이 나오는 젖꼭지를 차지한다. 젖꼭지를 정하기 전에는 새끼끼리 몸싸움이 발생하기도 하는데, 일단 힘센 순서에 따라 자신들의 젖꼭지가 결정이 되면 싸움은 줄어든다.

어미는 새끼를 낳은 후 3주까지는 새끼에게 젖을 먹이려고 적극적인 행동을 보인다. 그러나 3주 후부터는 새끼에게 젖 주는 것을 차차 피하기 시작한다. 분만 후 4주가 되면 어미는 잡아 온 먹이를 새끼에게 주기 시작하며, 적극적으로 젖을 떼기 위해 노력한다.

2 동물의 훈련

1. 동물훈련의 이해

1) 훈련의 필요성

동물이 자연 생태계의 일원으로 서식하는 것이 아니라 인간과 함께 집에서 같이 생활하기 위해서는 인간과 공존하기 위해 지켜야할 규칙이나 알아야 할 사항들에 대한 숙지가 필요하다. 동물이 인간과 같이 생활하는 데 필요한 사항을 익히는 과정을 넓은 의미에서 훈련(training)이라고 할 수 있다.

훈련은 동물이 가지고 있는 본능을 인간과의 생활에 적합하도록 길들이는 기술과 길들이는 일련의 과정을 의미한다. 훈련에는 사람에 대한 기본적인 복종훈련과 더 나아가 경계, 추적, 인명구조, 안내 등과 같은 고난도 기술의 습득과정이 포함된다. 훈련 및 교육의 방침은 단순하고 명쾌한 것이 좋다. 즉, 해서 좋은 일과 해서는 안 되는 일의 구분이다. 해서 좋은 일을 하면 칭찬을 받는 것이고 해서는 안 되는 일을 했을 때는 질책을 받는 것이 명확할 때 동물은 사람에게 쉽게 복종할 수 있다.

동물이 사람에서 복종하도록 훈련할 때 가장 중요한 것은 사람과의 친밀성을 유지하는 것이다. 친밀성을 통해서 동물은 사람이 신뢰하고 따를 수 있는 존재라는 사실을 인지할 수 있다. 동물을 훈련할 때 먼저 훈련자는 동물과 접촉하는 시간을 충분히 확보해야 할 것이다. 동물과의 지속적인 접촉을 통해서 동물의 심리적, 신체적 상태 및 특성을 파악하고 이해할 수 있다. 또한 동물에게 정다운 말을 쓰는 습관을 가져야 한다. 가능한 한 친절히 대해야 동물은 정서적으로 안정될 수 있다.

훈련을 받는 동물은 신체가 건강한 상태로 유지되어야 하며, 사람이 마음대로 다룰 수 있는 습성을 가지도록 해야 한다. 뿐만 아니라 명랑하고 적극적인 성격을 갖게 하는 것이 좋다. 이런 성격을 가진 동물이 좀 더 쉽게 훈련되고 사람과 풍부한 상호작용이 가능하다. 또한 사물에 열중하는 습성을 길들여야 하며, 훈련자의 손이나 눈을 주목하는 습관을 들이는 것 역시 중요하다.

2) 훈련의 기초

(1) 사회화

출생 후 3～12주령을 보통 사회화 시기라고 한다. 사회화 시기는 태어나서 처음 겪는 환경에 대해 점차 적응해 가는 시기로 주변 환경을 잘 조성해 주는 것이 필요하다. 사회화 시기 동안 다른 동물이나, 사람, 생활 속에서 일어날 수 있는 소음이나 기타 사항 등 다양한 환경과 상황을 경험할 수 있게 해 주어야 한다. 또한 다양한 물건을 접하여 냄새를 맡고 탐색 행동도 활발히 할 수 있게 하는 것이 필요하다. 이 시기의 경험이 일생을 살아가면서 사람과 얼마나 친밀하게 지낼 수 있는지를 결정한다.

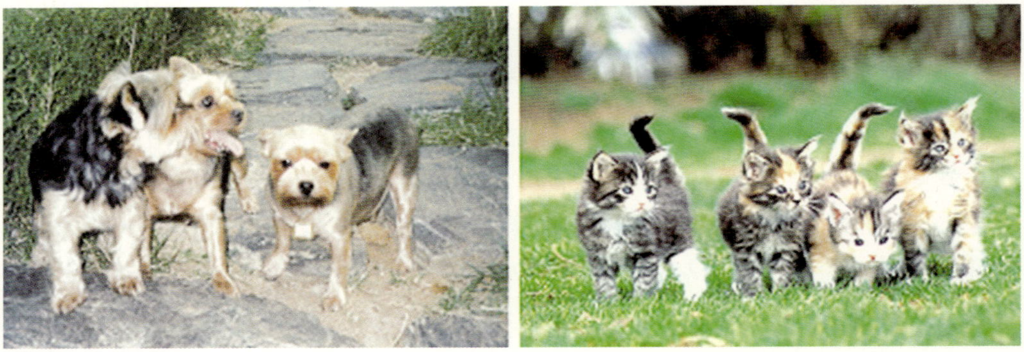

그림 5-5 동료와의 어울림을 통한 사회화

사회화 시기에 강아지는 여러 가지 놀이를 하면서 점차 순위가 정해진다. 형제끼리 목덜미를 물거나, 싸움을 하고, 이를 드러내고 으르렁거린다. 이런 놀이를 통해서 강하고 약한 개체의 차이가 생기고 강한 개체에게 복종하는 행동을 보인다. 사회화란 강아지가 자신의 세계를 넓혀 가는 과정을 일컫는다. 사람과의 관계는 특히 생후 5~6주경에 강해진다. 이때 강아지는 사람의 존재를 인식하기 시작하므로 남녀노소 등 다양한 사람과 접촉할 수 있게 하는 것이 필요하다.

젖을 뗀 이후, 강아지는 우리 밖의 특정한 지역을 배변장소로 이용하기 시작한다. 또한 강아지가 우리에서 나갈 때 땅에 코를 대고 냄새 흔적을 따라가는 행동을 하는데, 이때 냄새는 배설반사작용을 촉발시킨다. 어린 강아지는 배변 없이도 오랜 시간 동안 잠을 잘 수 있다. 그러나 잠에서 깨어 있을 때는 배변을 자주 한다. 이런 생리적 특성을 이용하여 강아지를 특정 장소에 배설하도록 훈련시킬 수 있다. 즉, 배설장소에서 나는 냄새를 통해 강아지가 배설장소로 계속 이용하도록 하는 것이다. 어디에 배설하고, 어디에서 먹이를 먹고, 어떤 물건을 가지고 놀 수 있는가를 하나하나 가르치며 훈련할 수 있는 시기다. 또한 사람과의 놀이를 통해서 같이 살고 있는 주인 및 가족 구성원과의 사회화 역시 매우 중요하다.

(2) 훈련의 기본자세

치료도우미견을 훈련시킬 때는 개의 특성을 우선 잘 파악해야 하며 주인과 반려견 상호 간에 즐기면서 신뢰를 바탕으로 진행되어야 한다. 또한 반려견이 본능을 억제하고 특유의 후각과 청각기능을 개발하기 위한 훈련에는 칭찬, 식사, 휴식 등 적절한 보상체계가 이루어져야 한다. 강아지 때부터 적절한 조기교육이 필요하며 사람들과 접촉, 이웃 개와의 어울림, 같이 놀아 주기 등 친화가 중요하다.

반려견은 동물적 본능에 따라 행동하기 때문에 잘못된 행위를 하면 즉시 보상과 벌을 주어 잘못된 행동을 바로잡아 주어야 한다. 훈련은 주인이 직접 훈련을 시키는 것이 효과적이며 반복 연습이 필요하다.

(3) 보상과 벌

반려견의 훈련에는 반드시 보상이 필요하다. 명령에 따라 행동을 수행했을 경우 보상의 방법 중 가장 많이 쓰이는 방법으로 먹이 주기가 있다. 먹이 주기는 반려견의 관심을 유도하기 위해 사용하며 배가 고플 때 효과적이다. 또 한 가지 방법은 칭찬하기가 있다. '잘했어' 하고 칭찬을 하며 몸통을 따라 길게 쓰다듬어 준다. 다른 한 가지는 공, 씹는 장난감, 소리 나는 장난감 등을 주어 보상하는 방법이 있다.

번려견을 훈련할 때 늘 보상만 주어서는 안 된다. 때에 따라서는 적당한 벌을 줄 때 훈련의 효과를 높일 수 있다. 벌은 잘못된 행동을 하기 직전 또는 하는 순간을 포착하여 즉시 주어야 한다. 잘못된 행동을 수행할 때 '안 돼' 라고 하면서 자기의 무릎을 치거나 손뼉을 쳐서 제지하거나 신문지 등을 말아서 콧등을 가볍게 때려 준다. 반려견은 벌을 받을 때보다 칭찬을 받을 때 훈련의 효과가 크다.

(4) 명령어의 사용

명령어는 일관되게 사용해야 한다. 명령어를 사용할 때마다 다른 말을 쓰면 혼란을 주어 훈련의 효과가 적고 기간이 길어진다. 명령어를 사용할 때는 다른 동작과 발음이 비슷한 명령어를 쓰지 말아야 한다. 예를 들면 '가라' 와 '와라'

는 발음이 비슷하므로 '가' 와 '이리와' 로 사용하는 것이 좋으며 정확하고 같은 높이의 억양으로 발음해야 한다. 반려견은 단어의 뜻을 알고 행동하는 것이 아니라 억양을 듣고 이해한다. 가급적 감정이 있는 어조는 쓰지 말아야 하며 높은 어조는 침착성을 잃게 해서 훈련을 그르칠 수 있다. 부드러우면서 명료하게 명령어를 주어야 한다.

2. 반려견의 훈련

1) 복종 훈련

동물이 사람에게 복종하고 사람과 함께 생활하기 위해서는 먼저 동물과 사람이 친밀감을 가지는 것이 가장 중요하다. 동물의 입장에서 사람은 먹이와 휴식처를 마련해 주는 주인이며 언제나 자신을 돌봐주는 보호자로 인식되어야 한다. 동물이 사람에 대한 복종에는 크게 맹목적 복종과 자발적 복종으로 구분할 수 있다(〈표 5-3〉 참조). 맹목적 복종은 체벌이나 고통을 통해서 사람이 두려움의 대상인 경우에 복종하는 것이다. 또한 자발적 복종은 사람과 동물 사이에 신뢰와 믿음을 바탕으로 친절한 언어와 행동, 애정 어린 신체적 접촉을 통해 이루어진다.

훈련의 전 과정을 통해 동물과 사람 사이의 친밀감과 신뢰성이 유지되는 것이 필요하다. 이를 위해서는 훈련자와 동물이 접촉하는 시간이 가능한 한 많아야 한다. 빈번한 접촉을 통해 훈련자는 동물의 심리적, 신체적 상태 및 특성을 파악

표 5-3 복종의 분류

분류	특징
맹목적 복종	두려움에 기초 채벌이나 고통
자발적 복종	신뢰와 믿음에 기초 친절함과 애정 어린 신체적 접촉

하고 이해할 수 있다. 또한 정다운 말을 사용하는 등 동물에게 친절히 대함으로써 훈련을 받는 동물이 정서적으로 안정을 가지도록 해야 한다.

모든 훈련에서 가장 기본적인 훈련은 복종훈련이다. 동물이 사람에게 복종하기 위해서 가장 중요한 것은 훈련자에게 주의를 집중하는 주목(注目)이다. 주목은 훈련자와 반려견 사이에 눈을 마주침으로써 가능하다. 성공적인 훈련은 처벌과 신체적 학대가 아니라 지속적인 반복과 연습을 통해 가능하다. 또한 칭찬과 적절한 보상을 해 주는 것 역시 매우 중요하다.

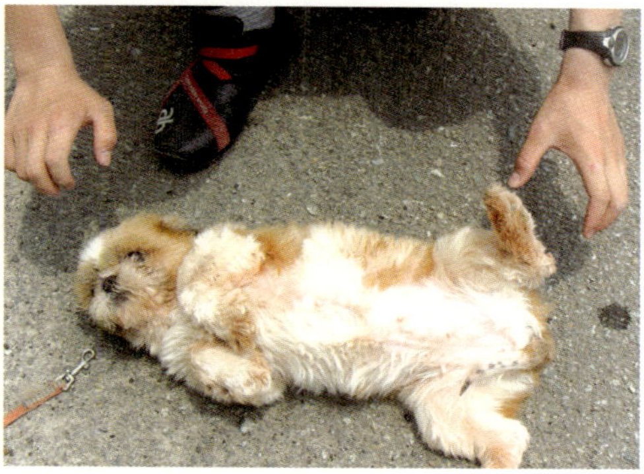

그림 5-6 반려견의 복종행동

동물은 훈련을 통해서 사람과 생활하는 데 길들여져야 하며, 기본적인 명령어를 식별하고 그에 대해 복종할 줄 아는 것이 필요하다. 또한 집안뿐 아니라 익숙하지 않은 다른 장소에서도 명령을 숙지하고 따라야 한다. 주인의 식사를 탐하지 말아야 하고, 다른 사람이 주는 음식은 받아먹지 않아야 하며, 끈이 없어도 주인을 따라올 수 있어야 한다.

복종훈련 시 다음과 같은 몇 가지 사항에 대해 주의하는 것이 필요하다. 먼저 훈련 전 정확하게 견 줄을 착용했는지를 확인해야 한다. 또한 훈련자와 반려견 모두 올바른 자세로 훈련에 임한다. 훈련자는 가능한 한 부드럽고 긍정적인 방법을 사용해서 훈련을 하는 것이 좋다. 반면 잘못된 행동을 교정할 때에는 한 번에 단호하면서도 엄하게 훈련한다. 또한 장소를 변경해 가면서 훈련하는 것이 바람직하다.

2) 기본 훈련

반려견의 집중력은 오래 지속되지 못하므로 훈련시간은 짧아도 된다. 보통 1회 훈련시간은 10～30분 정도가 적당하며, 하루 1～2회씩 식사 전에 훈련한다. 주위가 시끄럽거나 개가 한눈팔 것이 많은 번잡한 장소는 피하고 조용하고 개가 편안하게 느낄 수 있는 장소에서 훈련받도록 한다. 훈련은 계속해서 반복하여 실시한다. 즉, 하나의 동작이 완성될 때까지 몇 번이고 계속해서 반복함으로써 그 행동을 인식시켜야 한다. 훈련의 마무리는 함께 놀아 주는 것이 좋다. 사람을 따르는 것이 즐거운 일임을 인식시킬 수 있으며, 독립심이 생기게 할 수도 있다.

(1) 와

'기다려' 상태에서 오른손을 수평으로 올리고(손바닥이 밑으로 향하게) 바지의 옆 봉재선까지 내리면서 '와' 를 명령한다. 또는 약 10m 정도의 목줄을 놔주었다가 '와' 라는 지시에 응하지 않을 때는 줄을 잡아당기면서 '와' 를 명령한다. 이렇게 계속 반복하며 명령에 응하는 정도에 따라 줄의 길이도 짧게 한다. 최후에는 줄 없이도 가능하며 만일 거부할 때는 꾸짖고 지시에 따르면 칭찬을 해 준다.

조용한 실내에서 강아지와 거리를 짧게 두고 손에 먹을 것을 쥐고 시선을 집중시킨 후 이름을 부르며 '와' 라고 말한다. 걸어오면 '잘했어, 이리와' 하고 칭찬하고 쓰다듬어 주거나 먹을 것을 준다.

(2) 앉아

앉아의 바른 자세는 대퇴부를 가지런히 모아 앉는 자세로서 앞가슴을 약간 앞으로 내밀고 고개를 들고 올려다보는 자세여야 한다. 훈련자의 좌측에 훈련견을 붙이고 오른손으로 줄을 아주 짧게 잡고 위로 치켜들고 왼쪽 손으로는 뒤쪽 엉덩이를 툭 치듯 누르며 '앉아' 를 명령한다.

(3) 엎드려

'앉아' 의 자세에서 목줄을 왼손으로 짧게 쥐고 오른손을 아래로 내리면서 '엎드려' 라고 명령하면서 왼손에 쥔 줄을 가볍게 당겨 배와 앞 발굽치가 바닥에 닿도록 한다. 처음 '엎드려' 를 시작할 때에는 약 2~3초 정도로 짧게 '엎드려' 를 시키며 엎드린 자세에서 시간적 여유를 주면 나쁜 자세가 도출하기 때문에

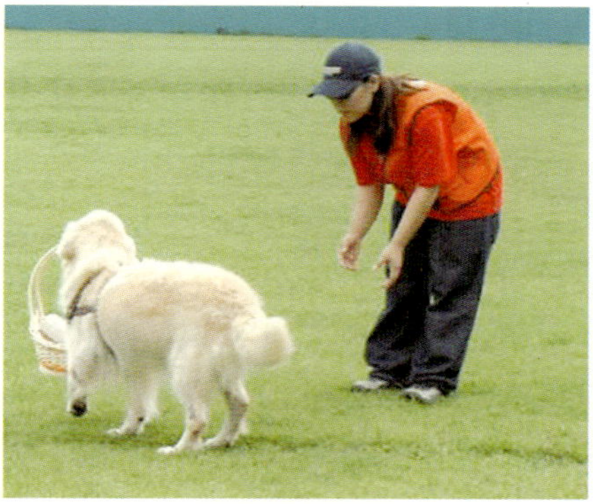

'와' 동작

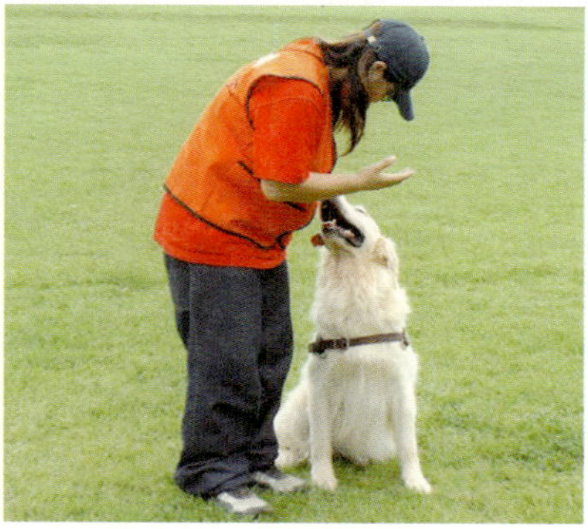

'앉아' 동작

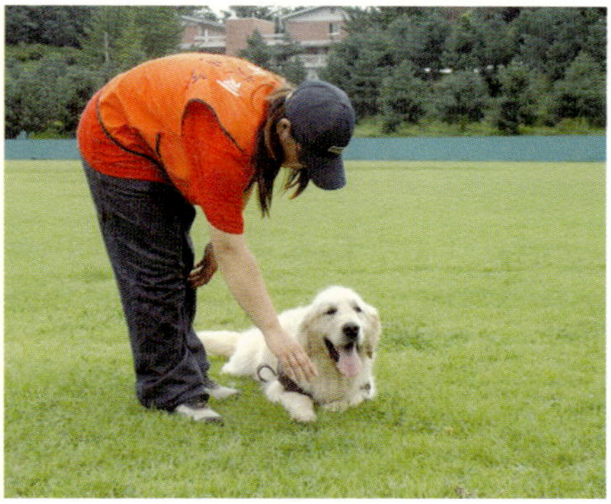

'엎드려' 동작

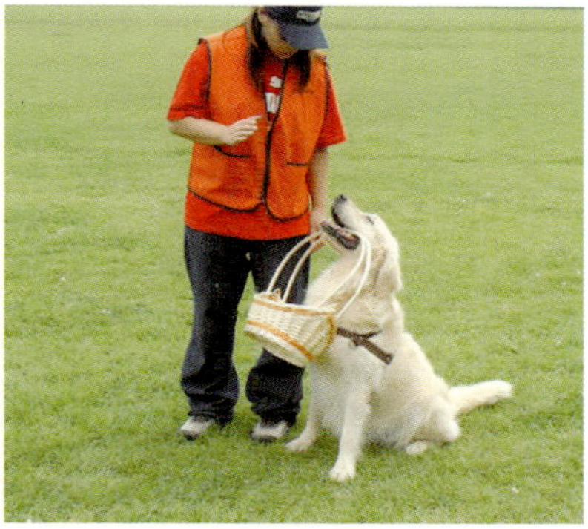

'기다려' 동작

그림 5-7 반려견의 훈련 1(출처: 국제경비견훈련소)

신속하게 다른 동작으로 변화를 주어야 한다.

(4) 서

훈련자는 좌측 손으로 30cm 이내로 줄을 짧게 잡고 우측 손으로는 약 70cm 이상 길게 잡고 걷는 도중에 좌측 손으로 줄을 가볍게 당겨 쇼크를 주면서 '서'를 명령하고 즉시 멈춰 서게 하는 것이다.

수신호의 동작은 손바닥을 펴서 위에서 아래로 45 대각선을 이루면서 개의 코를 내려치는 듯한 동작을 취한다. 만약 앉거나 다른 행동을 보일 때는 좌측 엄지

손가락으로 하복부를 위로 찌르듯이 충격을 주어 바른 자세로 교정을 하여야 한다. 처음 '서' 의 시간은 3~5초부터 시도하여 날이 갈수록 시간을 연장하며 독립적으로 혼자 서 있는 시간을 부여한다.

(5) 기다려

'서' 또는 '앉아, 엎드려' 상태에서 우측 손바닥을 펴서 훈련견의 눈높이에서 아래로 내리치는 듯한 동작을 취하며 '기다려' 를 명령한다. 명령을 내린 후 훈련자가 약 15m 이상 걸어가 개를 마주보고 부르면 훈련견이 신속하게 훈련자의 좌측에 와서 앉거나 서 있게 한다. 만약 움직이려 든다면 '안돼! 기다려' 명령을 반복한다.

(6) 따라(따라와-각측 보행)

훈련자의 좌측에 훈련견을 서게 한 후 목줄을 채워 짧게 왼손으로 잡고 '따라와' 명령과 함께 앞으로 이동한다. 이동 중 훈련견이 따라오지 않을 경우에는 목줄을 이용해 왼손으로 '따라와' 명령을 하면서 딱 치듯 순간적 충격을 가하여 따라오게 유도한다. 그리고 훈련자보다 빨리 앞으로 나아가면 반대로 목줄을 뒤쪽으로 충격과 함께 잡아당기고, 옆으로 위치를 벗어날 경우에는 훈련자 쪽으로 목줄을 당긴다.

(7) 가져와

물건을 가져오게 가르치는 처음 시기는 호기심이 왕성한 생후 2~4개월 사이에 시작해야 한다. 훈련견을 훈련자의 좌측에 앉히고 목줄을 왼쪽 손으로 꼭 붙잡고 기다리게 한 후, 개가 좋아하는 공이나 주인의 체취가 강한 양말, 장갑 그 밖에 뼈, 나무토막 등을 약 2~3m 정도 굴리듯 던져 그 물건이 움직이고 있을 때 '가져와' 를 명령하고 줄을 놓는다. 훈련견이 쫓아가 물건을 물게 되면 훈련자는 줄을 잡아당겨 '와' 하고 명령한다. 가까운 거리에서 숙달되게 한 다음 거리를 점점 늘려 가는 것이 좋다.

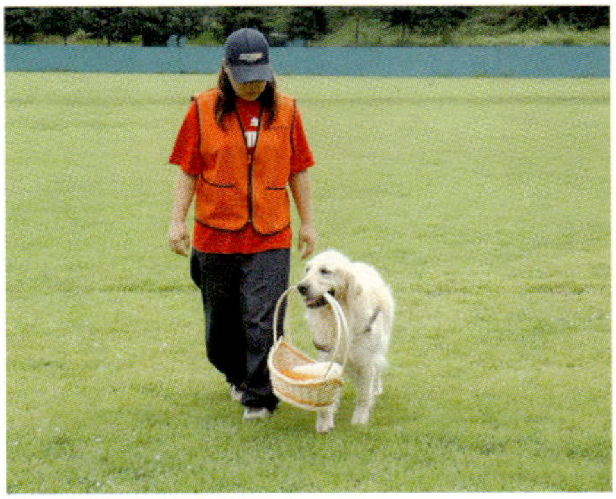

'따라' 동작

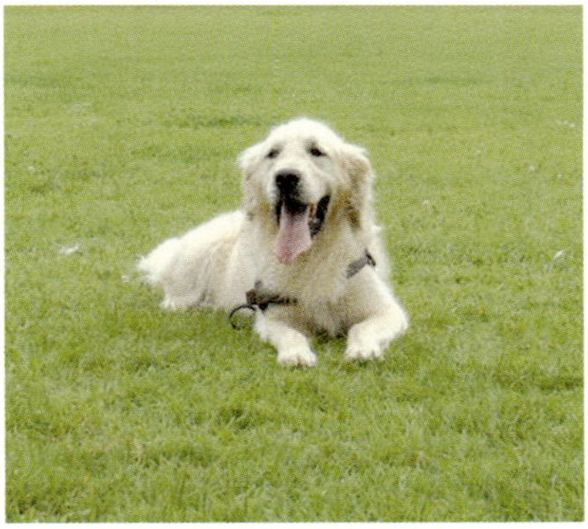

'쉬어' 동작

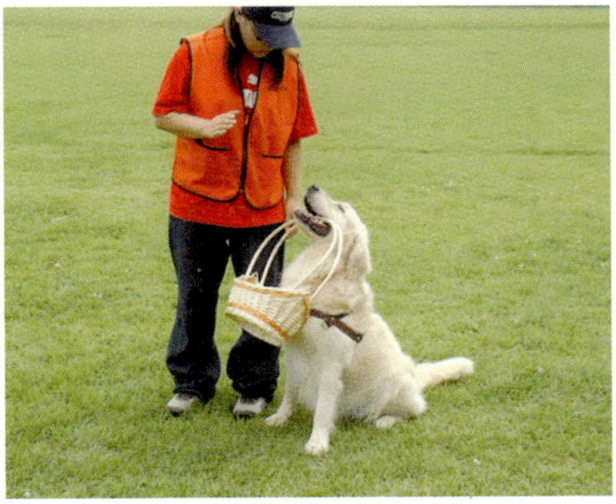

'기다려' 동작

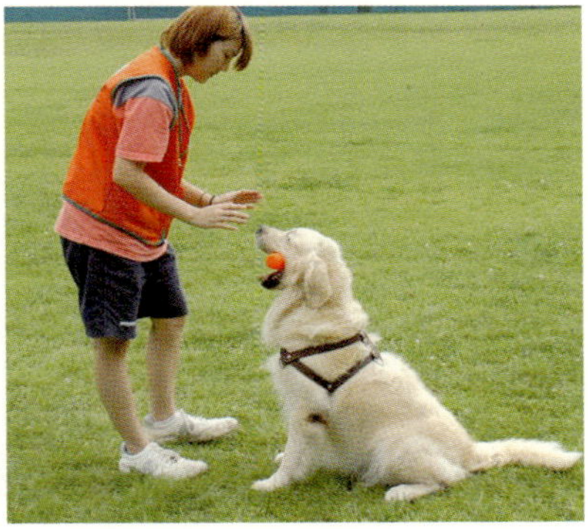

'가져' 동작

그림 5-8 반려견의 훈련 2(출처: 국제경비견훈련소)

(8) 쉬어

'쉬어' 의 동작은 앉아 있는 상태가 오랫동안 지속될 때 좀 더 편히 쉴 수 있도록 하기 위한 자세다. 훈련자의 명령에 의해 다음 지시가 있을 때까지 정지된 자세로 있어야 한다.

'엎드려' 의 연속훈련 동작으로 우선 훈련견을 엎드리게 한 후 목줄을 잡고 견주는 오른쪽, 왼쪽 어느 방향이든 한쪽 방향으로 손으로 살짝 훈련견의 엉덩이 부분을 밀듯 치면서 넘어지도록 한 후 '쉬어' 라고 명령한다. 이때 일어나면 '안

돼' 명령을 한다.

(9) 먹지 마

음식물을 훈련견의 앞에 놓기 전 '안 돼! 기다려' 라고 강하게 명령하며 목줄을 가볍게 툭 쳐 주며 훈련견이 잘 기다리는 것을 확인한 후 음식물을 내려놓고 '옳지! 먹어' 라고 명령한 후에 훈련견이 음식물을 먹을 수 있도록 한다.

3) 특기훈련

특기훈련은 사회화, 복종 및 기본훈련과는 별도로 반려견별로 가질 수 있는 특수한 행동을 훈련하는 것을 말한다. 즉, 동물매개치료 활동이나 기타 많은 사람을 상대로 활동을 하기 위해서는 사람들의 호감을 얻거나 귀여움을 얻기 위한 특별한 기술이나 재주 혹은 장기를 가지고 있는 것이 좋다. 이런 재주나 장기를 가르치는 과정을 특기 훈련이라고 한다.

사람에게 귀여움이나 관심을 얻기 위한 특기로는 사람에게 발 주기, 땅바닥에 구르기, 두 발로 서기, 제자리에서 돌기, 핸들러의 다리 사이로 빠져나가기, 멀리뛰기, 핸들러의 팔이나 다리 위로 뛰어넘기, 두 발로 서서 걷기, 원반이나 장난감 물어 오기 등을 들 수 있다.

(1) 차렷

'앉아, 기다려' 상태에서 훈련견의 옆면이나 뒤편에서 목줄을 위로 살짝 들어 주고 앞가슴을 부드럽게 쓰다듬어 주며 '차렷' 이라고 명령한다. 이때 유의할 점은 목줄을 과도하게 당기면 자세가 흐트러질 수 있으므로 적당하게 들어 준다.

(2) 돌아

'따라' 라고 명령하며 훈련견이 훈련자의 바깥쪽(오른쪽)으로 돌며 방향을 전환할 때 '돌아' 라고 명령한다.

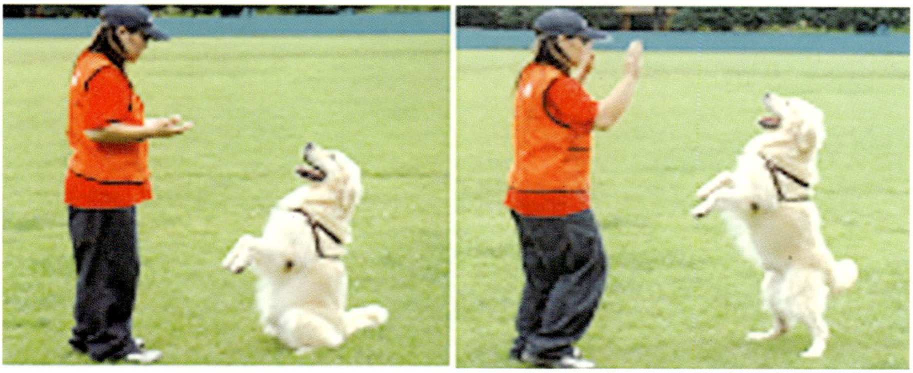

그림 5-9 차렷(좌), 일어서(우)(출처: 국제경비견 훈련소)

(3) 뒤로

'뒤로' 라고 명령하며 훈련견이 훈련자의 안쪽(왼쪽)으로 돌며 방향을 전환할 때나 훈련견이 훈련자보다 앞서서 걸으려 할 때 '뒤로' 라고 명령하며 돌아 주면 좋은 효과를 볼 수 있다.

(4) 악수(손 줘)

'앉아' 상태에서 훈련자와 마주 보며 왼손, 오른손을 번갈아 '손' 또는 '악수' 라고 명령하며 악수할 손을 살짝 쳐서 훈련견이 손을 올리면 받아 주며 칭찬해 준다. 이때 목줄은 악수 할 손의 반대편으로 잡고 있는 것이 훈련견에게 편안한 자세라 할 수 있다.

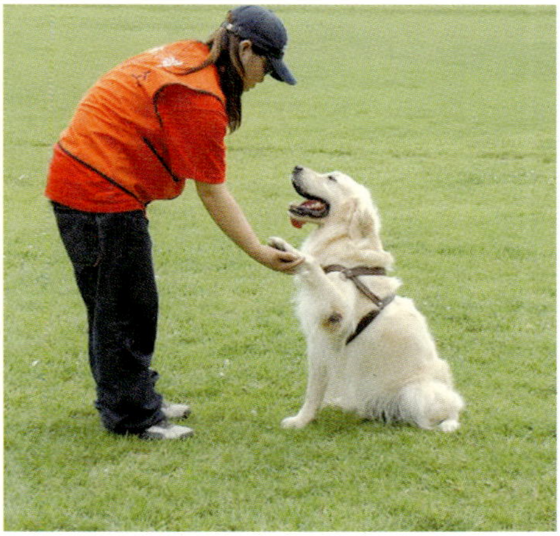

그림 5-10 '손 줘' 동작(출처: 국제경비견 훈련소)

(5) 뛰어

높은 수직 장애물을 넘을 때 훈련견에게 목표물을 인지시킨 후 0.5～1m 앞에서 '뛰어' 라고 명령하며 목줄을 살짝 위로 당겨 준다.

(6) 넘어

계단 또는 A자 장애물을 넘어서 통과하는 훈련이

며 목표물을 인지시킨 후 0.5~1m 앞에서 '넘어' 라고 명령하며 한 발씩 넘을 수 있도록 차분하게 걸어간다.

(7) 누워

'좌로 쉬어' 또는 '우로 쉬어' 를 시킨 상태에서 목줄은 지면으로 살짝 당기면서 손으로 훈련견의 얼굴의 옆면이 지면에 닿도록 살짝 눌러 주며 '누워' 라고 명령한다.

(8) 기어

'엎드려' 를 시킨 상태에서 훈련견과 마주보면서 목줄을 앞으로 조금씩 당기면서 '기어' 라고 명령하며 천천히 앞으로 이동하되, 훈련견이 엉덩이가 들리지 않게 주의한다.

(9) 굴러

좌로 굴러는 누워 상태에서 훈련견과 마주보고 앞다리를 살짝 넘겨준 다음 반대방향으로 신속히 이동하며 '좌로 굴러' 라고 명령한다. 우로 굴러는 '좌로 굴러' 의 반대 방향인 우측으로 유도하며 '우로 굴러' 라고 명령한다.

3. 고양이의 훈련

1) 고양이 훈련의 의의

고양이를 훈련하는 것은 가능하지만 많은 사람이 개를 훈련시키는 방법으로 고양이도 같이 훈련시키면 될 것이라고 착각을 하고 있다. 고양이는 개와는 달리 사회적인 동물이 아니며 사고방식에 있어서도 더욱 다양하고 고차원적인 특징을 가지고 있기 때문에 개의 훈련과는 다른 접근이 필요하다. 고양이는 학습능력이 매우 뛰어나다. 보상과 처벌을 명확하게 구분하여 훈련하면 고양이는 바람직한 행동과 그렇지 못한 행동을 인식하여 행동할 수 있다.

고양이를 훈련시키기 위해서는 고양이를 만족시키기에 충분한 보상을 준비해야 한다. 어떤 특정한 행동을 하면 그에 해당하는 보상, 즉 먹이를 주거나 밖에 나가 놀 수 있도록 문을 열어 준다면 고양이는 어떤 행동을 했을 때 보상을 받을 수 있다는 것을 매우 빨리 인지한다. 또한 이런 과정을 통해 학습된 행동은 보상과 연관되어 고양이가 원하는 것이 있을 때마다 나타내는 신호가 된다.

바람직하지 못한 행동을 했을 때에는 '안 돼' 라고 단호히 말하며 고양이의 머리에 손을 대서 벌을 주는 것이 필요하다. 또한 더욱 강한 처벌이 필요할 때는 고양이의 얼굴에 분무기로 물을 뿌리면 충분한 효과를 볼 수 있다. 때리거나 벌을 주는 등 물리적인 압력을 가하는 것은 잘못된 행동을 바로잡는 데 전혀 도움이 되지 않는다. 고양이는 어떤 행동을 했을 때 사람이 벌을 주거나 소리를 지르면 그 행동을 더욱 싫어하게 되고 공포에 질리게 된다.

2) 고양이 훈련 요령

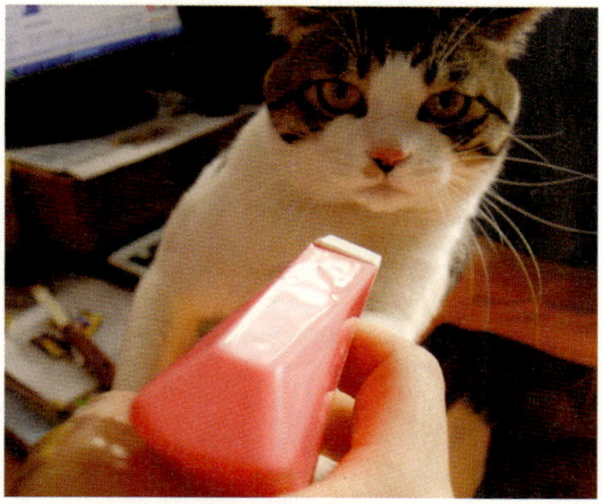

그림 5-11 분무기를 이용한 고양이의 훈련

고양이를 훈련하는 데 중요한 사항을 살펴보면, 먼저 훈련 시간은 고양이가 가장 배가 고플 때 먹이를 주기 직전에 실시한다. 또한 훈련은 조용한 장소에서 특히 실내에서 하는 것이 바람직하다. 훈련 중 고양이가 싫증을 낸다면 먹을 것을 주어 훈련에 적극적으로 참여하도록 유도하며, 부드러운 음성으로 다루는 것이 좋다. 또한 훈련은 한 번에 몇 분 정도의 짧은 시간 동안 실시하며, 참을성을 가지고 지속적으로 훈련을 해야 효과가 있다. 고양이에 대한 훈련으로는 '앉아' , 목줄을 하고 사람과 걷기, 낯선 다른 고양이를 만났을 때 반응하기, 운반을 위한 바구니에 들어가기 등 다양하다.

4. 반려견과 함께하는 스포츠

1) 어질리티

어질리티(agility)는 개와 사람이 한 팀이 되어 100～200m의 지정된 코스에 설치된 여러 가지 종류의 장애물을 통과하여 결승점으로 돌아오는 장애물 경기로 개의 복종성 및 민첩성을 적용한 것이다. 어질리티를 통해 주인은 재미있는 훈련을 함으로써 자신의 개에 대한 이해를 많이 할 수 있으며 또한 주인과 개 사이의 관계도 더욱 친밀해질 수 있는 장점이 있다.

어질리티는 말의 장애물경기를 모방해서 고안해 낸 개를 위한 스포츠다. 터널을 통과하고, 장애물을 뛰어넘고, 일렬로 세워진 막대 사이를 달리는 등 주인의 지시에 따라 몇 종류의 장애물을 얼마나 빠르고 정확하게 통과하느냐의 경기다.

어질리티를 통해 개는 적절한 운동과 동시에 흥미 있는 일거리를 가질 수 있다. 출발점에서 결승점까지 거리는 100～200m 정도며, 장애물의 배치는 심판이 임의로 한다. 개와 주인이 한 팀이 되어 개가 장애물을 통과하여 결승점에 도달해야 한다. 주인은 경기 중에 개를 만져서는 안 되고 명령어나 몸짓만으로 개에게 신호를 보내야 한다. 이 경기를 하면서 중요한 것은 개의 높은 운동능력과 지능이다. 그러나 이보다 더욱 중요한 것은 주인과의 의사소통을 통한 호흡 맞추기다.

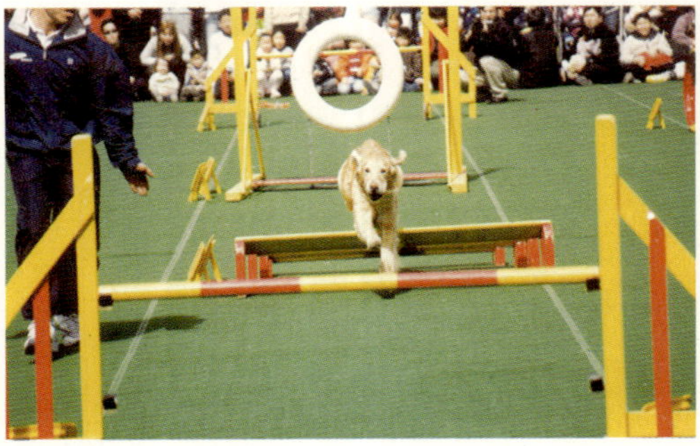

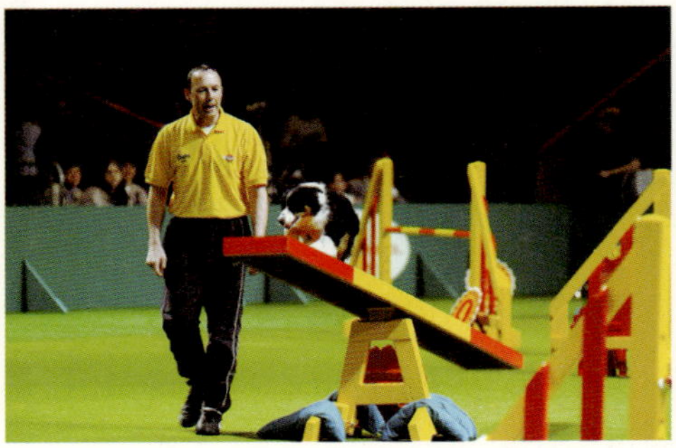

그림 5-12 어질리티 훈련

2) 플라이 볼

플라이 볼(fly ball)은 개와 함께 하는 팀 스포츠로 1970년대 후반 미국에서 고안되어 전 세계로 보급되었다. 플라이 볼 경주는 4마리가 한 팀이 되어 릴레이로 경주를 하는 것이다. 심판의 출발 신호가 나면 출발선에서 달려나가 36cm의 허들 4개를 뛰어넘고 공을 튕겨 주는 박스 앞에서 널빤지를 밟으면 테니스공이 튀어 오르는데 이 공을 공중으로 점프하여 물고 다시 출발선으로 돌아오면 다음 개가 다시 출발하는 릴레이 경기다.

경기에 참가하는 개는 최소 연령이 1년 이상 되어야 한다. 이는 너무 어린 반려견이 출전했을 때 골절, 타박상 등 사고가 발생하는 것을 막기 위함이다.

3) 프리스비

프리스비(Frisbee)는 Frisbie 회사의 과자 뚜껑을 날리면서 놀던 것에서 유래한 것으로 1978년 8월 미국에서 처음 선을 보였다. 이 운동은 간단한 장비로 전문적인 핸들러가 아니어도 누구나 자신의 반려견과 함께 즐길 수 있는 인기 스포츠다. 물건에 대한 소유욕이 강하고 물어오기를 잘하는 개라면 훈련은 더욱 쉽다. 프리스비를 할 수 있는 개의 품종은 중대형이면서 민첩한 품종이 좋으며, 보더 콜리 같은 품종이 알맞은 것으로 알려져 있다. 프리스비를 위해서 가장 중요한 것은 기본 복종훈련이 반드시 되어 있어야 한다.

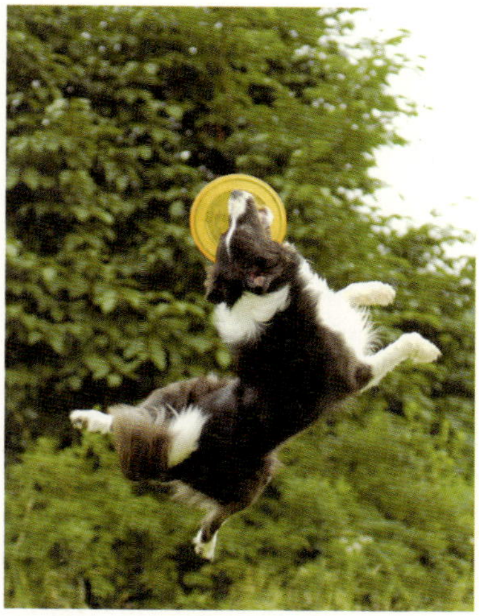

그림 5-13 프리스비 훈련

원반경기는 개의 순발력, 지구력, 민첩성, 유연성 등을 겨루는 경기로서, 특히 핸들러와의 일체감을 중시한다. 경기종목에는 지정된 시간 동안 원거리 비행하는 원반을 잡는 원거리경기(long distance) 종목과 일정 시간 동안 여러 가지 기술을 구사하여 난이도, 의욕, 창의력 등을 겨루는 자유경기(free style) 종목이 있다.

(1) 훈련 1단계

먼저 개에게 훈련을 시키기 전에 사람이 원반을 능숙하게 던질 수 있어야 한다. 원반의 종류는 천으로 만든 원반, 플라스틱 원반이 있으며 크기, 무게, 모양에 따라 다양하다. 원반 운동은 올바른 그립(grip)이 기술 향상을 좌우한다. 원반을 던지는 기술에는 여러 가지가 있으며 그때마다 그립을 잡는 방법도 달라진다. 원반을 잡을 때에는 펌 그립(firm grip, 꽉 잡지 않는 그립)을 사용한다.

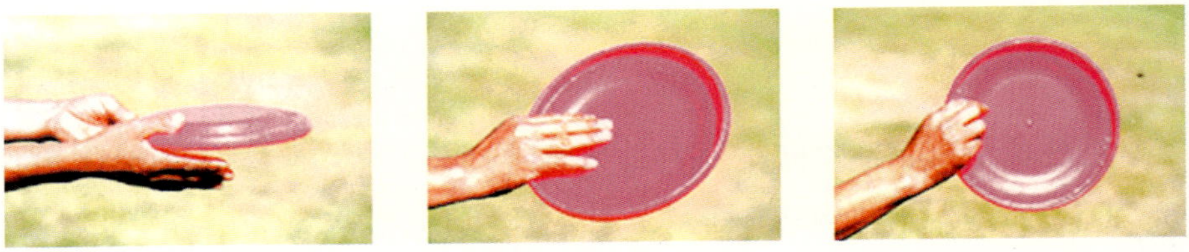

그림 5-14 원반 잡는 법

(2) 훈련 2단계

개에게 원반이 자신의 물건이라는 것을 알려 주는 훈련으로 원반에 물을 주거나, 사료를 먹을 때 고기즙을 조금 묻혀 준다든지 하여 원반에 대한 애착이 많아지도록 한다. 이 단계가 지나면 개가 원반을 찾아다닐 수 있도록 훈련시킨다. 처음에는 멀리 던지지 말고 가까운 곳에 던져 쉽게 물어 오도록 하고 원반을 물어 온 개에게 즉각적인 칭찬을 한다. 이 단계가 지나면 원반을 던지는 거리를 조금씩 늘리도록 한다.

(3) 훈련 3단계

물어온 원반을 입에서 빼내는 것이다. 소유욕이 아주 강한 개는 원반을 입에서 놓지 않으려 할 수도 있다. 이때는 주둥이를 한 손으로 벌리고 다른 손으로 원반을 빼면 된다. 그리고 이 단계에서 '놓아' 라는 명령어에 반응할 수 있도록 훈련시킨다.

(4) 훈련 완성단계

원반을 공중으로 던져 잡을 수 있도록 하는 것이다. 처음부터 점프하여 원반을 잡을 수 있는 개는 없기 때문에 공중에서 원반을 낚아채는 연습은 사람이 손으로 원반을 던지면 좀 더 높은 곳으로 개가 원반을 쫓아 뛰어오를 수 있도록 훈련시킨다. 물론 이때도 성공하면 칭찬을 해 준다.

알아 두기 • • •

경기 평가요령

1. 민첩성(40점)
   (1) 도약력(10점): 원반경기는 개의 높이 뛰어오르려는 의욕과 높이를 함께 고려한다.
   (2) 추적욕(10점): 개가 원반을 추적하는 속도, 속도의 변이, 의욕 등을 심사한다.
   (3) 방향전환(10점): 개의 방향전환 능력과 순발력, 대체능력 등을 심사한다.
   (4) 균형감(10점): 개가 도약할 때, 착지할 때 등 모든 동작의 균형능력을 심사한다.
2. 난이도(30점)
   구사한 기술의 난이도를 고려하며 총 30점 중 10점은 완성도에 배점한다.
3. 연출능력(15점)
   출진자의 연출능력과 관람자의 호응 정도에 따른 지지반응을 고려한다.
4. 창의력(15점)
   출진자가 구사한 기술의 창의성과 예술성 등을 고려한다.

4) 힐워크 투 뮤직

개와 함께 음악에 맞추어 춤을 추는 것을 힐워크 투 뮤직(heelwork to music)이라 한다. 힐워크 투 뮤직은 1990년 영국의 레이(M. Ray)라는 핸들러가 처음으로 선보였다. 이 스포츠에 적합한 개의 품성은 활발하고 낯선 상황에서도 당황하지 않도록 사회화 훈련과 기본훈련이 잘되어 있어야 한다. 우선 앉아, 기다려 등과 같은 기본적인 훈련을 충실하게 완료해 두어야 한다. 핸들러는 인내력과 신중한 태도를 가지고 정확한 지시로 개에게 혼돈을 주거나 불안감을 주지 말아야 하고, 지속적으로 흥미를 유발하여 개가 위축되지 않고 재미있게 훈련 할 수 있도록 해야 한다.

힐워크 투 뮤직은 흥겨운 음악과 함께 그리고 음악적 해석이 어우러진 동작을 연출하게 되는데 이때 기본동작으로는 시선 마주하기, 마주하며 걷기, 엎드려 기는 훈련, 돌아 훈련, 반대로 돌아 훈련, 팔자 돌기, 다리 사이 빠져 나가기, 핸들러 주변 돌기, 뒤로 걷기, 핸들러의 다리 넘기, 올라, 두발로 뛰기, 차렷하고 있기 등이 있다.

이미 영국, 미국 등 애견 선진국에서는 각광을 받는 인기종목이나 아직 국내에는 보급되지 않아 낯설지만 다른 스포츠 종목과 함께 즐거운 반려동물 문화의 한 부분으로 자리를 잡게 될 것으로 생각된다.

5) 경주견 경기

트랙을 따라 모형 토끼가 돌아가도록 설치하여 경주견이 모형 토끼를 추적하는 경주다. 미국과 유럽에서는 마치 경마장 같은 좋은 시설의 경견장을 설치하여 여기에서 개들의 경주 경기를 개최하고 있다. 주요 품종으로 그레이하운드, 살루키, 보르조이, 아프리칸 하운드 등이 있다.

6) 개썰매 경기

개썰매 경주는 1908년 미국의 알래스카에서 금광의 광부들이 어떤 개가 더 많은 짐을 운반하느냐를 두고 돈을 걸던 도박으로 시작되다가 점차 일반적인 스포츠로 자리 잡게 되었다. 개썰매 대회는 북극권 모든 나라에서 행해지고 경기로 가장 유명하고 가장 먼 거리를 달리는 대회는 알래스카의 '아이디타로드' 이다. 이 대회 구간은 총 1,800km 정도며 출전 개는 16마리까지 허용이 되고 도착 지점

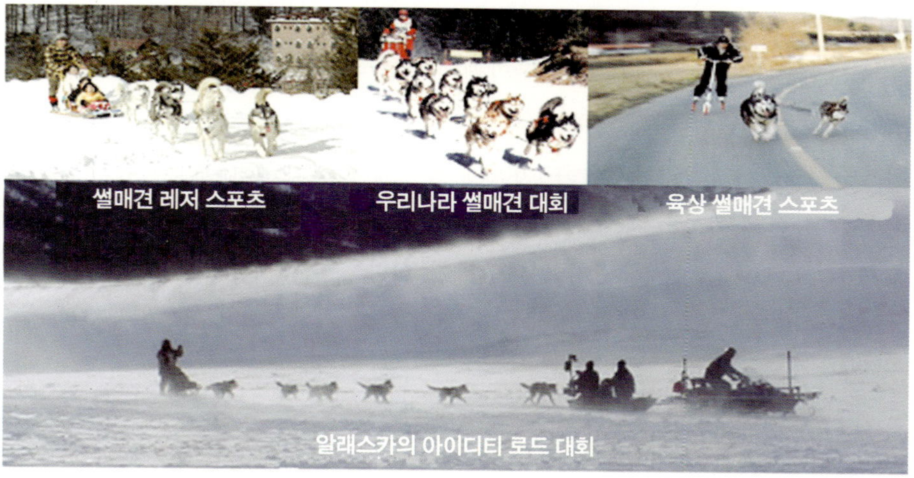

그림 5-15 다양한 개썰매 경기

에는 최소 5마리가 들어와야 한다. 썰매견으로 이용되는 품종은 알래스칸 맬러뮤트, 시베리안 허스키, 에스키모 독, 그린랜드 독, 사모예드, 홋카이도 독 등이 있다. 우리나라에서는 몇몇 단체에서 매년 썰매견 경기를 시행하고 있으며, 최근에는 바퀴 달린 삼각 썰매를 만들어 계절에 관계없이 육상 썰매견 스포츠로 행해지고 있다.

3 치료도우미견의 자격 평가

1. 영국의 자격 평가방법

1) GCDS 자격 평가

GCDS(Good Citizen Dog Scheme)는 '예의 바른 시민이 될 수 있는 개'라는

의미로 영국의 케넬 클럽(Kennel Club)에서 주관하여 수여하는 반려견 훈련 자격증 제도다. 이 제도는 개가 사람과 함께 살아갈 수 있도록 사회적으로 인정하기 위한 제도의 필요에 의해 1992년부터 시작되었다. 현재 영국에서 GCDS를 위해 허가하에 운영 중인 교육기관은 1,400개 이상이며, 6만 5,000개체 이상의 반려견이 브론즈 단계 이상의 자격을 부여받았다. 그 외 여러 나라에서 GCDS와 유사한 자격증 부여 제도를 개발했거나 도입하기 위한 노력을 하고 있다. 국내에서는 2004년에 도입되어 일부 반려견에 대한 교육과 자격증 부여가 이루어지고 있다.

2) GCDS의 단계

반려견과 그 주인이 함께 정해진 시간 동안 교육과정의 이수 및 시험을 거쳐 GCDS 자격증을 부여받는다. 자격증은 난이도에 따라 브론즈(bronze), 실버(silver), 골드(gold) 등의 3단계로 구분되어 있다. 단계가 가장 높은 골드 단계의 자격증을 가지고 있는 반려견은 공공장소에의 출입과 공동주택에서의 거주도 가능하다. 각 단계별 평가 항목은 다음과 같다.

(1) 브론즈 단계

표 5-4 브론즈 단계의 평가 내용

실기평가	이론평가
• 청결상태 및 명찰 착용(clearness and identification) • 목걸이 및 견 줄 착용(collar and lead) • 견 줄을 착용한 보행(walk on lead) • 문 앞에서의 통제(control at door / gate) • 사람들 사이에서 통제된 보행(controled walk among people and dog) • 견 줄을 착용한 채 1분간 기다리기(stay on lead for 1 minute) • 미용 상태(groom) • 건강진단(present for examination) • 핸들러에게 돌아오기(return to handler)	• 반려견에게 필요한 것 • 질병 • 주인으로서의 책임과 의무

(2) 실버 단계

표 5-5 실버 단계의 평가 내용

실기평가	이론평가
• 반려견과 함께 놀기(play with dog) • 거리 보행(road walk) • 핸들러와 다시 합류하기(rejoin the handler) • 기다리기(stay in one place) • 자동차 조심하기(vehicle control) • 먼 거리에서 돌아오기(come away from distance) • 반가운 표현을 자제하기(controlled greeting) • 먹이에 대한 태도(food manner) • 반려견 검사(examination of the dog)	• 기타 책임 • 어린이에 대한 태도 • 짖기 • 멈추어 있는 자동차에 대한 대처 • 달리는 차 안에서의 요령

(3) 골드 단계

표 5-6 골드 단계의 평가 내용

실기평가	이론평가
• 거리 보행(road walk) • 핸들러의 옆으로 돌아오기(return to handler's side) • 핸들러 옆에서 자유롭게 걷기(walk free beside handler) • 앉아서 기다리기(stay down one place) • 반려견을 잠자리로 보내기(send the dog go bed) • 멈추기(stop the dog) • 편안하게 휴식하기(relaxed) • 먹이에 대한 태도(food manner) • 반려견 검사(examination of the dog)	• 건강 • 기생충 • 농장에서의 행동 및 규칙 • 기타 사항 • 두려움, 통제 불능, 물기 등에 대한 사항

2. 미국의 자격 평가방법

치료도우미견이 매개치료를 하기 위해서는 전문가에 의해서 충분한 훈련과정을 거쳐 자격 평가를 받은 후 활용되어야 한다. 반려동물이 인간사회의 동반자로 일정한 예의와 자격요건을 갖추어야 됨은 물론 반드시 표준화된 '평가 치침서' 에 의한 평가에서 합격된 것이어야 한다.

1) CGC 평가

CGC 평가(canine good citizen test)는 1989년 미국반려견협회(American Kennel Club)에서 반려견의 바람직한 행동과 기질을 평가할 목적으로 제정하였다. 즉, 인간의 동반자인 반려견을 훈련하여 예의 바르게 행동하고 관리, 보호하자는 차원에서 실시하는 평가다. 반려견은 CGC 평가를 받는 동안 복종적이고 친절해야 하며 공격성이나 수줍음, 두려움을 나타내서는 안 된다. 일반적으로 반려견과 고양이는 생후 1년 이상 된 것을 대상으로 실시하며 기타 동물은 성장이 완료된 후에 평가를 받을 수 있다.

(1) 미국반려견협회의 CGC 평가 방법

미국반려견협회의 CGC 평가 방법은 〈표 5-7〉과 같다(AKC, 2003: 1).

표 5-7 미국반려견협회의 CGC평가 방법

10개 과제	세부 심사 내용
1. 낯선 사람과 친교	낯선 사람의 접촉을 허용하고 잘 따른다.
2. 신체적인 접촉	낯선 사람이 쓰다듬어도 조용히 앉아 있다.
3. 외모 및 털 손질	외모와 털을 손질할 때 거부 반응이 없다.
4. 산책하기(각측 보행)	산책 시 앞서거나 처지지 않고 옆에 붙어 다닌다.
5. 군중 속에서 따라 걷기	여러 사람이 있는 곳에서도 잘 따라다닌다.
6. 기다리기	'앉아, 엎드려, 기다려' 의 명령에 따라 기다릴 줄 안다.
7. 돌아오기(회귀성)	'기다려' 의 상태에서 3m 앞에서 부르면 따라온다.

8. 다른 개에 대한 반응	평가 중 다른 개에게 공격하거나 회피하지 않는다.
9. 주위에 대한 반응	시끄러운 소음이나 큰 물체가 나타나도 놀라거나 공격하지 않는다.
10. 분리에 대한 반응	낯선 사람과 같이 있어도 불안하거나 도망가지 않는다.

출처: 미국반려견협회(AKC)의 CGC 평가방법을 재구성함.

(2) 평가 시 유의점

모든 심사 과정은 목줄을 매고 실시하며 심사 도중에 주인이나 핸들러는 칭찬이나 쓰다듬어 주어 용기를 줄 수 있다. 심사 중 배뇨와 배변을 하거나 사람이나 다른 개를 물면 탈락된다. 미국반려견협회의 CGC 평가는 AAA나 AAT를 위한 평가 방법이 아니고 시민과 함께할 수 있는 예의 바른 반려견을 선발하는 방법이다.

2) TDI 평가

국제치료견협회에서 실시하는 TDI(Therapy Dog International) 평가는 AKC의 CGC에서 요구하는 10개 과제를 통과한 반려견을 대상으로 매개활동과 매개치료(AAA/AAT)에 활용할 목적으로 실시하는 평가 방법이다(김양순, 2006: 104).

TDI의 평가 내용은 다음과 같다(TDI, 2003).

- 낯선 사람에게 친절하기
- 쓰다듬을 때 얌전하기
- 외모와 털 손질할 때 얌전하기
- 야외 산책하기(각측 보행)
- 사람들 속에서 걸어가기
- '앉아' '엎드려' '기다려' 명령 따르기
- '기다려' 에서 부르면 다가오기
- 다른 개에 대한 반응
- 주의 산만에 대한 반응

- 의료 보조 기구에 대한 반응(휠체어, 목발, 지팡이 등)
- '먹지 마' 명령에 따라 먹이를 먹지 않기
- 장애인에 대한 순화(심한 기침, 절룩거림 등 장애인에 대한 반응)
- 분리에 대한 정서 반응(주인과 잠시 떨어져 있을 때 반응)
- 낯선 사람과 친화성, 낯선 장소에서 적응성

3) 델타 협회 평가

미국 델타 협회(Delta Society)에서 제정된 펫 파트너 프로그램(pet parter program)은 인간과 동물의 상호작용(human animal bond)의 일환으로 실시되는 치료도우미동물을 선발하는 평가방법이다. 펫 파트너 평가 대상 동물은 개, 고양이, 말, 토끼, 새, 농장동물, 기타 소동물(햄스터 등)로 이 평가에 합격되면 매개치료사와 동물 모두에게 자격증을 수여하고 있다(김양순, 2006: 105-109).

(1) 펫 파트너 평가의 특징

펫 파트너 평가는 동물 매개치료의 장면을 고려하여 평가 내용을 선정했으며 기술 검사와 적성 검사로 구분하여 실시하도록 되어 있다. 이 평가에서는 매개치료사와 동물 모두의 상호작용을 중시하여 모두 평가한다. 평가는 낯선 장소에서 낯선 사람이 실시하며 평가자는 평가 중에 동물에게 칭찬과 지지를 해 줄 수 있다. 기초 복종 훈련 상태(앉아, 기다려, 엎드려, 따라와 등)를 필수적으로 평가하고 고양이는 3명이 안아 보고 조용히 안기는가를 평가한다.

(2) 펫 파트너 기술 검사 방법

펫 파트너 기술 검사는 미국반려견협회의 CGC 평가와 비슷하다. 매개치료도우미견으로서 자질과 예의, 기초적인 훈련 상태 등을 검사하는 방법으로 11개 항목으로 구성되어 있다.

- 낯선 사람에게 친절하기

- 쓰다듬을 때 얌전히 앉아 있기
- 외모와 털 손질에 순응하기
- 야외 산책하기
- 사람들 속에서 잘 따라 걷기
- 주위 산만(소음 등)에 대한 반응
- '앉아' 명령에 따르기
- '엎드려' 명령에 따르기
- '기다려' 명령에 따르기
- '이리와' 명령에 따르기
- 다른 개에 대한 반응

(3) 펫 파트너 적성 검사 방법

펫 파트너 적성검사는 매개치료 현장에서 일어날 수 있는 상황을 가상하여 10개 문항으로 구성되어 있다.

표 5-8 펫 파트너 적성검사

상황 장면	반응 검사 항목
1. 신체접촉	몸을 만질 때 가만히 있는가?
2. 거칠게 다루기	큰소리를 내며 거칠게 다룰 때 가만히 있는가?
3. 꽉 껴안아 보기	꽉 껴안았을 때 가만히 있는가?
4. 이상 행동에 대한 반응	비틀거리거나 이상한 몸짓에 침착한가?
5. 싸움 장면에 대한 반응	큰소리로 싸우는 상황에 침착하고 편안한가?
6. 등 뒤에서 떠밀기	등 뒤에서 떠밀면 바로 바른 자세를 유지하는가?
7. 여러 사람과 접촉	여러 사람이 만지는 것을 견디어 내는가?
8. 동작 멈추기	장난감을 갖고 놀 때 명령에 따라 행동을 멈추는가?
9. 간식 먹기	간식을 먹을 때 서둘거나 할퀴지 않고 얌전히 먹는가?
10. 전체적인 반응	동물의 전체적인 행동과 반응이 긍정적인가?

출처: Delta Society의 펫 파트너 매뉴얼을 재구성함.

(4) 펫 파트너 팀의 평가 등급

동물매개치료는 동물과 치료사(핸들러)가 한 팀이 되어 활동하게 된다. 델타 협회의 펫 파트너 팀의 평가는 4등급으로 구분한다.

표 5-9 펫 파트너 팀의 평가 등급

등급	내용
부적합 (불합격)	동물이 지나치게 공격적이거나 두려움과 수줍음이 있어 치료 동물로서 적합하지 않을 때 탈락되며 재심사를 받을 수도 없다.
준비 부족	훈련 부족 등으로 불합격되었으나 잠재력을 가지고 있어 재훈련 후에 재심사를 받을 수 있다.
중급 (예측 가능한 곳)	합격은 했으나 한정된 곳에서만 활동이 가능하다. 비교적 시설과 환자의 상태가 양호한 학교, 양로원 등에서만 활동이 가능하다.
고급 (복잡한 곳, 모든 곳)	모든 치료 장면에서 활동이 가능한 가장 우수한 등급이다. 전문적인 AAT 활동을 할 수 있는 자질이 있음을 증명한다(병원, 보호 및 교정시설 등).

출처: Delta Society의 펫 파트너 매뉴얼을 재구성함.

합격된 동물은 목줄에 다는 펫 파트너 인식 메달이 주어지고 매개치료사는 본인과 동물의 사진과 이름이 기록된 주민등록증과 비슷한 자격증을 수여받는다. 델타협회에 등록된 모든 팀은 2년마다 재평가를 받아 자격증(신분증)을 갱신하여야 한다.

4) 튜스기 행동평가

튜스기(Tuskegee) 행동평가는 1993년 미국의 튜스기대학교 수의과대학에서 보훈병원의 입원 환자와 양로원에 거주하는 사람들의 매개치료를 위한 도우미견을 선발할 목적으로 만들어진 검사로, PUPS(pet's uplifting people's spirit visitation program, 정신적 안정을 위한 방문 프로그램)라고 부른다(Schaffer, 1993).

이 행동 검사는 노인 보호시설과 병원의 가상적인 상황을 8개 장면으로 구성해 실시한다. 가상장면(시뮬레이션)구성은 다음과 같다(김양순, 2006: 111).

대기실 ⇨ 검사실 ⇨ 주의 산만실 ⇨ 장애물 코스실 ⇨ 시끄러운 소음실 ⇨ 엘리베이터시뮬레이션 ⇨ 오락실

각각의 시뮬레이션 평가항목은 다음과 같다.

- 반려동물의 일반적인 상태 및 외모, 행동
- 매개치료사와 동물과의 상호작용
- 다른 동물과의 반응 상태
- 사회적 예의(사람에 대한 행동, 복종상태, 대소변의 배설 등)

이 평가 방법의 긍정적 반응은 수용적, 쾌활함(얌전함, 활동적)이며 부정적 반응은 공격적, 피동적(공격적, 소극적)으로 평가한다. 이 평가 방법은 고양이에게도 적용한다.

5) 에소테스트 2005 방법

현재 매개치료 동물의 선별 방법은 델타협회에 의해 표준화된 체크리스트와 방법에 의해 선별되는 것이 일반화되어 있다. 그러나 델타협회의 방법은 반려견의 나이, 품종, 크기 등에 제한적 요소가 많으며 평가 내용의 구체성이 부족하다는 지적을 받고 있다. 이런 점을 보완하기 위해 개발된 매개치료도우미견 평가방법이 '에소테스트 2005(Ethotest; A new model to identify [shelter] dog's skills as service animals or adoptable pets. 2005)'다.

에소테스트 2005는 AAA/AAT를 동시에 해결할 수 있는 co-therapists의 선별방법으로 신속하고 안정성을 병행할 수 있는 검사다. 실제로 델타협회의 선별방법에 의해 선발된 반려견 중에는 에소테스트 2005에 의해 통과되지 못한 반

려견이 있었다. 따라서 현재 주로 사용되고 있는 델타협회의 매개치료견 선별 방법에 대한 개념과 안정성은 다시 고려되어야 하며, 특히 에소테스트 2005의 Test C는 델타협회의 매개치료견의 선발방법에는 고려되지 않은 부분을 많이 가지고 있다. 에소테스트 2005는 채점표상에 기준 점수를 정하여 점수에 미달되는 경우 탈락되는(cut-off) 방식으로 되어 있으며 자격평가과정은 다음과 같다(Lucidi et al., 2005).

(1) 공격성, 과격성 검사(Test A)

Test A는 공격성과 우세적 성격(과격성)을 가지는 반려견을 선별하여 탈락시키는 검사 방법이다.

표 5-10 공격성, 과격성 견의 선발(Test A)

Test	구성	변화	행동표현	점수
A_1, 공격성	다른 반려견과의 관계	다른 반려견과 같은 울타리에 5분간 같이 있음	다른 반려견을 공격 또는 으르렁거림.	0
			다른 반려견에 대한 적대가 없음	1
	사람과의 관계	울타리 안에서 핸들러와 같이 걸음	짖거나 으르렁거림	0
			머리를 숙이거나 웅크리는 자세 또는 사람에게 가까이 접근함	1
A_2, 성격	물리적 자극 주기	핸들러가 반려견과 가깝게 접근하여 친근감을 표시하거나 접촉을 시도(몸, 다리, 귀, 이빨 등)	도망치거나 침착하지 못한 행동 또는 점프를 함	0
			웅크리거나 핸들러의 손을 혀로 핥는 자세 또는 꼬리를 흔듦	1
	거칠게 다룸	핸들러가 품에 안고 조이듯 안아 보거나 밀쳐 봄	물거나 저항 또는 도망침	0
			불안해하거나 행동의 멈춤이 없고 핸들러의 접근에 반항감이 없음	1
합격점수				4

(2) 매개치료 도우미견 선발 평가(Test B)

이 평가는 Test A를 통과한 반려견 중에서 매개치료 도우미견으로 적합한 반려견을 선발하는 평가 방법이다.

표 5-11 공격성, 과격성 견의 선발(Test A)

Test	구성	변화	행동표현	점수
B_1, 시작/기본	(a) 반려견 주위에 일반인을 접근시킴	핸들러가 울타리 근처에서 5분 동안 울타리를 사이에 두고 대기시킴	핸들러의 근처에 오지 않음	-1
			반려견이 빠른 동작으로 울타리 쪽으로 점프를 시도하고 오랜 시간 동안 뒷다리가 울타리 반대쪽을 유지함	0
			반려견이 울타리 쪽으로 점프를 한 번 시도함	1
			반려견이 점프를 시도하지 않으며 울타리 가까이에 있음	2
	(b) 울타리 문이 열렸을 때 반려견의 행동	검사 후 울타리 문을 개방함	한 번 이상 나옴	0
			한 번 나옴	1
			전혀 안 나옴	2
B_2, 사교성/정숙성	(a) 친분이 있는 사람이 우리에 들어왔을 때	핸들러가 우리 밖으로 나간 후 반려견을 부름	반려견이 도망 감	-1
			핸들러 근처에 오지 않음	0
			핸들러 쪽으로 힘차게 뛰어옴	1
			쭈그리고 앉거나 핸들러에게 접근함	2
			핸들러에게 접근하여 꼬리를 흔들고 핸들러의 손을 핥음	3
	(b) (a)의 내용과 연계하여	B_2(a) 이후 침묵한 상태에서 반려견을 부름	반려견이 도망감	-1
			핸들러 근처에 오지 않음	0
			핸들러 쪽으로 힘차게 뛰어옴	1
			쭈그리고 앉거나 핸들러에게 주저하며 접근함	2
			핸들러에게 접근하여 꼬리를 흔듦과 손을 핥음	3

B_3	(c) 반려견이 사람에게 점프하는 습성	핸들러가 직접적으로 반려견에 접근하고 팔을 벌리며 부름	핸들러의 근처에 오지 않음	−1
			반려견의 점프 시도가 한 차례 이상	0
			반려견이 한 차례 점프 시도	1
			핸들러 근처에 오기만 함	2
	(d) 다른 반려견과 만났을 때 습성	핸들러와 같이 우리 안에 있으면서 다른 반려견을 울타리 근처에 접근시킴	으르렁거림	0
			핸들러 뒤로 숨으면서 자신을 보호하려 함	1
			다른 반려견의 접촉을 허락함	2
	(e) 울타리 안으로 낯선 사람을 들어오게 함	낯선 사람을 우리 안으로 들어오게 하고 부르지 않음	반려견이 도망감	−1
			핸들러 근처에 오지 않음	0
			핸들러 쪽으로 힘차게 뛰어옴	1
			쭈그리고 앉거나 핸들러에게 접근함	2
			핸들러에게 접근하여 꼬리를 흔들고 핸들러의 손을 핥음	3
	(f) a의 내용과 연계하여	B_2(a) 이후 침묵한 상태에서 반려견을 부름	반려견이 도망감	−1
			핸들러 근처에 오지 않음	0
			핸들러 쪽으로 힘차게 뛰어옴	1
			쭈그리고 앉거나 핸들러에게 주저하며 접근함	2
			핸들러에게 접근하여 꼬리를 흔들고 핸들러의 손을 핥음	3
B_4	(g) 낯선 사람에 대한 점프 습성	낯선 사람을 직접적으로 마주치게 하고 팔을 벌려 근처에 오게 함	핸들러의 근처에 오지 않음	−1
			반려견이 점프를 한 차례 이상 시도함	0
			반려견이 한 차례 점프를 시도함	1
			낯선 사람 근처에 오기만 함	2
	(h) 다른 반려견과 만났을 때 습성	낯선 사람과 같이 우리 안에 있으면서 다른 반려견을 울타리 근처에 접근시킴	으르렁거림	0
			핸들러 뒤로 숨으면서 자신을 보호하려 함	1
			다른 반려견의 접촉을 허락함	2

B_5, 대담함	(a) 강한 자극에 대한 반응	반려견이 인식하지 못한 상태에서 단단한 물건을 바닥에 떨어 뜨려 소음을 유발시킴	반려견이 으르렁거리고 짖음	-1
			펄쩍 뛰며 도망감	0
			공포감을 느끼며 제자리에 있음	1
			주위 상황에 관심을 가지나 도망가지 않음	2
			자극이 있던 방향을 응시하며 자리에서 조용한 자세를 취함	3
	(b) (a)의 내용과 연계하여	B_2(a) 이후 침묵한 상태에서 반려견을 부름	반려견이 도망감	-1
			핸들러 근처에 오지 않음	0
			핸들러 쪽으로 힘차게 뛰어옴	1
			쭈그리고 앉거나 핸들러에게 주저하며 접근함	2
			핸들러에게 접근하여 꼬리를 흔듦과 손을 핥음	3
합격점수				11

(3) 훈련능력과 복종훈련 평가(Test C)

Test C는 매개치료도우미견의 훈련능력 및 복종훈련에 대한 평가로 3명의 다른 사람에 의해 시행된다.

표 5-12 훈련능력과 복종훈련 평가

Test	구성	변화	행동표현	점수
C_1 낯선 방에 들어갔을 때	(a) 반려견 줄 없이 출입구에 들어갔을 때	핸들러는 낯선 장소에 방문을 열고 반려견을 자유롭게 한 후 반려견이 들어갈 때까지의 시간을 측정	20초 이상 걸림	0
			10~20초 걸림	1
			10초 이내 걸림	2
			끌어당기면 들어옴	-1
			반려견이 먼저 들어감	0
			핸들러와 같이 들어감	1
			핸들러를 좇아 들어감	2
			들어가라는 명령어를 듣고 들어감	3

	(b) 새로운 방에 들어갔을 때 명확하지 않은 행동	특정행동이나 코를 자주 킁킁거림	눈에 뜨임	0
			입장 후 1회	1
			킁킁거림 없음	2
C_2 계단을 올라갈 때	(a) 핸들러와 함께 계단을 올라갈 때	반려견이 자유로운 상태에서 핸들러와 같이 계단을 올라갈 때	핸들러가 끌어당겨야 반려견이 올라옴	−1
			앞에서 핸들러를 끌어당김	0
			끌어당김 없이 앞장섬	1
			핸들러를 좇아 올라감	2
			함께 한 계단씩 올라감	3
	(b) 계단을 오르는 동안 확실하지 않은 행동을 보임	특정 행동이나 코를 자주 킁킁거림	계단마다 킁킁거림	0
			오르기 전과 후에 킁킁거림	1
			킁킁거림 없이 올라감	2
C_3 반려견 줄을 매고 따라 걷기	(a) 핸들러와 함께 걷기	핸들러와 함께 도보 중 그에 대한 관심	반려견 줄을 이용했을 때 걷지 않음	−1
			반려견 줄을 집요하게 당김	0
			가끔 반려견 줄을 당김	1
			반려견 줄을 당김 없이 걸음	2
	(b) 직선 길에서 방향 바꾸기	핸들러가 U턴을 시도할 때의 그에 대한 관심	핸들러를 따라가지 않음	−1
			몇 번의 명령 시도 후 따라옴	0
			한 번의 명령 후 따라옴	1
			함께 U턴을 함	2
	(c) 핸들러와 걷기 중 반려견의 관심	함께 도보 중에 다른 반려견의 접근	다른 반려견을 뒤쫓아 감	0
			다른 곳으로 가려다 부르면 핸들러와 함께 다시 걸음	1
			단지 핸들러에게만 관심을 집중함	2

C_4 '앉아' 명령 수행	(a) 명령에 대한 이해	핸들러에 의해 앉아 명령어 5회 실시: 훈련이 안 된 상태에서 반복적인 명령어 실행	자세를 취하지 않음	0
			2회 이상 명령 시	1
			2회 명령 시	2
			1회 명령 시	3
	(b) 명령에 대해 빠른 행동 능력	명령 후 얼마 후에 자세를 취하는가?	행동을 취하지 않음	0
			2회 이상 명령 시	1
			2회 명령 시	2
			1회 명령 시	3
	(c) 명령에 대한 지속성	명령 후 얼마나 오래 행동을 취하는가?	행동을 취하지 않음	0
			5초 이내	1
			5초	2
			새로운 명령이 있을 때까지	3
C_5 '일어서' 명령 수행	(a) 명령에 대한 이해	핸들러에 의해 일어서 명령어 5회 실시: 훈련이 안 된 상태에서 반복적인 명령어 실행	명령 없이 일어섬	-1
			10초 이내	0
			5~10초	1
			5초 이내	2
	(b) 명령에 대한 이해	핸들러의 일어서 명령에 대한 행동시간	명령 없이 일어섬	-1
			10초 이상	0
			5~10초	1
			5초 이내	2
C_6 놀이	(a) 테니스공을 가지고 노는 사람을 볼 때	핸들러에 의해 앉아 명령어 5회 실시: 훈련이 안 된 상태에서 반복적인 명령어 실행	자세를 취하지 않음	0
			2회 이상 명령 시	1
			2회 명령 시	2
			1회 명령 시	3
	(b) 명령에 대한 빠른 행동 능력	명령 후 얼마 후에 자세를 취하는가?	행동을 취하지 않음	0
			2회 이상 명령시	1
			2회 명령 시	2
			1회 명령 시	3

<table>
<tr><td rowspan="4">C_7
놀이 중
사람에게
점프</td><td rowspan="4">(a)
사람에게 점프</td><td rowspan="4">놀이 중 명령 없이 사람에게 점프 빈도</td><td>2회 이상</td><td>−1</td></tr>
<tr><td>1∼2회</td><td>0</td></tr>
<tr><td>1회</td><td>1</td></tr>
<tr><td>없음</td><td>2</td></tr>
<tr><td rowspan="6">C_8
사회화</td><td rowspan="3">(a)
전혀 모르는 사람이 접근하였을 경우</td><td rowspan="3">의자에 앉아 있는 사람이 있는 방에 반려견을 10분간 자유롭게 방치 후 10분 후에 부름</td><td>사람에게 접근 안 함</td><td>−1</td></tr>
<tr><td>부르면 접근함</td><td>1</td></tr>
<tr><td>1회 이상 접근함</td><td>2</td></tr>
<tr><td rowspan="3">(b)
사람에게 점프</td><td rowspan="3">(a)와 같은 상황</td><td>1회 이상</td><td>−1</td></tr>
<tr><td>1회</td><td>1</td></tr>
<tr><td>없음</td><td>2</td></tr>
<tr><td colspan="4">합격점수</td><td>21</td></tr>
<tr><td colspan="4">S. D.</td><td>≤1.25</td></tr>
</table>

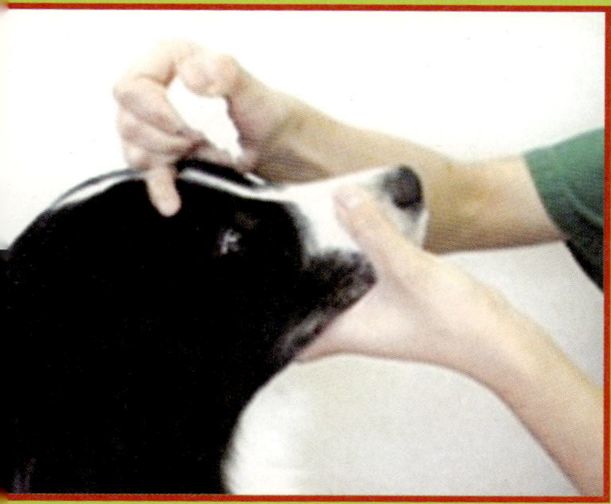

6장
치료동물의 위험요소와 간호 · 위생 관리

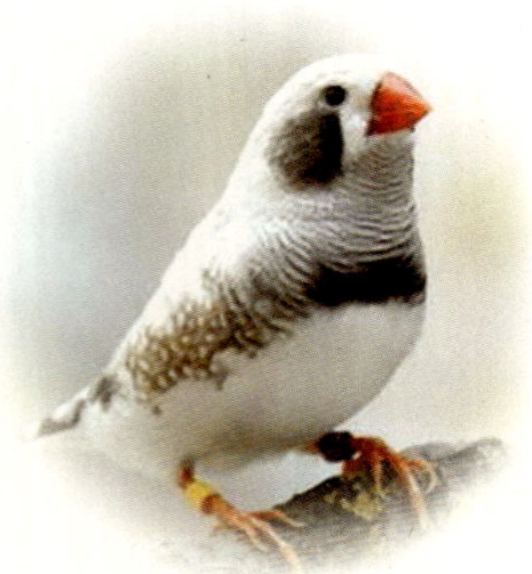

1 치료도우미 동물의 위험요소 관리

1. 치료도우미 동물의 위험요소와 관리지침

동물매개치료 프로그램에 참여하는 환자는 동물의 상해, 알레르기 및 인수공통전염병에 감염될 위험에 노출될 수 있다. 동물은 사람의 병원체를 옮길 수 있는 매개체로 작용할 수 있고 교차 감염의 원인이 되기도 한다. 이를 예방하기 위하여 치료도우미 동물 방문 24시간 전에 알레르기를 줄여 주는 성분이 함유된 샴푸로 목욕을 시키도록 하고 옷을 입히는 것도 알레르기 물질의 배출을 줄여 주는 효과가 있다.

동물매개치료 프로그램의 효과를 극대화하기 위하여 표준지침이 만들어져야 하며, 이런 표준지침은 환자에게 끼칠 수 있는 위험을 줄이기 위한 방향으로 만들어져야 한다. 이 표준 지침은 지속적인 재평가와 수정이 이루어져야 한다.

1) 치료도우미 동물과 환자의 위험요소

동물매개치료를 실시하는 경우 내담자, 치료도우미견, 치료자 모두에게 위험요소가 있다. 따라서 위험요소에 대한 적절한 관리가 필요하다. 환자와 치료동물의 위험요소는 다음과 같다.

(1) 환자가 받는 위험요소

동물 매개치료 시 치료자가 관심을 가져야 할 중요한 사항은 매개치료 동물에 환자에게 상해를 입힐 수 있다는 사실이다. 승마재활 치료 시 말에서 떨어지거나 고양이를 이용한 프로그램의 경우 고양이가 할퀼 수 있다. 따라서 매개치료사는 동물의 상태를 파악하여 미리 대처하여 예방 조치를 취하여야 한다. 또한 동물 알레르기 반응이 생기는 경우와 동물에 대한 두려움으로 거부반응을 보일 수 있다. 따라서 사전에 충분한 검사를 실시하는 것이 좋다.

치료기간이 끝나는 과정에서 치료도우미 동물과 헤어짐에 몹시 상실하고 슬픔을 줄 수 있으므로 치료 종결 단계에서 내담자가 헤어짐에 대한 충분한 마음의 준비를 할 수 있도록 유도해야 한다.

(2) 치료도우미 동물의 위험 요소

치료도우미 동물의 위험요소는 주로 내담자로 인한 것이다. 작은 치료도우미 동물인 소형 반려견이나 햄스터, 관상조 등을 땅에 떨어뜨리거나 발에 차일 위험이 있다. 또한 많은 내담자가 장시간 과도한 신체적 접촉이나 난폭한 행동으로 인하여 많은 스트레스를 받게 된다. 따라서 치료도우미 동물을 관리하는 방법과 규칙을 정해 주고 관리를 해야 한다. 치료도우미 동물에 대한 안전과 복지에 대하여 세심한 관찰과 보호 관리가 필요하다.

2) 치료도우미 동물의 관리 지침

치료도우미 동물은 건강하고 모든 예방접종이 되어 있어야 한다. 치과 및 피부병 검사를 포함한 건강검사를 반드시 매년 실시하여야 하며 전염성 질병과 내, 외부 기생충이 없어야 한다.

치료도우미 동물의 건강에 대한 검진 기록을 누가적으로 작성하여 보관하여야 하며 동물매개치료에 관여하는 사람들에게 치료도우미 동물의 활용과 환자

> **알아 두기 · · ·**
>
> **주요 전염병 종류**
>
> 주요 전염병은 톡소플라스마, 에키노코코스, 지알디아, 살모넬라, 파스튜렐라, 고양이 백혈병, 전염성기관지염(켄넬코프), 클라미디아, 백선 등이 있다.

의 안전을 위한 지침 및 감염예방 등에 관한 교육을 실시해야 한다. 방문 전 치료도우미 동물은 알레르기를 줄여 주는 성분이 함유된 샴푸로 목욕을 시키도록 한다.

3) 병원(시설)의 관리 지침

매개치료를 하기 위해 방문하는 병원이나 각종 시설의 감염관리 부서에서는 치료도우미 동물의 출입을 제한하는 구역(식당, 조리실, 멸균제품 준비실 등)의 출입을 통제해야 하고 치료도우미 동물을 접촉하기 전후에는 손을 씻고 위생관리를 해야 한다.

동물매개치료 중 치료도우미 동물이 배변이나 배뇨를 하는 경우, 즉시 치우고 소독제를 이용한 위생관리를 하여야 한다. 또한 환자가 입원 전에 키우던 치료도우미 동물의 방문은 환자 병실이나 접견실을 이용하여 이루어질 수 있다. 그러나 병원 감염관리 부서의 동의가 있어야 하고 전염병 관리에 만전을 기해야 한다. 상처를 가진 환자는 치료도우미 동물과의 직접 접촉을 피하도록 하고 치료도우미 동물의 방문 시간은 치료도우미 동물의 상태, 핸들러 및 환자의 요구를 종합하여 계획을 수립해야 한다. 프로그램 진행자는 동물매개치료 프로그램의 진행과정을 모니터링하도록 한다.

4) 병원(시설)의 운영자 지침

동물매개치료 과정에서 유발될 수 있는 전염병 관리에 관련되는 정책과 지침서를 개발하고 동물매개치료에 참여하는 구성원에게 전염병 예방 및 관리 교육을 하여야 한다. 전염병관리 위원회는 동물매개치료 프로그램에 추가되는 요소에 대한 검토와 허가를 수행하고 환자와 치료도우미 동물 간에 발생할 수 있는 전염병의 예방을 위해 적합한 조언을 제공한다.

치료도우미 동물이 가지고 있지 말아야 할 질병에 대하여 지침을 마련하고 참여 구성원들에 알려 주도록 한다. 이들 질병에는 세균성 질병(앵무병, 기니피그에서 유래될 수 있는 클라미디아 눈병, 살모넬라, 캠필로박터, 시겔라, 브루셀라, 파스튜렐라, 보데텔라, 라임병, 렙토스피라, 돈단독, 연쇄상 또는 포도상구균), 기생충성 질병(에키노코코스, 지알디아, 크립토스포리디아, 톡소플라스마, 회충, 개선충), 곰팡이성 질병, 바이러스성 질병(광견병) 등이 포함된다.

매개치료실에는 위생장갑, 소독제, 손 세척을 위한 물품 등의 필요한 물품을 비치한다. 동물매개치료 기간 중 발생할 수 있는 상해와 사고를 예측하고 정보를 수집하고 동물매개치료를 위해 방문하는 구역의 최근 전염병 발생 유무에 대하여 검토한다. 동물매개치료에 참여하는 구성원들에게는 검사 내용과 시료채취에 대하여 조언하고 동물매개치료 기간 중 전염병과 사고에 관련되는 업무일지를 작성한다.

2. 치료도우미 동물의 위험 요소 식별

동물매개치료를 시작하기 전에 매개치료활동에 적합한 상태인가를 평가하는 것은 매우 중요하다. 호프먼(M. Hoffman)은 보편적인 얼굴 형태에 따라 개의 기분을 알 수 있는 방법을 다음과 같이 제시하고 있다.

치료도우미견이 놀라거나 두려움을 느낄 때는 눈동자가 크게 열리면서 얼굴이 굳어져 있고 귀를 뒤로 당기며 입술을 내리면서 뒤로 당기고 머리를 낮추고 상대를 주시한다. 또한 오랫동안 굳은 표정으로 응시하면 위협이나 주의를 전달하려는 것이다.

스트레스를 받게 되면 눈을 깜빡거리거나 사람에게서 멀리 주시하면서 머리를 돌린다. 지루함을 느낄 때면 멍하니 응시하거나 귀를 흐느적거린다. 기분이 좋고 편안한 상태는 눈을 가늘게 반쯤 감으며 자신감이 있으면 예리하게 쳐다보며 귀를 세운다.

1) 치료도우미 동물의 스트레스 식별

(1) 스트레스의 증상

동물매개치료에 이용되는 반려동물은 많은 스트레스를 받게 된다. 주로 장시간 불안정한 상태에서 휴식을 취하지 못할 뿐만 아니라 많은 사람의 신체적인 접촉은 물론 때에 따라서는 내담자의 과격한 행동이 주요 원인이 된다.

동물은 스트레스를 받게 되면 심리적 · 신체적 · 행동적 증상이 나타난다. 이때 동물매개치료사는 스트레스를 받아 나타나는 동물의 증상을 재빨리 파악하여 안정을 취하게 하고 스트레스 유발 요인을 제거해 주어야 한다. 동물도 인간과 같이 존중받고 보호해 주어야 한다. 반려동물의 스트레스에 대한 증상은 다음과 같다(Delta society, 2000: 68-69, 2004: 91-92).

표 6-1 반려동물의 스트레스에 대한 증상

개	고양이
• 몸을 흔든다. • 헐떡거리고 침을 흘린다. • 눈동자가 커진다. • 지나치게 눈을 깜빡거린다. • 발바닥에서 땀이 난다. • 주의산만하고 혼란스러워한다. • 눈 맞춤을 피한다. • 하품을 한다. • 털이 많이 빠진다. • 낑낑거리는 소리를 낸다. • 입술을 핥는다. • 숨을 곳을 찾는다. • 사람을 피한다. • 자리를 피한다. • 말을 잘 안 듣는다. • 오줌을 질금거린다.	• 주의산만하고 혼란스럽다. • 사람에게 매달린다. • 말을 잘 안 듣는다. • 방어적인 소리를 낸다. • 털이 많이 빠진다. • 눈동자가 커진다.

토끼	새
• 긴장되고 꼬리가 올라간다. • 눈이 커지고 흰자가 많이 보인다. • 귀가 뒤로 젖혀진다. • 우는 소리를 낸다. • 사람을 피한다. • 호흡이 빨라진다. • 숨는다.	• 깃털을 세운다. • 사람을 피한다. • 똥을 자주 눈다. • 자주 쪼아댄다. • 멀리 쳐다본다. • 이상한 소리로 운다.

주: Delta Society의 '치료동물의 스트레스 인식하기' 에서 발췌 수정함.

(2) 유의점과 대처 방안

동물이 이상 행동을 나타날 때는 그것이 스트레스 때문인지 주위 환경의 영향인지를 파악해 보아야 한다. 예를 들어 너무 덥거나 목이 마를 때도 헐떡거리는 증상이 나타난다. 동물이 스트레스로 인한 이상 증상이 나타날 때 취할 수 있는 조치는 다음과 같다.

- 즉시 분리하고 쉬도록 하여 안정시킨다.
- 증상이 없어질 때까지 매개치료를 중단한다.
- 자주 증상이 나타날 때는 정밀검사를 하여 적합성 여부를 판정한다.
- 나이가 많은 동물은 은퇴시킨다.
- 치료 활동 후에는 몸을 가볍게 마사지해 준다.

2) 치료도우미 동물의 감정과 공격성 식별

매개치료에 이용되는 반려견의 얼굴 표정, 눈빛, 자세, 소리 등은 다음에 어떤 행동으로 이어질 것인가를 짐작하게 하는 대표적인 것이다. 동물도 본능적인 생존 수단으로 1차적인 두려움과 공격성을 가지며 2차적인 감정, 즉 사랑(애정 표현), 슬픔, 고통과 같은 감정을 경험한다. 쉐퍼(C. B. Schaffer)는 개와 고양이가 전달하려고 하는 감정과 자세를 다음과 같이 분류하고 있다(Schaffer, 1993).

표 6-2 반려견의 표정과 자세 분류

<table>
<tr><th colspan="2">구 분</th><th>표정과 자세</th></tr>
<tr><td rowspan="4">부정적 행동</td><td>공격적</td><td>• 귀를 앞으로 세우고 귀를 당겼다가 내리면서 공격한다.
• 눈은 고정된 채로 상대를 주시한다.
• 입술은 올라가며 입을 벌리고 콧등에 주름이 생긴다.
• 머리는 높이 들어 올리고 몸이 경직되며 긴장한다.
• 몸의 중심을 앞쪽으로 기울이며 공격자세를 취한다.
• 털을 엉덩이부터 목까지 세운다.
• 앞다리는 공격 방향으로 향한다.
• '으르렁' 거리는 소리를 낸다.</td></tr>
<tr><td>공포심 (두려움)</td><td>• 귀를 뒤로 눕혀 내리면서 눈을 크게 뜨고 고정되어 있다.
• 머리를 조금 숙이고 입이 약간 열려 있다.
• 털은 목 위로 세워져 있다.
• 몸의 중심이 뒤쪽에 있고 꼬리를 다리 사이에 넣는다. (그레이하운드는 예외임)
• 덜덜 떨고 소변을 자주 눈다.
• 도망치려고 준비하며 우는 소리를 낸다.</td></tr>
<tr><td>복종적</td><td>• 귀와 눈을 아래로 내리고 있다.
• 머리를 숙이고 뒤로 당겨 수평을 이룬다.
• 털이 아래로 향하고 꼬리를 흔들거나 내린다.
• 우는 개도 있다.</td></tr>
<tr><td>수동적</td><td>• 머리를 내리고 귀가 쳐진다.
• 꼬리를 바짝 붙이고 옆으로 누워 있다.
• 소변을 눈다.</td></tr>
<tr><td rowspan="2">긍정적 행동</td><td>활동적 (쾌활)</td><td>• 귀가 올라가 있고 눈의 움직임이 활발하다.
• 털이 몸에 편평하게 약간 뒤쪽으로 향해 있다.
• 입은 긴장감이 없다.
• 앞발을 들어올리기도 한다.
• 꼬리를 위로 향하고 크게 흔든다.
• 헐떡거리기도 하고 짖거나 울기도 한다.</td></tr>
<tr><td>신중함</td><td>• 귀를 세우고 눈을 자주 움직인다.
• 머리를 올리고 긴장감이 없다.
• 털이 편평하고 균일하게 분포되어 있다.
• 꼬리는 수평을 이루고 천천히 좌우로 움직인다.
• 울거나 짖는 소리를 내지 않는다.
• 눈을 지그시 감고 긴장을 풀고 편안한 자세를 취한다.</td></tr>
</table>

표 6-3 고양이의 표정과 자세 분류

구 분			표정과 자세
부정적 행동	공포심 (두려움)		• 긴장감이 있고 땅에 엎드려 웅크리고 있다. • 귀를 뒤로 붙이고 머리보다 낮게 내린다. • 눈의 동공이 커지고 상대를 강하게 응시한다. • 콧수염을 뒤로 젖히고 꼬리를 활발하게 움직인다.
	공격성	방어적	• 두려워서 방어적이지만 경우에 따라 공격할 수 있다. • 귀를 뒤로 납작하게 붙이고 아래로 처져 있다. • 동공이 확대되고 상대를 강하게 응시한다. • 등을 구부리고 빠르게 움직인다. • 앞발을 들고 땅을 치기도 한다. • 입을 크게 벌려 이를 드러내고 성난 소리를 낸다.
		공격적	• 공격의향을 가지고 있다. • 귀를 높이 세우고 머리를 천천히 돌린다. • 눈의 동공은 수축되고 목표물에 고정시킨다. • 콧수염이 앞으로 펼쳐져 있다. • 털은 등에서 꼬리까지 세워져 있다. • 몸이 길게 펴지고 발톱을 내밀면서 앞발을 올린다. • 입이 열려 있고 입술이 위축되고 신음소리를 낸다.
	복종적		• 귀를 뒤로 붙이고 턱을 앞발 사이에 넣는다. • 눈을 아래로 깔고 눈 맞춤이 없고 동공이 수축된다. • 눈꺼풀은 일부 감겨 있고 콧수염은 얼굴에 붙어 있다. • 꼬리를 아래로 내리고 야옹거리거나 입을 벌린다.
긍정적 행동	친절/안정적		• 머리를 들고 귀가 올라가 앞으로 향해 있다. • 눈이 거의 감겨 있고 동공이 빛에 따라 변한다. • 콧수염은 옆으로 부채꼴로 펴져 있다. • 사람에게 비비거나 코를 댄다. • 꼬리를 수직으로 세우고 움직이지 않는다. • 가르랑거리는 소리나 낮은 소리로 야옹거린다.
	신중/쾌활함		• 머리와 귀가 위로 올라가 앞으로 향해 있다. • 콧수염은 펴져 있으며 앞으로 향해 있다. • 눈을 움직이며 동공이 수축되어 있다. • 꼬리는 위로 향하여 둥근 모양을 한다. • 꼬리는 자극을 받으면 급히 움직인다. • 평소에는 조용하나 흥분하면 입맛을 다신다.

매개치료 상황에서 매개치료 동물의 성격적 특성을 잘 이해하고 동물이 나타내는 행동을 면밀히 관찰하여 필요한 조치를 취해야 한다. 이렇게 함으로써 내담자와의 상호 작용을 예견하고 동물매개치료 활동을 효과적으로 수행할 수 있으며 위험을 감소시킬 수 있다.

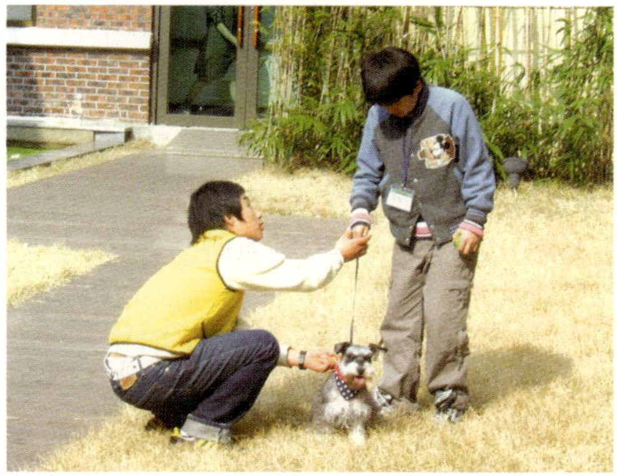

그림 6-1 자폐아동 동물매개치료 활동

2 치료도우미 동물의 응급처치와 간호

1. 치료도우미 동물의 응급처치

1) 열사병과 일사병

열사병은 반려견이 체온을 조절할 수 없는 상태에 있을 때 발생한다. 주로 여름철 밀폐된 차 안에 장시간 방치하거나, 무리한 운동 후, 주둥이를 묶은 상태에서 장시간 미용(드라이어)을 오래 할 경우 등에 나타난다. 일사병은 강한 햇볕에서 장시간 노출되었을 때 발생되며 심한 경우에는 목숨을 잃는다. 증상으로는 체온이 상승하고 헐떡거림이 심해지며, 구토를 하고, 입에서 거품이나 타액을 흘린다. 응급처치법으로는 주변 온도보다 낮은 곳으로 신속히 옮긴 후 찬물을 먹이며, 찬물을 끼얹거나 얼음주머니로 몸을 식히고 심한 경우에는 찬물로 관장을 실시한다.

2) 인공호흡법

인공호흡은 쇼크나 전기 감전, 호흡 곤란 등에 의해 호흡이 정지된 상태에서 실시한다. 반려견의 잇몸이 파랗고 호흡곤란, 침울, 허탈해지면 인공호흡을 실시해야 한다. 인공호흡 전에는 반드시 맥박을 체크하여 맥박을 못 느끼면 심폐 인공호흡법을 써야 한다.

(1) 심장 압박법

반려견을 심장이 위로 오게 오른쪽으로 누인 다음 입 속을 살펴 이물질을 제거한 뒤 공기가 유입되기 쉽게 혀를 빼 준다. 양손을 모아 개의 흉부 약간 아래쪽을 눌러 공기를 빼 준 후 손을 떼고 약 2초 정도 공기가 들어가면 다시 실시한다. 이런 방법을 반복적으로 실시한다.

(2) 흔들기

반려견의 심장 쪽에 손으로 자극을 준 뒤, 뒷다리를 잡고 이쪽저쪽으로 흔들어 본다. 이렇게 10회 실시하여 반응이 없으면 다시 반복한다.

(3) 코에 공기를 불어 넣기

압박법이나 흔들기를 하여도 효과가 없을 경우에 실시한다. 반려견의 혀를 앞으로 빼내고 입을 손으로 막은 뒤 개의 코에 입을 대고 공기를 약 2～3초간 세게 불어넣어 준다. 반려견의 가슴이 부풀어 오르면 입을 떼고 공기가 빠질 때까지 기다린다. 이런 방법으로 1분당 14～17회 정도 반복 실시한다.

3) 구토의 처치

구토란 위장 또는 상부장관의 내용물이 입을 통해 강력하게 분출되는 반사 작용이다. 급성위염, 기생충감염, 전염성 질환(개 홍역, 파보 장염, 코로나 장염, 전염성 간염), 췌장염, 장 중첩, 간 질환, 신장 질환, 중독성 물질 섭취, 자궁 축농증, 복막염, 종양, 호르몬 이상 등의 경우에 발생한다. 또는 상한 음식을 먹었거나 변질된 통조림 또는 사료, 알루미늄 호일, 닭 뼈, 고깃덩어리를 씹지 않고 섭취했을 때 발생하기도 한다.

구토할 때는 음식과 물을 최소한 24시간(최대 48시간까지) 동안 금식시키고 위를 최대한 진정시키고 심한 갈증을 느끼면 얼음조각을 핥아먹게 해 준다. 구토 증상이 완화되면 탈수가 되지 않도록 소량의 물이나 전해질을 투여한다.

4) 부상 동물의 취급과 처치

(1) 부상 동물의 접근과 운반

부상 동물은 공포심과 통증 때문에 자칫 사람을 물 수 있으므로 접근할 때에는 30cm 정도 앞에서 이름을 부르면서 몸을 낮추어 점차 손을 가까이 하여 접근하며, 만일 공격적인 면이 보이면 몇 분 후 다시 시도한다. 만일 성공하지 못하면 강제로 해야 하는데, 이때는 수건이나 옷감으로 얼굴을 가린 후 목 부위를 양손으로 꼭 잡아야 한다.

부상 동물을 운반할 때 소형견은 좌측 팔로 흉부를 받쳐 주고 우측 팔로 안는다. 그러나 대형견은 한 손은 가슴을 받치고 다른 손은 복부를 받쳐 운반한다. 만일 부상 정도가 심한 상태면 매트리스, 옷, 담요 등으로 감싸 운반한다. 상처로 인해 출혈이 되면 먼저 지혈을 시키고 깨끗한 물로 세척한 후 3% 과산화수소로 소독하고 붕대를 감고 항생제 소염제를 투여한다.

(2) 출혈의 처치

1 직접 압박법

반려견을 움직이지 못하게 보정한 후 상처 부위에 거즈를 대고 압박한 후 반창고로 단단히 직접 압박을 계속한다. 지혈이 안 되면 더 강하게 압박한다.

2 지혈대를 씌우는 방법

15cm 정도의 지혈대를 상처보다 조금 위쪽에 압박하기 쉬운 곳에 동여맨다. 만약 관절이 있으면 관절 위쪽에 매야 한다. 지혈대를 2중으로 돌려 맨 다음에

한 번에 묶는다. 짧고 튼튼한 부목을 지혈대의 위에 놓고 묶고 지혈될 때까지 부목을 조이면서 돌린다.

5) 이물질, 유독물질의 섭취

반려견이 이물을 삼키게 되면 구토, 매스꺼움, 기침, 복통, 호흡 곤란, 식도나 위장관의 폐쇄가 일어날 수도 있다. 이물질을 통과시킬 수 있는 방법으로는 식사량을 늘리거나 우유를 적신 빵을 주어 식도, 위, 장을 통과시키거나 식용유 등을 먹여 부드럽게 통과시키는 방법이 있다.

유독 물질을 먹었을 때는 계란 흰자위, 산화마그네슘 현탁액, 우유 등을 먹인다. 구토를 시키는 방법으로는 3%의 과산화수소와 물을 일대일 비율로 섞어 15*ml* 정도 투여하거나 소금을 먹여 토하게 한다.

6) 화상의 처치

화상은 뜨거운 물과 기름, 전기, 화학 약품 등에 의해 발생하며 가벼운 화상은 물집이 잘 잡히지 않고 털로 인해 환부가 가려져 발견이 용이하지 않다. 화상을 입은 반려견은 고통이 심하기 때문에 입마개(마스크)를 하거나 입을 보정하여 사람이 물리지 않도록 한다. 화상 부위는 곧바로 찬물 또는 얼음으로 식히고 화학약품에 의한 경우에는 화학약품을 씻어 내고 수의사의 진료를 받는다. 화상의 정도에 따른 증상과 조치 사항은 다음과 같다.

표 6-4 화상 정도에 따른 증상과 조치

화상 정도	증 상	응급조치
1도 화상	피부가 빨갛고 가벼운 통증이 있다.	털 제거 후 환부를 찬물로 씻고 멸균 거즈로 덮어 준다.
2도 화상	심한 부종, 통증, 괴사조직 발생, 심한 체액 상실이 온다.	냉수 또는 얼음물에 적신 청결한 거즈를 댄 후 건조한 멸균 거즈로 수분을 제거한다.
3도 화상	털이 타 피부가 드러나며 감염이 심하다.	피부이식 수술을 해야 한다.

2. 치료도우미 동물의 간호와 약 먹이기

1) 치료도우미 동물의 간호

동물이 건강을 잃고 질병에 걸리면 스스로 회복하려는 힘이 발휘된다. 그러나 병든 동물을 조속히 회복시키기 위해서는 치료약의 투약과 성실한 간호가 필요하다. 병든 동물을 간호하기 위해서는 동물의 생리와 습성, 질병에 대한 상식이 있어야 한다. 동물의 간호에 필요한 기본적인 원칙은 아래와 같다.

- 기호성이 좋고 소화가 잘되는 고열량, 고단백질 사료를 급여한다.
- 열성 질병을 앓고 있는 반려견은 보온을 해 준다.
- 누워 있는 반려견은 두툼한 방석을 깔아 주거나 누운 자세를 바꾸어 준다.
- 병든 반려견은 조용한 곳에서 휴식을 취하도록 한다.
- 환축의 치료약은 정확한 양을 투약하고 투약시간을 엄수한다.

2) 치료도우미 동물의 약 먹이기

(1) 알약 먹이기

① 왼손 바닥이 콧등 부분에 닿게 하여 반려견 머리를 뒤로 젖힌다.
② 왼손 엄지와 검지로 송곳니 뒤쪽을 잡고 입을 벌린다.
② 오른손 장지와 검지로 약을 잡고 가능한 한 안쪽에 약을 집어넣는다.
③ 약을 넣은 뒤 입을 닫고 약 3초간 기다린다.
④ 목을 쓰다듬으면서 코에 바람을 불어 주면서 손을 놓으면 약을 삼킨다.

(2) 물약 먹이기

① 왼손 바닥이 아래턱에 닿도록 잡고 양 볼을 눌러 주둥이를 벌린다.
② 오른손으로 물약이 들어 있는 스포이트(또는 주사침을 뺀 주사기)를 주둥이 옆쪽 이빨 사이로 짜서 넣는다.

③ 약을 넣은 후 입을 다물게 하여 잠시 동안 기다린다.

(3) 가루약 먹이기

① 가루약을 설탕물 또는 요구르트에 섞는다.

② 물약 먹이는 방법으로 먹인다.

③ 가루약은 좋아하는 음식과 섞어 입 언저리에 발라 주면 핥아먹는다.

(4) 안약과 귀약 넣기

① 반려견이 약을 보지 못하게 한다.

② 안약과 귀약 투여 시에는 반려견의 눈과 귀가 상하지 않게 조심스럽게 다룬다.

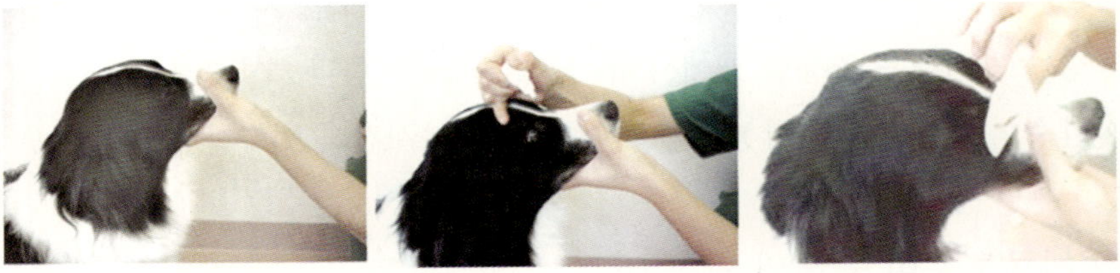

그림 6-2 반려견에게 안약 넣기

3 치료도우미 동물의 질병과 위생관리

1. 치료도우미 동물의 질병예방의 기초

동물매개치료 활동에서 중요한 부분 중의 하나는 치료도우미 동물의 질병을 예방하고 건강하게 관리하는 것이다. 건강하지 못한 동물은 활력의 감소로 치료 활동을 소극적으로 하게 되고 따라서 매개치료활동의 효과도 기대할 수 없게 된다. 더욱 중요한 것은 동물의 전염성 질환이 사람에 감염될 수 있다는 점이다. 이런 전염성 질병을 인수공통전염병(zoonosis)이라고 하는데 일부 동물매개치료 활동에 부정적인 시각을 가진 사람의 주된 이유가 동물의 접촉을 통하여 질병이 전염될 수 있다는 점을 심각하게 부각시키고 있다. 따라서 효과적이고 건강한 동물매개치료 활동이 이루어지기 위해서는 매개동물이 건강하게 관리되어야 한다는 것이다. 이를 위해서는 동물매개치료 활동을 하는 단체는 활동 동물에게 정기적인 수의사의 검진을 받을 수 있도록 하고, 구충과 예방접종이 적절히 이루어질 수 있도록 하여야 한다. 치료도우미 동물의 질병 예방과 건강관리 수칙은 다음과 같다.

1) 질병예방과 건강관리 수칙

치료도우미 동물을 건강하게 기르기 위해서는 평소의 일상적인 관리가 매우 중요하다. 따라서 철저한 환경 위생과 사양관리를 통하여 질병을 예방할 수 있다.

- 주기적인 목욕과 털 관리, 치석제거 등 관리를 철저히 한다.
- 일상적인 운동 및 일광욕을 실시한다.
- 적기에 예방 접종을 실시한다.
- 정기적인 내, 외부 구충제를 투약한다.
- 균형 있는 영양분이 함유된 사료를 급여하여 항병력을 강화한다.
- 쥐, 파리, 모기, 야생동물을 구제하여 전염병의 전파를 막는다.
- 질병을 조기 발견하여 신속한 격리와 치료를 실시한다.

2) 질병의 조기 발견

건강한 치료도우미 동물의 여러 가지 외관 상태를 알고 항상 세심한 관찰을 하면 질병을 조기에 발견할 수 있다. 즉, 식욕과 원기 상태, 동작의 민첩성, 피부와 피모의 탄력과 윤기, 비경 점막의 습윤 정도, 비만과 야윔, 오줌의 색깔과 양,

체온과 맥박의 이상, 보행 상태 등은 건강 상태를 판정하는 매우 중요한 척도다. 건강상태 판정 요령은 다음과 같다.

표 6-5 반려견의 건강상태 판정법

관찰 부위	조사내용 및 방법
1. 식욕 및 원기	• 귀의 움직임이 활발하다. • 식욕이 왕성하여 급여 후 5분 이내 섭취한다. • 접근하면 경계하는 동작을 취한다(외부의 자극에 민감).
2. 동작	• 눈이 충혈되지 않고 움직임이 활발하다. • 꼬리의 움직임이 활발하고 거동이 민첩하다.
3. 피부 · 피모	• 피모가 윤택하고 밀도가 높다. • 피부의 탄력이 좋다.
4. 비경 및 점막	• 비경은 점액이 나와 축축하게 젖어 있다. • 콧구멍, 눈꺼풀 안의 점막이 붉지 않다. • 입 안에서 거품이 흐르지 않고 점막에 궤양이 없다.
5. 비만 정도	• 몸이 풍만하고 좌골단의 뼈를 감지할 수 있다.
6. 오줌 상태	• 오줌에 피나 점액이 없다. • 외음부 주변과 음모가 깨끗하다.
7. 체온 및 맥박	• 평균 정상 체온은 38~39℃ 내외이다. • 정상 맥박은 70~120회/분이다. • 호흡수는 20~25회/분이다.
8. 보행	• 걸음걸이가 활기 있고 자세가 바르다.

3) 증상에 따른 질병의 예측

반려견의 증상에 따른 질병을 살펴보면 다음과 같다.

표 6-6 증상에 따른 질병의 예측

증상	질병
1. 설사	급성 및 만성 질환, 디스템퍼, 파라티푸스, 식중독, 회충증 등
2. 혈변	콕시듐성 장염, 살모넬라성 장염, 파보 바이러스성 장염, 렙토스피라증, 십이지장충증, 편충증 등
3. 변비	디스템퍼 초기, 항생제 과다 투여, 장의 유착, 복수증 등
4. 식욕감퇴	급성 위염, 자궁 축농증, 위궤양, 위장 이물질 등
5. 구토	위염, 뇌염, 뇌막염, 복막염, 톡소플라스마, 간 질환 등
6. 엉덩이를 비빔	항문낭 질환, 촌충증 등
7. 동작의 둔화	구루병, 슬개골 탈구 등
8. 귀를 긁거나 털음	외이염, 귀 개선충증 등
9. 기침	전염성 기관지염, 기관 허탈 등
10. 눈동자 흐려짐	망막 손상, 안구 내 출혈, 안검염 등
11. 침 흘림, 악취	치주 질환
12. 통증	구루병, 슬개골 탈구 등
13. 탈모, 경련	농가진, 모낭염, 여드름, 개선충증, 모낭충증, 진드기, 피부 사상균증, 식이 과민증, 담마진과 혈관 부종, 지루성 피부염, 피부 낭포, 갑상선 기능 저하증 등

2. 치료도우미견의 질병과 예방

1) 치료도우미견의 주요 전염병

(1) 전염성 간염(infectious canine hepatitis)

홍역(distemper)과 유사한 증상을 나타내는 질병으로서 전염성 간염 바이러스의 감염으로 전파된다. 고열과 눈의 충혈, 식욕부진, 갈증, 편도선의 부종이 생기고 구토나 설사가 발생될 수도 있다. 정도에 따라 황달이 나타나며 7일 정도 지나면 회복기에 들어가며 2차 감염이 없는 한 쉽게 회복된다. 최대의 예방법은 DHPPL 종합백신을 적기에 접종하는 것이다.

(2) 렙토스피라증(canine leptospirosis)

인수공통전염병으로서 들쥐에 의하여 전파된다. 출혈형의 경우 41℃ 이상의 발열과 심한 구토, 뒷다리의 통증, 다리 절뚝거림, 구강점막 궤양, 출혈성 설사를 일으키면서 저체온이 되어 수일 내에 폐사에 이른다. 황달형은 점막에 황달 증상을 보이는 것이 특징이다.

혼합백신인 DHPPL를 접종해 주는 것이 중요하다. 또한 들이나 야외에서 반려견이 불결한 곳에 코를 대고 냄새를 맡지 못하게 하고 아무것이나 주워 먹는 습관을 교정시켜야 한다.

(3) 파보 바이러스 감염증(canine parvovirus disease)

파보 바이러스가 원인체로 감염된 변을 통해 접촉이나 경구 전염이 이루어지며 주요 증상은 출혈성 장염의 형태로 많이 나타난다. 전염력과 폐사율이 매우 높은 질병으로 어릴 적에 예방접종을 하지 않은 경우 증상이 심하게 나타난다. 심한 구토와 설사가 따르므로 강아지에게는 치명적인 질병이다. 일단 발병되면 치료가 쉽지 않기 때문에 파보백신을 미리 접종하여야 한다.

(4) 홍역(canine distemper)

전염성이 강하고 폐사율이 높은 전신감염증으로서 눈곱, 소화기증상, 호흡기증상, 신경증상 등의 임상증상을 보인다. 간혹 발바닥이나 코가 딱딱해지고 균열이 생기는 경우도 있다. 일반적으로 개과와 족제비과의 4~5개월령의 어린 개체가 많이 감염되며 임신한 모견이 홍역에 걸리는 경우에는 사산이나 허약한 강아지를 분만하게 된다. 정기적인 예방백신과 평상시에 면역을 유지하기 위한 사양관리가 필요하다.

(5) 광견병(rabies)

모든 온혈동물에 감염되는 치명적인 법정전염병으로서 국내에서는 휴전선 인근의 오소리, 너구리 등 야생동물이 감염되어 이 동물이 개나 소 등을 물어 광견병을 일으키고 있다.

1 전구기

불안해하거나 환경변화에 아주 민감하게 되며, 공포 때문에 어두운 곳에 숨는다.

2 흥분기(광조기)

흥분된 동물은 이물질을 먹는 경우도 있으며 물건에 부딪히거나 강한 빛을 쪼이면 공격하는 행동을 한다. 타액분비가 현저히 증가하게 되고 안면근육이 수축하여 험악한 인상을 보이고 눈과 구강이 충혈되며 평소와는 다른 이상한 소리를 낸다. 흥분기는 2~4일간 지속된다.

3 마비기

전신이 쇠약해지며 전신마비는 대개 후기로부터 시작한다. 발병 초기에는 체온이 40℃ 이상 상승한 후 체온이 떨어진다. 이 시기의 특징은 인・후두의 마비로 입을 벌리며, 1~3일 내에 폐사한다.

만일 의심이 가는 개에게 물렸을 때에는 물린 부위의 피를 짜내고 광견병 예방주사를 접종했는지를 확인한 후 10일 동안 입원시켜 광견병 여부를 검사한다. 일반적으로 10일 동안 경과해도 개에게 아무런 이상이 없으면 광견병은 의심을 하지 않아도 된다.

(6) 코로나 바이러스성 장염(coronavirus enteritis)

전염성이 강하고 구토와 설사를 주 증상으로 하므로 파보 바이러스 감염증과 유사하다. 4~16주령에 주로 발병하며 초기 증상은 무기력, 발열, 식욕결핍이 나타나고 그 후 설사와 구토 증상을 보인다. 파보 바이러스에 비해 열이나 혈액변이 약하게 나타나고 때로는 복부 내 가스가 차서 통증을 보일 때도 있다. 예방접종이 최선의 방법이다.

(7) 전염성 기관지염(kennel cough)

호흡기 바이러스와 세균이 관여해서 일어나는 급성호흡기 질병으로 전염력이 매우 강한 질병이다. 어린 강아지에게서 심한 증상을 나타내며 콧물과 마른기침이 특징적이며 연속적인 기침 후에 구토가 뒤따른다. 예방 접종이 가장 최우선의 방법이며 영양결핍이 일어나지 않도록 관리해야 한다.

2) 치료도우미견의 원충성 질병

(1) 지알디아

원충이 개의 상부 소장에 기생하면 설사와 식욕감퇴를 주 증상으로 하는 급성형과 만성적으로 흡수장애를 일으키는 만성형으로 구분된다. 인간 및 다른 포유동물의 소장에 기생하며 전 세계적으로 존재하는 원충이며 풍토성 또는 전염성 장관질환과 설사를 유발한다. 음식을 익혀 먹이고 물을 끓이거나 정수함으로써 예방할 수 있다.

(2) 트리코모나스

비위생적인 견사에서 트리코모나스 편모를 가지며 운동성이 있는 원충이 강아지에게 감염되어 발생하는 질병으로서 물 같은 설사를 하는 것이 특징이다.

(3) 크립토스포리디아

사람이나 동물의 분변 내에 전염성 낭포체와의 접촉을 최소화하는 것이 전염을 예방하는 최선이다. 사람이 경구적으로 낭포체를 섭취하면 부화하여 장관상피 세포로 가서 감염을 일으킨다. 사람에서는 무증상이나 자연 치유되는 경향을 보이기도 하지만 심한 경우 위험할 수도 있다.

(4) 톡소플라스마

대부분의 조류 및 포유동물에서는 불현성 감염을 일으키지만 간혹 설사를 유발하거나 유산, 폐염, 건염, 안증상, 중추신경증상 등을 일으켜 홍역과 혼돈될 수 있는 질병이다. 사람에게 감염되면 인체의 면역능력에 따라 무증상에서 뇌염, 폐렴 등의 증상을 나타낼 수 있으며 급성형으로 나타나거나 만성화할 수 있다.

(5) 아메바

아메바란 무성생식으로 기생하는 원충류로서 개, 고양이, 쥐, 돼지 등에 감염되어 대부분 무증상으로 경과되지만 급성으로 진행되는 경우 소화기관 내에서 궤양을 일으키며 점액성 설사를 유발하기도 한다.

(6) 바베시아

진드기가 매개체며 주 증상으로는 발열, 빈혈증상, 혈색소 오줌, 황달이 특징이며 간이나 비장이 붓는다. 사람에게 감염되면 초기에는 비특이적인 발열질환으로 나타난다.

3) 치료도우미견의 내부 기생충

기생충에 감염되면 영양 손실과 빈혈로 쇠약해지고 병에 대한 저항력이 약화된다. 또한 간장, 심장, 폐 등 내부 장기가 손상됨으로써 발육이 저하되고 2차적인 세균 감염이 생기게 된다. 따라서 일정한 기간마다 기생충 검사와 구충제를 투여해야 한다. 변 검사는 1세 미만의 강아지는 매월 1회, 어미는 연 2회 검사를 실시하여 기생충 감염 여부를 진단하고 적당한 구충제를 투약해야 한다.

(1) 심장 사상충

심장 사상충은 길이 17～28cm의 가늘고 긴 기생충으로 심장 우심실과 폐동맥에 기생하여 발생하는 질병으로 모기에 의해서 반려견이나 고양이에게 전파된다. 국내에서도 반려자의 10～30% 정도가 감염된 것으로 보고되었다. 초기에는 아침, 저녁으로 가끔씩 기침을 하고 식욕이 떨어지며 피모가 조금씩 빠지기 시작하여 점차 혈뇨, 복수, 심부전증 등을 일으켜 폐사된다.

모기가 발생하기 1개월 전부터 모기의 활동이 중지되는 시기까지 체중에 따라 적량을 투약한다. 주로 5～10월까지 6개월간 투약하는 것이 안전하다. 유충의 구제는 10～11월경이 적당하다.

> **알아 두기 · · ·**
>
> **심장 사상충 투약 시 주의 사항**
>
> 1. 체내가 심장 사상충에 감염된 경우에는 예방약을 투여해서는 안 된다(예방약을 투여하기 전에 심장 사상충 감염 여부를 반드시 알아보아야 한다.).
> 2. 투여 기간 동안 매월 1회 체중을 측정하여 체중변화가 있으면 용량을 조절해야 한다.

(2) 회충

회충은 가장 흔한 기생충으로 소장에 기생하며 그 유충은 장벽을 뚫고 폐, 기관지, 식도를 거쳐 약 1주일 후에 다시 소장으로 내려와 성충이 된다. 신장이나 간장에 침입하는 경우도 있다. 어린 강아지는 회충 감염이 많고 방치하면 폐사하는 경우도 있다. 어미의 태반을 통하여 감염되기 때문에 구입한 강아지는 구충제를 투약하는 것이 좋다.

회충증의 증상은 구토, 설사, 기침, 빈혈, 탈수, 폐렴, 성장 장애, 털의 윤기 소실, 쇠약 등이 나타나고 유충이 뇌에 침입하면 발작을 일으키기도 한다. 구충제는 생후 2～4주경 1차 투약하고, 생후 6～8주 2차 투약 후 매년 정기적으로 투약해야 한다.

(3) 십이지장충(구충증)

입이나 사지의 피부를 통하여 소장에 기생하며 장점막의 혈액을 빨아먹는다. 한 마리가 하루에 0.8m*l* 정도의 혈액을 빨아먹는다. 십이지장충 감염 증상은 복통, 피로, 식욕부진, 빈혈을 일으켜 쇠약해지며 검은 점액성 대변을 누고 소장벽의 출혈로 폐사할 수 있다. 정기적으로 구충제를 투약한다.

(4) 편충

입을 통해서 맹장에 기생 흡혈하고 때로는 맹장염을 유발한다. 피해는 적지만 번식력이 강한 기생충이다. 염증과 점액성 설사와 때로는 혈변을 배설하고 등을 웅크리는 자세를 취한다. 구충제는 독성이 강하므로 투약량을 정확히 지킨다.

(5) 촌충(조충증)

촌충은 벼룩이나 이가 매개하여 소장벽에 기생하며 긴 연절상의 성충으로 되어 말단이 잘려 대변과 함께 배설된다. 체내에서 산란하지 않아 변 검사로 검출되지 않는다. 대변 중에 쌀알 크기의 흰 벌레가 움직이는 것을 확인할 수 있다. 감염된 반려견은 항문을 바닥에 비비는 행동을 하며 영양 불량, 쇠약, 빈혈, 장염으로 설사를 한다.

구충제는 공복에 투약하며 20～30분 후면 촌충이 나온다. 그러나 촌충의 머리는 장벽에 붙어 살아남기 때문에 또다시 연절을 만든다. 따라서 촌충의 구제는 1주일 간격으로 2～3회 연속하여 투약한다.

알아 두기 · · ·

종합 구충제 투여 요령

1. 구입한 반려견: 2~5일 후에 투약
2. 태어난 반려견: 생후 21일령에는 1일 1알씩 10일 간격으로 3~4회 투약
   생후 5~6개월령에는 1~2개월 간격으로 1회 투약
   생후 1년 이상에는 2~3개월 간격으로 1회 투약
3. 임신한 반려견: 임신 4일, 28일경에 2회 투약
   태아에게 영향을 주지 않는 구충제 투약

4) 치료도우미견의 외부 기생충

(1) 외부 기생충의 종류와 증상

반려견의 외부 기생충은 세심한 관찰을 하면 쉽게 발견할 수 있는 질병이다.

표 6-7 외부 기생충의 종류와 증상

기생충	원인 및 증상
모낭충증 (데모덱스)	• 모낭에 모낭충 감염으로 발생한다. • 털이 짧은 품종에 자주 발생한다. • 비듬, 농포가 생겨 냄새가 나고 차차 가려움이 심해진다.
개선충증 (옴, 스캐비스)	• 피부에 탈모와 털이 엉키고 가려움증이 있다. • 얼굴, 귀 등에 털이 빠지며 사람에게도 전염된다.
귀 개선충증	• 외이도에 기생하며 적갈색의 염증을 일으킨다. • 가려움과 통증을 일으킨다.
벼룩감염	• 피부 자극과 흡혈, 배설물 등으로 피부 알레르기를 유발한다. • 심한 가려움증을 일으킨다. • 구제용 샴푸로 목욕시키고 견사와 주변을 청소하고 소독한다.
피부 사상균증	• 부분적인 원형 탈모, 분홍빛의 비듬이 발생한다. • 털은 빠지지 않지만 온몸에 비듬이 발생한다. • 옴 등이 혼합하면 가려움이 심해진다.
기타 피부병	• 공해, 기생충, 알레르기, 호르몬 이상, 관리 소홀 등이 원인이다. • 잘못된 털 관리나 거친 취급으로 인한 상처로 발생한다. • 사료 중 지방의 함량 부족, 비타민 D 합성 장애 등으로 발생한다.

(2) 기생충의 예방 및 치료

자연환경에 널리 분포되어 있어 다양한 전파방법으로 감염되는 기생충의 감염예방은 단순한 구충제만으로는 어려움이 있어 기생충의 기초적인 생활사를 평소에 알아 두어야 할 필요가 있으며 다음과 같은 요령으로 관리하면 구충은 물론 건강한 상태를 유지할 수 있다.

- 조속한 분변 청소 및 위생적 처리
- 동물 및 주변 정기적인 소독
- 청결하고 영양이 풍부한 먹이 급여

- 이, 벼룩, 모기 등의 해충 구제
- 쥐의 구제
- 선충류 및 조충류, 흡충류 구충이 가능한 종합 구충제 사용

5) 전염병의 예방접종

(1) 예방접종 프로그램

전염병이 발병하면 전염률, 폐사율이 높고 치료기간이 길어 막대한 경제적 손실을 가져온다. 따라서 예방 접종의 목적은 반려견의 전염병에 대한 방어능력을 길러 주어 전염병을 사전에 예방하고자 하는 것이다. 중요한 반려견의 예방 접종 프로그램은 다음과 같다.

표 6-8 반려견의 예방 접종 프로그램

백신 종류		접종 시기
종합 백신 (DHPPL)	홍역(디스템퍼) 전염성 간염 파보 바이러스성 장염 파라 인플루엔자 렙토스피라	• 생후 6주부터 2~4주 간격으로 3~5회 접종 (18주까지 접종) • 이후 매년 1회 보강 접종
코로나(corona) 장염		• 생후 6주부터 2~4주 간격으로 2~3회 접종 (18주까지 접종) • 이후 매년 1회 보강 접종
전염성 기관지염 (kennel cough)		• 생후 8주부터 2~4주 간격으로 2~3회 접종 (18주까지 접종) • 이후 매년 1회 보강 접종
광견병(rabies)		• 생후 3~4개월령 1회 접종 • 이후 6개월마다 보강 접종

(2) 예방 접종 시 유의점

예방약을 구입할 때는 약품에 표시된 유효 기간을 반드시 확인하여 유효기

간이 경과된 것은 사용하지 말아야 한다. 사독(불활화)백신의 예방약은 접종하기 전까지 2～5℃의 냉장고에 보관하고 생독(생균)백신은 냉동실에 보관해야 한다.

예방 접종을 할 때에는 일회용 주사기를 사용하거나 한 마리마다 주사바늘을 바꾸어 사용한다. 주사기나 주사침을 소독약으로 소독하면 접종 효과가 없을 수도 있다. 종합백신과 광견병 예방주사는 같은 날 한 번에 접종하지 않고 2주 이상 간격을 두며, 접종한 후 1주일 정도는 스트레스(목욕, 미용, 여행 등)를 주지 말아야 한다.

3. 치료도우미 고양이의 질병과 예방

1) 치료도우미 고양이의 질병

(1) 범 백혈구 감소증

혈액 속에 모든 백혈구가 감소하는 것으로 심한 장염을 일으키는 것이 특징이다. 초기에는 발열과 식욕부진이 나타나고 구토나 혈변, 탈수를 일으키고 계속해서 설사를 하는 경우가 있다. 새끼 고양이의 폐사율이 매우 높다. 예방 접종을 하는 것이 최선의 예방책이다. 사람의 신발 밑창을 통해 운반되기도 한다.

(2) 전염성 호흡기 질환

2개의 바이러스(칼시 바이러스, 허피스 바이러스)에 의해 발생하는 경우가 많고, 칼시 바이러스 감염증, 전염성 비기관염이라 한다. 이것들은 공통된 증상이 많으며 반드시 구별된다고는 할 수 없다. 재채기, 결막염, 콧물, 기침, 침 흘림, 구내염 등이 나타나며 발열을 하며 식욕이 없어진다. 한 번 걸려도 면역이 있는 기간이 짧고 재감염되는 병이다. 전염력이 강하며 증상이 가라앉아도 바이러스를 장시간 체내에 가지고 있다거나 가벼운 증상으로 감염이 지속되거나 또 만성축농증으로 변하는 경우도 있다.

(3) 톡소플라스마

원충에 의한 전염병으로 사람과 고양이에 공통된 전염병이다. 원충이 고양이의 몸에 침입하여 발열, 폐렴, 설사, 간 장애, 황달 등의 여러 가지 증세를 나타낸다.

(4) 백혈병 바이러스 감염증(FeLV)

빈혈이나 면역력의 저하, 유산, 신장병 등을 나타나는 질병으로 특히 어린 고양이의 주요 사망 원인이 되는 감염증이다. 만성형은 면역력 저하로 감염 후 1～2개월은 열이 나거나 식욕이 없는 등 상처가 잘 아물지 않거나 자주 병에 걸리며 이빨이 하얗게 되며 흔들거린다. 예방 접종이 최선의 예방책이다.

(5) 고양이 광견병

고양이 광견병은 반려견의 광견병과 같은 증상을 나타낸다. 즉, 사나워지고 불안과 식욕 부진, 침 흘림, 눈 충혈, 뒷다리 및 목 마비 등의 증상이 나타난다. 전염은 광견병에 걸린 고양이의 타액(침)에서 바이러스가 사람의 상처 부위로 전염되는 인수공통전염병이다.

(6) 전염성 복막염

코로나 바이러스가 원인으로 생기는 병으로 전신의 장기에 침입한다. 복막염으로 인해 복수가 차거나, 가슴에 물이 차는 경우가 있다. 또한 복수나 물이 가슴에 차지 않는 경우도 있으며, 눈이나 뇌에 이상이 있는 경우도 있다. 질병에 걸렸어도 비교적 식욕이 있는 경우가 많으며, 증상이 나타난 고양이는 서서히 쇠약해지고 예후가 불량하다.

2) 치료도우미 고양이의 질병예방

(1) 고양이의 건강관리

고양이의 건강관리는 가능하면 한 달에 한 번 정도 건강점검을 하는 날을 정해 기록하는 것이 좋다. 건강관리 관찰 요령은 식욕 상태, 음수량, 배뇨량과 색깔, 횟수, 변의 상태 등의 생리적 상태와 동작, 털의 상태, 눈, 코, 귀, 혀 등의 외형적인 상태를 점검한다.

고양이의 체온과 맥박의 측정 방법은 다음과 같다.

① 체온계에 글리세린이나 올리브유를 바르고 항문에 2cm 정도 넣는다.

② 3분 후 체온계를 뽑아내어 눈높이에서 눈금을 읽는다.

③ 고양이의 체온은 평상시 38~39℃, 수면 후에는 0.5℃ 낮은 38℃이다.

④ 맥박은 뒷다리 안쪽의 대퇴동맥에 오른손의 인지를 대어 측정한다.

⑤ 평상시의 맥박은 1분당 100~150회, 호흡수는 20~30회다.

(2) 고양이의 예방접종

고양이의 예방 접종은 전염병을 효과적으로 예방할 수 있도록 하는 것이다. 따라서 예방 약품의 적합한 선택과 보관, 예방 주사 방법, 접종의 시기와 접종량 등을 정확하게 준수해야 한다. 고양이의 예방 접종(백신) 방법은 다음과 같다.

표 6-9 고양이의 예방 접종

연령	백신 종류
6~8주령	• 백혈구감소증(FPV), 바이러스성 호흡기질환(FVR, FCV)
12주령	• 2차 백혈구감소증(FPV), 바이러스성 호흡기질환(FVR, FCV), 백혈병(FeLV)
16주령	• 1차: 감염성 복막염(FIP), 광견병(rabies) • 2차: 백혈병 (FeLV) • 3차: 백혈구감소증(FPV), 바이러스성 호흡기질환(FVR, FCV)
매년	• 백혈구감소증, 바이러스성 호흡기질환(FVR, FCV), 백혈병, 광견병

주: 종합백신 추가 접종 시에는 바이러스 검사를 해 주어야 한다.
〈3종 종합백신〉 범 백혈구 감소증, 고양이 전염성 비기관염, 칼리시 바이러스 감염증
〈4종 종합백신〉 3종 백신+백혈병 바이러스

4. 치료도우미 토끼의 질병과 예방

1) 건강한 토끼 식별과 점검

(1) 건강한 토끼 식별

건강한 토끼의 식별법은 다음과 같다.

표 6-10 건강한 토끼 식별법

구 분	건강한 토끼	이상이 있는 토끼
1. 눈	눈이 총명하고 생기가 있다.	눈동자에 초점이 없고 눈곱이 있다.
2. 귀	소리에 민감하고 잘 움직인다.	귀에 상처가 있거나 냄새가 심하다.
3. 코	콧등이 촉촉하고 깨끗하다.	콧등이 마르고 콧물이 있다.
4. 식욕	식욕이 왕성하고 토실토실하다.	식욕이 부진하고 허약하거나 비만이다.
5. 항문	항문 주변이 깨끗하다.	설사로 항문 주위가 지저분하다.
6. 털	털에 광택이 있고 가지런하다.	털에 광택이 없고 방향이 거꾸로 되어 있다.
7. 발	발바닥에 털이 잘 나 있고 상처가 없으며 부어 있지 않다.	발바닥이 건조하고 털이 빠지고 부어 있다.
8. 행동	무리와 잘 어울리고 활발하다.	혼자 떨어져 있고 구석에 쪼그리고 있다.
9. 대변	둥글고 조금 단단하며 짙고 푸른 색이다.	변이 무르거나 너무 딱딱하다. (설사나 변비)
10. 소변	먹이에 따라 희거나 누렇고 적색일 수도 있다.	소변을 볼 때 고통을 느낀다.

(2) 1일 건강 점검

토끼의 1일 점검은 건강상태를 식별하는 가장 중요한 요소다. 우선 아침에 일어나면 먹은 음식의 종류와 양, 똥의 상태(굳기, 색깔, 냄새 등)를 매일 점검한다. 토끼의 소변은 탁한 편이며 먹이에 따라 누렇거나 빨간색을 띠기도 한다. 손으로 토끼를 들어 봐서 체중의 감소가 있는가를 보고 식욕상태를 점검한다. 단정치 못하고 흐트러진 외모와 털 빠짐은 피부질환이나 영양 결핍이 있다는 증거다. 또한 활동이 저하되고 콧물과 눈물이 있으면 질병에 감염된 것이므로 적절한 치료를 해야 한다.

2) 치료도우미 토끼의 질병과 예방

(1) 바이러스성 출혈증

바이러스성 출혈증(VHD)은 폐사율이 높고 전염성이 강한 질병으로 겨울과 봄에 2개월령 이상 된 토끼에서 갑자기 발병하여 폐사한다. 고열(41℃), 불안, 발작, 괴성을 지르고 선회운동을 하는 신경증상을 보이며 코에 혈액성 삼출물이나 분변에 점액성 물질이 묻어 있으며 한쪽으로 처진 귀가 암자색을 띠는 경우도 있다. 예방 접종을 하는 것이 가장 좋은 방법으로 9월 이내에 접종을 하는 것이 좋다.

(2) 스너플스

스너플스(snuffles)는 가장 흔한 토끼의 전염성 질병으로 그람 음성의 파스튜넬라균이 원인균이다. 증상은 재채기, 가래 끓는 소리, 코에 분비물과 눈곱이 끼고 식욕부진 호흡곤란과 폐렴이 특징이다. 코감기, 폐렴, 뒤틀린 목(사경), 머리 기울이기, 균형상실을 일으키며 패혈증, 고환의 농양, 자궁축농증으로 인한 불임이 되기도 한다. 스너플스에 감염된 토끼와의 직접접촉, 오염원과의 접촉에 의해 다른 토끼에 전염시키기 때문에 전염원을 차단해야 한다.

(3) 점액증

점액증(myxomatosis)은 모기가 전염시키는 토끼의 질병으로 홍반, 안검 부종, 결막염, 눈곱 및 분비물이 나오고 고열(39～41℃)이 발생한다. 만성의 경우에는 동물의 신체에 결절성 종양을 형성하고, 말기에 호흡곤란이 일어난다. 잠복기는 5일 정도이고 효과적인 치료방법은 없다. 가장 좋은 예방방법은 모기를 구제하는 것이다.

(4) 콕시듐

토끼에서 가장 흔한 질병으로 원충에 의하여 발생되며 장형과 간형이 있다.

장형은 식욕결핍, 설사, 혈변, 악취, 복부 팽대 등의 증상을 보이고 간형은 식욕결핍, 황달 증상을 나타낸다. 질병이 발생되면 케이지를 깨끗이 청소하고 소독을 해야 하며 설파제나 항생제를 투약한다.

(5) 장 독혈증

장 독혈증은 4~8주령의 어린 토끼, 어미 토끼는 분만 전후, 스트레스를 받은 경우에 흔히 발생하며 세균이 원인이다. 증상은 무기력해지며 피부와 털이 거칠게 되고 갑작스러운 녹갈색 설사를 한다. 채소를 너무 많이 줄 때 발생할 수 있으며 녹색의 설사가 나타나면 2일 이내에 죽는 경우가 대부분이므로 예방에 주력해야 한다. 평소 건초를 주는 것이 예방법의 하나다.

(6) 토끼 매독

토끼 매독의 증상은 항문 주위에 털이 빠지거나 코 주변, 입술, 눈꺼풀, 생식기 등에서 궤양이 형성되어 궁극적으로는 두꺼운 딱지가 생긴다. 사람에게는 전염이 안 되지만 다른 동물에게 전염이 되므로 격리 치료를 해야 한다.

(7) 기타 질병

토끼에서 발생하는 일반 질병과 기생충병은 다음과 같다.

표 6-11 기타 질병의 종류

질병명	원인	증상	예방 치료
설사	각종 세균, 물기 있는 야채 급여	설사, 식욕 부진, 원기 소실, 혈변	건초 급여, 급수 제한 펠릿사료 급여 중지 요구르트 급여
외이염	세균 감염이나 진드기 또는 곰팡이 감염	귀 냄새가 나고 붓고 열이 난다.	진드기 구제, 귀 청소
귀 진드기	귀 안에 진드기 감염	가려움, 냄새, 분비물	진드기 구제, 귀 청소
곰팡이성 피부병	곰팡이에 의해 발생 어린 토끼에게 발생	원형 탈모, 피부 반점, 가려움증	습기 제거, 곰팡이 낀 먹이를 주지 않는다. 우리 청소, 소독

3) 전염병의 예방 접종

토끼의 예방접종 프로그램은 다음과 같다.

표 6-12 전염병의 예방 접종 프로그램

질병명	접종 방법
VHD (바이러스성 출혈병)	• 3개월 미만: 1차 접종 1개월 후 2차 접종 • 3개월 이상: 1차 접종 후 6개월~1년마다 보강 접종
광견병	• 3개월 이후 1차 접종, 6개월~1년마다 보강 접종
외부 기생충 구제	• 약물 샴푸로 목욕을 시키거나 구충제 주사로 치료
내부 구충제 투여	• 2개월령 이후 2~3개월마다 실시

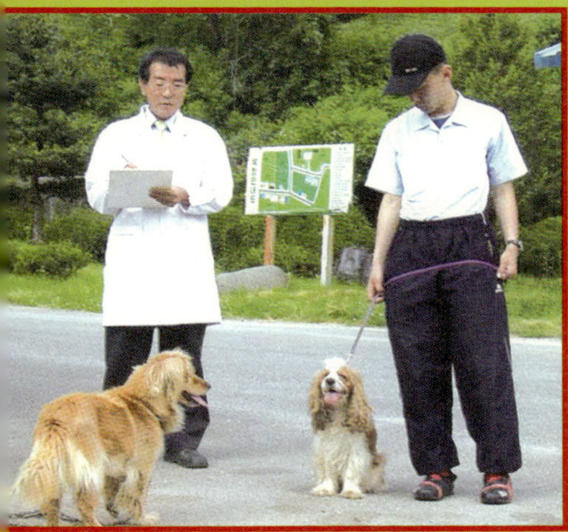

7장 동물사육 · 관리를 통한 매개활동 1

1 반려견을 이용한 매개활동

1. 치료도우미견의 이해
2. 치료도우미견의 선택과 품종
3. 치료도우미견의 관리기구 및 용품
4. 치료도우미견의 번식
5. 치료도우미견의 사양관리
6. 치료도우미견의 미용관리

2 고양이를 이용한 매개활동

1. 치료도우미 고양이의 이해
2. 치료도우미 고양이의 품종
3. 치료도우미 고양이의 선택
4. 치료도우미 고양이의 번식
5. 치료도우미 고양이의 육성
6. 치료도우미 고양이의 관리

3 토끼를 이용한 매개활동

1. 치료도우미 토끼의 이해
2. 치료도우미 토끼의 품종과 선택
3. 치료도우미 토끼의 번식
4. 치료도우미 고양이의 육성

4 햄스터를 이용한 매개활동

1. 치료도우미 햄스터의 이해
2. 치료도우미 햄스터의 주요 품종과 선택
3. 치료도우미 햄스터의 번식
4. 치료도우미 햄스터의 관리

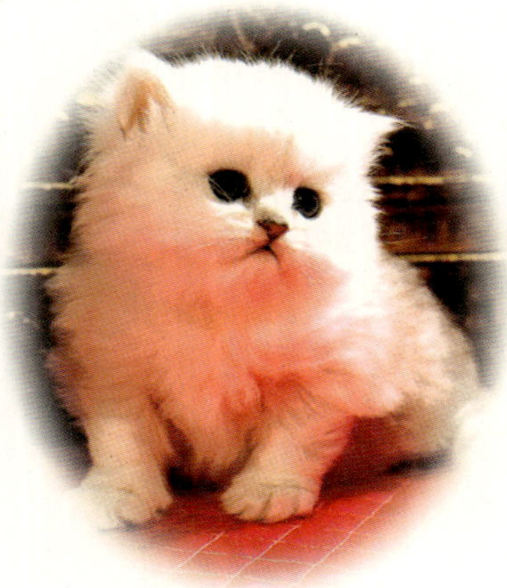

1 반려견을 이용한 매개활동

1. 치료도우미견의 이해

1) 반려견의 기원과 분류

반려견은 현존하는 개과의 육식동물 중의 한 종류다. 오늘날 우리가 볼 수 있는 반려견의 조상은 지금으로부터 12,000~15,000년 전 인도에 살고 있었던 회색 늑대(학명: *Canis lupus pallipes*)의 소형 남방계로 보고 있다. 반려견은 포유류 중 가장 먼저 가축화되었다. 전 세계에서 400여 품종이 사육되고 있으며 각국의 애견단체에 의한 공인된 품종은 약 310여 종에 달한다.

반려견은 동물 분류학상 척추동물문, 포유류강, 식육류목, 개과, 개속에 속하는 동물로 한자로 견(犬), 구(狗), 술(戌) 등으로 표기하며 학명은 '*Canis familiaris*' 다.

세계애견연맹(FCI)은 다음과 같이 10그룹으로 분류하고 있다.

- 1그룹: 목양견(herding group): 쉽독(sheepdogs)과 캐틀독(cattledogs)
- 2그룹: 사역견(working group): 핀서(pinscher), 슈나우저(schnauzer), 몰로시안(molossian type), 스위스 캐틀독(swiss cattledogs)
- 3그룹: 테리어(소형 조렵견, terrier)
- 4그룹: 닥스훈트(dachshunds)
- 5그룹: 스피츠(spits)와 프라이미티브(primitivetypes)
- 6그룹: 후각 수렵견(센트 하운드, scent hounds)
- 7그룹: 조렵견(포인팅, pointing dogs)

- 8그룹: 영국 총렵견(레트리버, retrievers; 블러싱 독, flushing dogs; 워터 독, water dogs)
- 9그룹: 반려견과 애완(토이)견(companions, toys)
- 10그룹: 시각 수렵견(사이트하운드 종, sighthounds)

미국반려견협회(AKC) 분류방법으로는 목양견(herding group), 사역견(working group), 조렵견(sporting group) 대형 수렵견(hound group), 소형 수렵견(terrier group), 반려견(toy group), 비 수렵견(non sporting group)으로 나누기도 한다.

2) 반려견의 형태와 특성

(1) 일반적 특징

반려견은 용도에 따라 품종이 개량되어 왔기 때문에 매우 다양한 형태를 가지고 있다. 일반적으로 반려견은 체구에 비하여 큰 눈과 큰 머리를 가지고 있으며 수렵을 위한 감각기관이 발달되어 있다. 머리의 형태는 두개골의 형태, 눈의 위

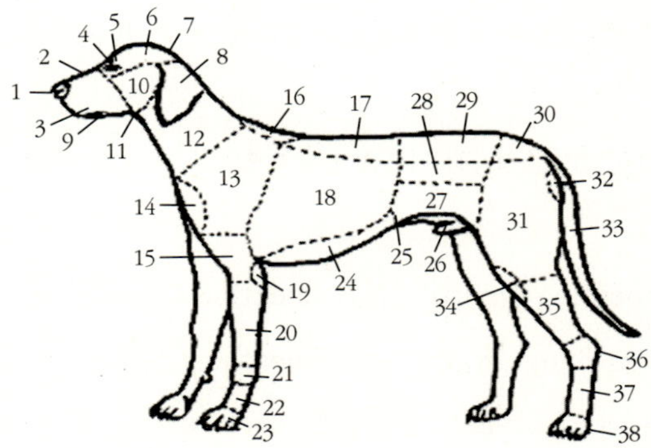

1. 코(nose) 2. 콧등(muzzle) 3. 입술(lip) 4. 이마 단(stop) 5. 눈(eye) 6. 두개부(skull) 7. 후두부(occiput) 8. 귀(ear) 9. 아래턱(under jaw) 10. 뺨(cheek) 11. 인후(throat) 12. 목(neck) 13. 어깨(shoulder) 14. 견단(point of shoulder, 어깨 끝) 15. 상완(upperarm) 16. 기갑(withers) 17. 등(back) 18. 갈비(rib) 19. 팔꿈치(elbow) 20. 전완(forearm) 21. 무릎(knee) 22/37. 중족(pastern) 23/38. 발(foot) 24. 앞가슴(brisker) 25. 복부(adbomen) 26. 턱업(tuck up, 말려 올라간 부위) 27. 옆구리(flank) 28. 커플링(coupling, 늑골과 관골 연결부) 29. 허리(loin) 30. 엉덩이(croup) 31. 대퇴부(thigh) 32. 좌골단(point of buttock) 33. 꼬리(tail) 34. 무릎 관절(stifle) 35. 하퇴부(second thigh) 36. 비절(hock)

그림 7-1 반려견의 외부의 명칭

치와 크기, 귀의 형태에 따라 결정된다.

꼬리는 비교적 짧아 몸길이의 절반 이하며, 귓바퀴는 거의 삼각형 모양으로 크다. 동공은 원형이며, 입술이 두툼하며 코에서 눈 사이까지 뚜렷이 구분된다. 형태 면에서는 늑대와 흡사하여 외형으로 서로 구별하는 것이 쉽지 않다. 발가락은 앞발에 5개, 뒷발에 4개로 이루어져 있으며, 털의 길이와 빛깔, 무늬의 종류가 다양하다.

(2) 감각적 특성

시각은 가까운 곳에 초점을 맞추기 어려우나 시야가 넓고 움직이는 물체에 대해서는 예민하다. 적색은 거의 보이지 않고 청색, 초록색 또는 혼합색으로 보이는 약한 색맹이다. 또한 망막의 바로 밑에 반사판이 있기 때문에 밤에는 황록색으로 반사하여 눈이 빛난다.

청각은 외부의 적으로부터 자신을 보호하려는 경계심에서 발달되었다. 반려견의 가청력은 65~50,000Hz로서 사람보다 약 6배나 높은 주파수를 들을 수 있다. 비공이 크고 후각세포가 발달되어 냄새를 맡는 능력이 뛰어나다. 예민한 후각으로 사냥감을 쫓고 먹이의 구별, 암수와 동료의 구별, 자기 새끼의 구별과 발정기 암컷의 냄새(페로몬)를 잘 맡는 것으로 알려지고 있다.

(3) 생리적 특성

반려견의 일반적인 생리적 특성은 다음과 같다.

표 7-1 반려견의 일반적인 생리적 특성

수 명	체 온	맥 박	호흡수	혈 압
15~20년	38~39℃	70~120회/분	20~25회/분	70~120Hg

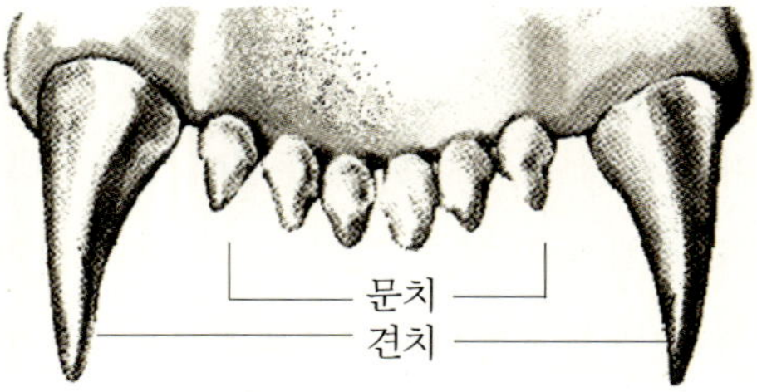

$$\text{유 치} = \frac{3+1+3+0}{3+1+3+0}\ (\times 2) = 28$$

$$\text{영구치} = \frac{3+1+4+2}{3+1+4+3}\ (\times 2) = 42$$

문치 견치 전구치 후구치

그림 7-2 반려견의 치아와 치식

반려견의 이빨은 육식동물과 같이 물고 찢고 씹기에 적합하도록 되어 있다. 젖니는 생후 3~5주부터 나기 시작하여 2개월 후 완성된다. 6~7개월령부터 간니(영구치)가 나기 시작한다.

피부의 땀샘 발달이 불충분하여 운동을 해도 땀을 흘리지 못해 반려견은 호흡으로 체온을 조절한다. 항문에 한 쌍의 항문낭이 있다. 이 항문낭은 특유한 냄새의 분비액이 나오며 이를 통해 영역 표시 등에 이용된다. 목욕시킬 때 짜 주는 것이 좋다.

반려견의 일생을 사람과 비교해 보면 매우 짧다는 것을 알 수 있다. 수명은 견종에 따라 차이가 있으나 평균 15년 정도며 사람에 비교하면 약 80세에 해당한다.

알아 두기 • • •

반려견의 의사소통

「멍~멍」: 일반적인 짖음으로 즐거움이나 흥분을 나타낼 때 짖는 소리다.
「깽~깽」: 무서움을 느낄 때 비명 소리다.
「으르릉」: 적을 위협하거나 공격할 때 내는 소리다.
「아~앙」: 지루하거나 심심할 때 내는 소리다.
「왕~왕」: 연속적으로 짖으면 적이 나타나거나 경계심을 가질 때 짖는 소리다.
「끙~끙」: 무엇인가 요구할 때, 응석을 부릴 때 내는 소리다.

표 7-2 사람과 반려견의 나이 비교

반려견	1개월	2개월	6개월	1년	2년	4년	6년	8년	10년	15년
사 람	1세	1.5세	10세	20세	24세	36세	42세	56세	65세	80세

2. 치료도우미견의 선택과 품종

치료도우미견으로 활용하기 위해서는 생후 1년 이상 된 반려견을 이용하는 것이 적당하다. 따라서 강아지 때부터 AAT에 적합한 자질을 갖추고 있는가를 평가해 가능성이 있는 강아지를 선발하여 훈련시키는 것이 바람직하다.

1) 치료도우미견의 선발 방법

(1) 일반적인 검사

동물매개치료에 적합한 자질을 갖추고 있는 강아지의 평가 시기는 생후 7주령에 실시한다. 우선 강아지의 혈통을 조사해 강아지의 부모가 친절하고 사교적이었나를 검토한 후 적합성 여부를 평가한다.

검사 대상 강아지에게 눈에 잘 띄는 목줄이나 리본을 달아 놓고 한배 새끼와의 어울림을 관찰하여 기질과 사회성 검사를 한다. 한배 새끼의 무리에서 다른 강아지와 상호작용을 하면서 지나치게 거칠고 공격적이거나 수줍음과 두려움을 많이 보이는 강아지는 적합하지 않다. 그다음에는 개별적 사회성 검사를 한다. 손뼉을 치고 이름을 불렀을 때 부를 때마다 따라오면 사회성이 좋은 강아지다. 또 안아 주는 것을 매우 좋아하여 얼굴을 핥거나 떨어지지 않을려고 하면 애정과 친화력이 있는 강아지다.

(2) 전문적인 선발 검사

미국의 클로시에(Clothies, 1996)가 쓴 『강아지 검사의 이해(*Understanding Puppy Testing*)』에 소개된 강아지 선발 방법은 다음과 같다(김양순, 2006).

선발 검사 시기는 7～10주에 실시하며 검사자는 소유자가 아닌 모르는 사람이 실시한다. 검사 장소도 강아지에게 생소하고 가능한 한 혼란스러운 곳에서 하는 것이 좋다. 검사를 하는 동안 다른 반려견이나 한배 새끼가 보이지 않도록 한다. 1차 검사 후 판정이 곤란하다면 2～3일 후 다시 실시한다. 검사의 실시 요령은 다음과 같다.

표 7-3 매개치료 도우미 강아지의 자질 검사

구 분		행동 관찰 사항
사회성		낯선 사람에게 자발적으로 접근하는가를 살펴본다.
친화성		사람을 따라가려는 강아지의 자세와 행동을 검사한다.
공포성		높은 곳에 강아지를 놓아 두었을 때의 반응을 검사한다.
인내성		하려고 하는 행동을 저지했을 때 참는 능력을 검사한다.
복종성		한곳에 머물러 있거나 사람의 옆이나 뒤를 따르는가를 검사한다.
돌아오기		공 같은 것을 던지면 물고 오는가를 검사한다.
민감성	청각	갑작스러운 소음에 대한 반응과 회복(안정) 속도를 검사한다. (예: 강아지와 2～3m 떨어진 거리에서 밥그릇을 떨어뜨려 본다.)
민감성	시각	시야에 나타난 자극에 대한 반응과 회복(안정) 속도를 검사한다. (예: 강아지 앞에서 우산을 빠르게 펴 보인다.)
민감성	동작	낯선 물체가 나타날 때 보이는 반응을 검사한다. (예: 강아지와 좀 떨어진 곳에서 의자를 확 밀어 본다)
민감성	촉각	강아지의 신체적 자극에 대한 반응을 검사한다. (예: 발가락에 끈을 묶어 천천히 조여 보거나 당겨 본다)
활동성		검사 시간 내의 활력(에너지 수준)을 관찰한다.

출처: Clothies(1996). *Understanding Puppy Testing* 에서 발췌수정함.

2) 치료도우미 성견의 선택기준

동물매개활동이나 치료에 활용되는 도우미견은 특정한 품종이 정해진 것은 아니지만 그렇다고 모든 종류의 반려견을 활용할 수 있는 것은 아니다. 같은 품종이라도 공격성, 과잉 행동, 두려움, 과민성 등이 심하거나 사람과 친화적이지 못한 기질과 성격을 가진 반려견은 적합하지 않다.

(1) 치료도우미견의 조건

일반적으로 매개활동과 치료에 적합한 반려견은 품종, 성별, 크기, 순종과 잡종에 상관없이 사람이나 다른 개에게 공격적이거나 난폭한 과잉행동을 하는 습성이 없어야 한다. 모든 연령과 다양한 피부색을 가진 인종, 남녀의 성을 초월하여 친화력이 있어야 한다. 또한 공격적이거나 두려움이 없이 사람에게 순종적이고 온화한 성품을 가져야 한다. 항상 밝고 명랑하며 활동적이어야 하고 변화된 환경에 잘 적응할 수 있어야 한다. 즉, 차를 타거나 낯선 장소, 낯선 사람을 만나는 등 스트레스에 잘 적응해야 한다. 그리고 매개치료를 위한 훈련에 잘 따르고 익힐 줄 알아야 하며 매개치료를 위한 장소의 이동과 각종 소음, 내담자(환자)의 지나친 접촉이나 시달림을 잘 견딜 수 있는 인내력이 있어야 한다.

(2) 치료도우미견의 성격검사

동물매개활동이나 치료도우미견으로 활용하기 전에 반려견의 기질과 성격을 평가하여 적합하다고 인정될 때 선택하여 훈련시켜야 한다. 유기견으로 버림받거나 동물 보호소에서 학대받은 경험이 있는 반려견은 사회성과 친화력이 부족하여 적합하지 않은 경우가 많다. 그러나 기질과 성격 테스트에 합격한 반려견이라면 기초적인 복종 훈련을 거친 후 활용한다면 아주 유용한 치료도우미견으로 활용할 수 있다. 반려견의 기질과 성격 검사 요령은 다음과 같다.

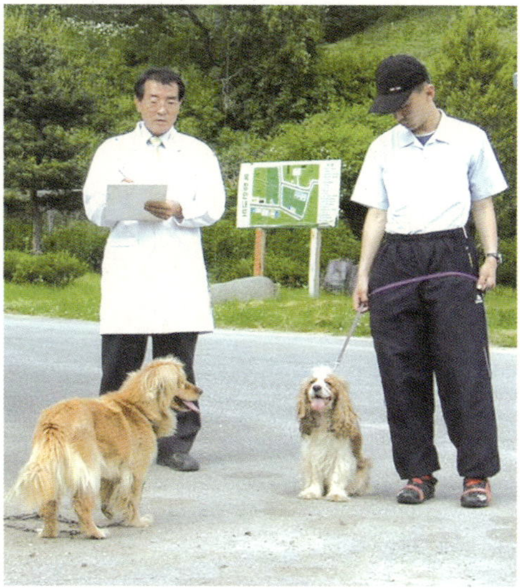

그림 7-3 반려견의 자질평가

표 7-4 반려견의 기질과 성격 검사

구분	상	중	하
활동성	걸음걸이가 빠르고 잠시라도 가만히 있질 못한다.	걸음걸이가 느리고 움직임을 싫어한다.	혼자 있기를 좋아한다.
친화성	개를 껴안으면 얼굴이나 손을 핥고 잘 따라다닌다.	조용히 있지만 잘 따라다니지 않는다.	별 반응을 보이지 않거나 도망간다.
사회성	이름을 부르면 꼬리를 치며 재빨리 다가온다.	이름을 부르면 경계하면서 다가온다.	다가오지 않고 두려워하거나 도망간다.
민첩성	외부의 소리나 움직임에 반응과 행동이 빠르다.	관심을 보이나 별다른 행동이 없다.	별 관심과 행동을 하지 않는다.
복종성	배를 위로 향해서 가슴을 누르면 반항하지 않는다.	처음에는 반항하나 곧 복종한다.	반항이 심하고 물거나 할퀸다.
공격성	물건을 물어뜯고 낮선 개를 보면 싸우려고 덤빈다.	잘 물어뜯지 않고 덤비지 않는다.	낮선 개를 보면 도망친다.
인내성	옆에 먹을 것을 두고 먹지 못하게 하면 오래 참는다.	오래 참지 못한다.	참지 못한다.

(3) 대상에 따른 품종선택

반려견 중에서도 특정한 매개활동이나 치료 장면에 적합한 품종이나 기질을 가진 도우미견을 선택하는 것이 매우 중요하다. 예를 들면 청소년에게는 매우 활동적인 도우미견이 적합하나 어린이나 노약자에게는 온순하고 침착한 중 · 소형 품종의 도우미견이 적합하다. 또한 치료 대상자에 따라서도 적합한 품성을 가진 반려견을 선택해야 한다.

1 노약자, 은퇴자, 독신 노인

치료도우미견과 상호 감정과 행동 교류를 통해 무료함을 달래고 신체 기능을 활성화할 수 있다. 즉, 반려견에게 규칙적으로 사료를 급여하거나 미용관리, 산책을 시키면서 가벼운 운동을 할 수 있으며 반려견과의 대화를 통하여 부부간에 공통의 화제가 생기고 독신노인의 소외감을 달랠 수 있다.

노인만 있으므로 영리하고 얌전한 품종을 선택하는 것이 좋다. 권장되는 견종으로는 코커 스패니얼, 레트리버, 친, 푸들, 요크셔 테리어, 몰티즈, 비숑 프리제, 시추, 포메라니안, 닥스훈트, 퍼그 등이 있다. 그러나 살루키, 콜리, 뉴 펀들랜드, 버니즈 마운틴 독, 그레이트 데인과 같은 대형견도 활용된다.

② 남자 어린이, 청소년

놀기를 좋아하고 활동적인 반려견을 선택하는 것이 좋다. 일반적으로 소형견을 선택하기 쉬우나 의외로 아이에게 잘 따르고 순종하며 아동을 보호하는 대형견도 많다. 장모종보다 단모종이 다루기 쉬우며 권장 견종은 치와와, 몰티즈, 요크셔 테리어, 스탠더드 푸들, 페키니즈, 퍼그, 슈나우저, 코커 스패니얼, 라사 압소, 파피용, 비글, 닥스훈트, 보스턴 테리어, 셰퍼드 등이 있다. 대형견으로는 레트리버, 뉴 펀들랜드, 블러드 하운드, 콜리 등이 있다.

③ 여자 어린이, 중 · 고생

여자 어린이와 여자 중 · 고생은 중 · 소형 품종으로 안고 다니거나 반려견을 예쁘게 치장하는 것을 좋아한다. 따라서 소형종으로 장모종인 품종이 적합하다. 이런 소형 장모종으로는 요크셔 테리어, 몰티즈, 푸들, 시추, 포메라니안, 미니어처 슈나우저, 페키니즈, 코커 스패니얼, 라사 압소 등이 있다. 그러나 대형종으로 우아하고 세련된 외모를 갖추고 있는 아프간 하운드, 보르조이, 슬로키 등도 선호하는 경향이 있다.

3) 치료도우미견의 주요 품종

매개치료에 이용되는 반려견의 주요 품종은 다양하며 구체적인 내용을 살펴보면 다음과 같다.

표 7-5 주요 치료도우미견의 품종

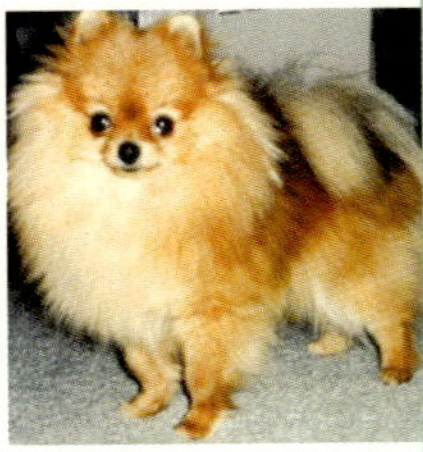

포메라니안(Pomeranian)					
원산지	독일 포메라니아(영국에서 개량)				
신 장	18~21cm	체 중	2~3kg	용 도	애완
모 색	황금색/회색에 흰색				
특 징	• 명랑하고 쾌활하며 놀기를 좋아한다. • 경계심이 많고 반응이 민감하여 낯선 사람을 가린다. • 털이 풍성하여 털 관리가 필요하다.				

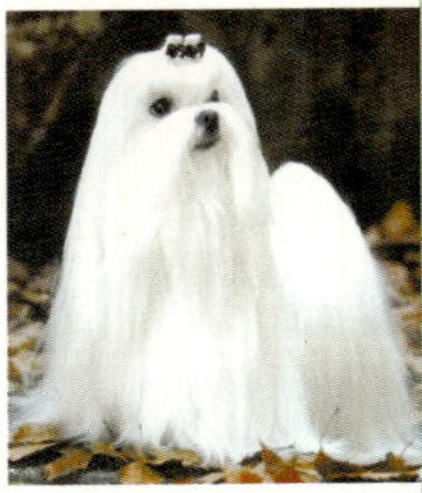

몰티즈(Maltese)					
원산지	지중해 몰타공화국				
신 장	21~25cm	체 중	1.8~3.1kg	용 도	애완
모 색	순백색				
특 징	• 코와 눈 주위가 검고 부드러운 백색의 긴 털이 아름답다. • 차분하고 얌전하며 잘 따르지만 낯선 사람을 가린다. • 쇼 견으로 인기가 높다. 털 관리가 필요하다.				

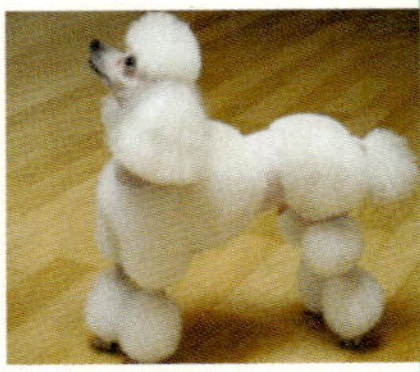

푸들(Poodle)					
원산지	프랑스, 중유럽				
신 장	25~38cm	체 중	2~30kg	용 도	애완
모 색	백색, 흑색, 황색, 은갈색				
특 징	• 애정적이며 놀기를 좋아한다. 영리하여 훈련이 쉽다. • 크기에 따라 토이, 미니어처, 스탠더드의 세 종류가 있다.				

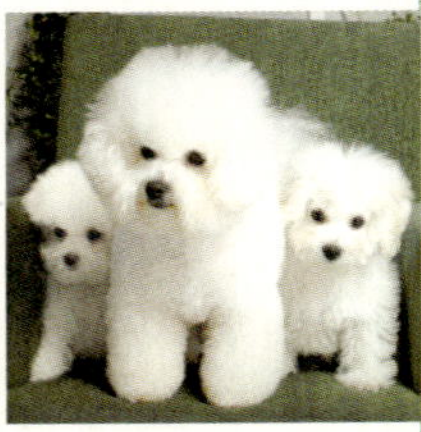

비숑 프리제(Bichon frise)					
원산지	지중해 카나리아섬				
체 고	22~30cm	체 중	4~5kg	용 도	애완
모 색	흰색/크림색				
특 징	• 행동이 활발하고 놀기를 좋아한다. • 독립심이 강하여 혼자서도 잘 있다. • 털이 많고 고불거려 손질이 많이 간다.				

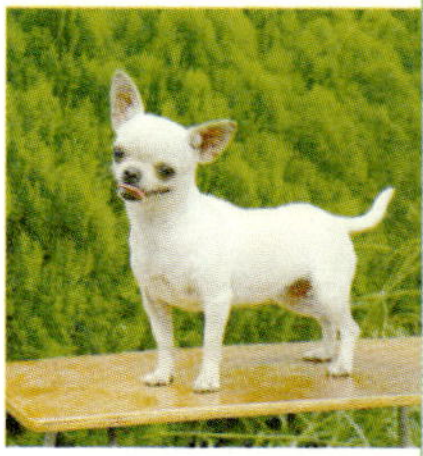

치와와(Chihuahua)					
원산지	멕시코 치와와				
체 고	13~20cm	체 중	1~3kg	용 도	애완
모 색	붉은색, 검은색, 담황색 등				
특 징	• 작은 실내견으로 아파트 거주자와 노인에게 적합하다. • 귀가 크고 쫑긋하며 털이 짧다. 운동량이 적어도 된다. • 애교가 많고 장난을 좋아한다. 혼자서도 잘 지낸다.				

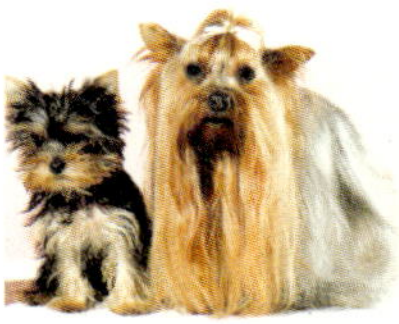

요크셔 테리어(Yorkshire terrier)					
원산지	영국				
체 고	20~23cm	체 중	3.2kg 미만	용 도	애완
모 색	푸른색과 황갈색				
특 징	• 긴 털이 아름다우나 털 손질이 많이 필요하다. • 집 지키는 능력은 우수하나 고집이 센 편이다. • 감각이 예민하며 활동적이고 호기심이 많다.				

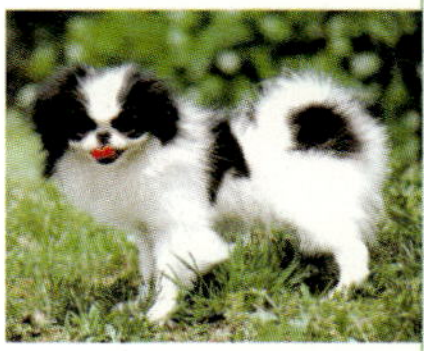

재퍼니즈 친(Japanese chin)					
원산지	중국(일본에서 개량)				
체 고	23~30cm	체 중	3kg 내외	용 도	애완
모 색	흰색에 검정색, 적색의 무늬				
특 징	• 작고 활동적이며 귀족적인 느낌을 준다. • 머리가 작고 긴 털이 부드러우며 검은 눈이 매력적이다. • 총명하고 놀기를 좋아하며 낯선 사람도 잘 따른다.				

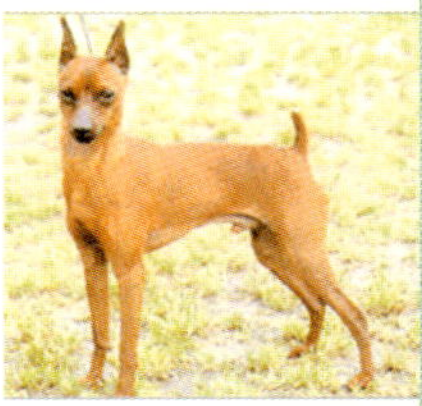

미니어처 핀셔(Miniature pinscher)					
원산지	독일				
체 고	25~32cm	체 중	4~5kg	용 도	애완, 사냥
모 색	검은색/황갈색, 초콜릿색/황갈색				
특 징	• 쐐기형 머리에 날씬한 몸매로 용맹하고 영리하다. • 앞발을 자주 쳐들고 호기심이 많으며 활동적이다. • 추위에 약하여 겨울에는 옷을 입혀 주어야 한다.				

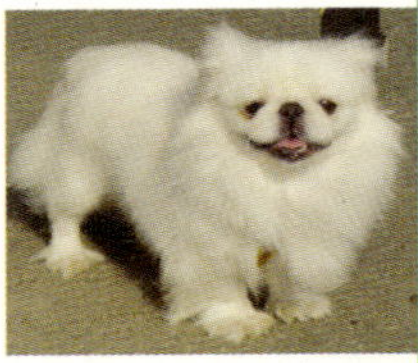

패키니즈(Pekingese)					
원산지	중국, 티베트				
체 고	15~23cm	체 중	2.5~6kg	용 도	애완
모 색	붉은색, 엷은 황갈색, 검정색				
특 징	• 얼굴이 납작하며 눈이 나온 사자 체형이다. • 용감하고 호전적이며 매우 활동적이다.				

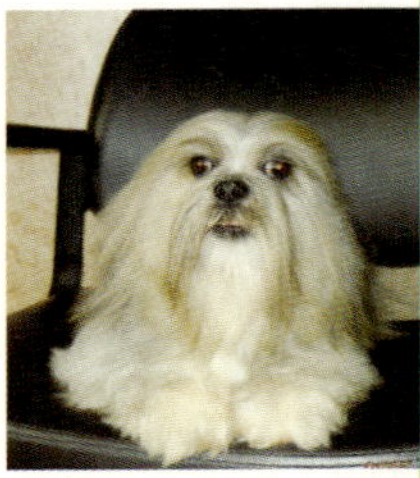

라사 압소(Lhasa apso)					
원산지	티베트(라마교에서 숭배하는 품종임)				
체 고	25~28cm	체 중	6~7kg	용 도	애완, 숭배
모 색	황금색, 모래색, 흰색, 갈색				
특 징	• 귀엽고 깜찍한 외모지만 고집이 세고 독립적이다. • 턱수염이 길고 얼굴이 털로 덮였으며 코가 검고 돌출되어 있다. • 쾌활하며 환경에 잘 적응하나 낯선 사람을 가린다.				

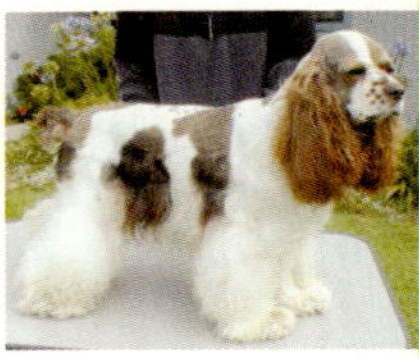

아메리칸 코커 스패니얼(American cocker spaniel)					
원산지	미국				
체 고	36~39cm	체 중	11~13kg	용 도	애완, 조렵
모 색	검은색, 붉은색, 미색, 다갈색				
특 징	• 우호적이고 활발하여 모든 연령층에 적합한 품종이다. • 산책을 좋아하고 낙천적이고 애정적이다. • 장모종이므로 털 손질을 잘해 주어야 한다.				

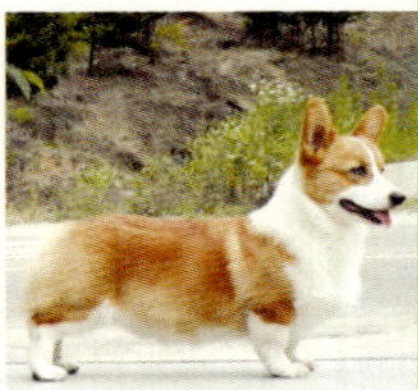

펨브룩 웰시코기(Pembroke welshcorgi)					
원산지	영국 펨브룩 지방				
체 고	25~30cm	체 중	12~14kg	용 도	목양
모 색	적색, 검은색 등				
특 징	• 행동이 민첩하고 활동적이어서 운동을 시켜 줘야 한다. • 낯선 사람과 친화성이 있으며 어린이와 잘 논다. • 훈련능력이 매우 우수하다.				

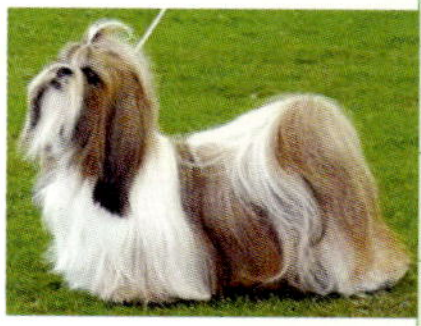

시추(Shihtzu)					
원산지	티베트(라사 압소와 페키니즈 교잡)				
체 고	22~28cm	체 중	5~7kg	용 도	애완
모 색	다양한 색				
특 징	• 눈이 크며 얼굴이 작고 귀가 처져 있다. • 매우 명랑하고 활동적이며 애교가 있다. • 털이 길고 풍성한 아름다운 실내견이다.				

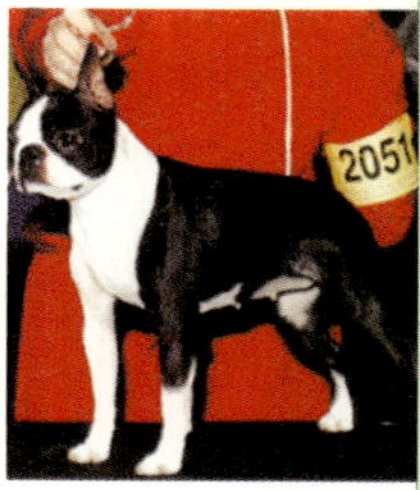

보스턴 테리어(Boston terrier)					
원산지	미국(불도그와 불테리어의 교잡종)				
체 고	38~43cm	체 중	4.5~11kg	용 도	애완
모 색	검은색, 호랑이색에 얼굴, 가슴, 다리에 흰 얼룩				
특 징	• 눈이 크고 둥글며 귀는 직립이고 꼬리가 짧다. • 털이 짧고 머리와 목에 흰 무늬가 턱시도 같이 아름답다. • 얌전하고 영리하며 매우 애정적이다.				

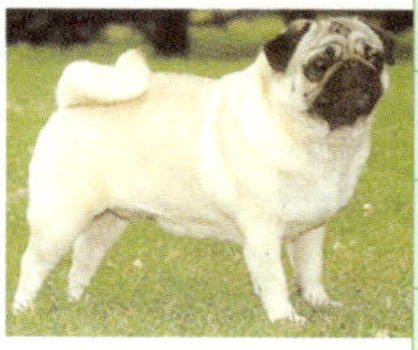

퍼그(Pug)					
원산지	중국(티베트의 승려가 즐겨 사육함)				
체 고	25~28cm	체 중	6~8kg	용 도	애완
모 색	은색, 살구색, 황금색(주둥이 검정)				
특 징	• 주둥이가 짧고 얼굴에 주름이 많으며 털은 짧다. • 우스꽝스럽게 생겼으나 상냥하고 늘기를 좋아한다.				

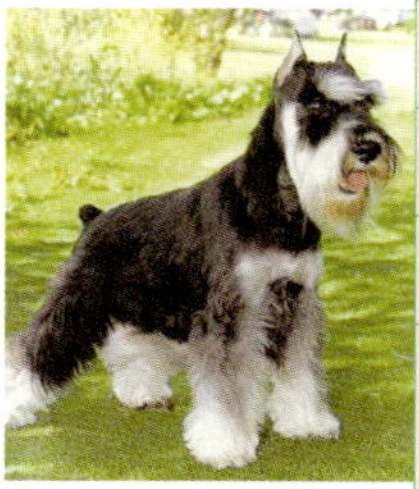

미니어처 슈나우저(Miniature schnauzer)					
원산지	독일				
체 고	30~36cm	체 중	6~7kg	용 도	사냥
모 색	은회색 등(슈나우저: 콧수염)				
특 징	• 긴 눈썹과 콧수염이 매력적인 인기 품종이다. • 행동이 민첩하고 영리하여 쥐 잡이용으로 이용되었다. • 잘 짖고 명랑하며 장난을 좋아하여 어린이가 좋아한다.				

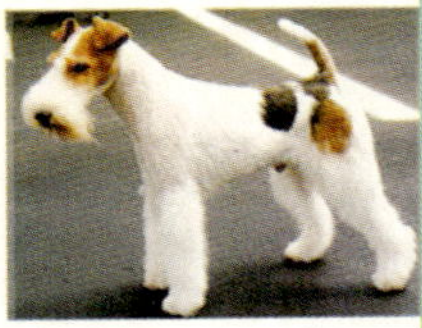

와이어 폭스 테리어(Wire fox terrier)					
원산지	영국				
체 고	30~39cm	체 중	7~9kg	용 도	사냥
모 색	흰 바탕에 흑색, 황갈색의 얼룩				
특 징	• 땅을 잘 파고 민첩하여 여우 사냥에 쓰였던 품종이다. • 얼굴이 길고 몸통이 짧은 쇼(show) 견으로 인기가 있다. • 반응에 민감하고 모험심이 강하며 활동적이다.				

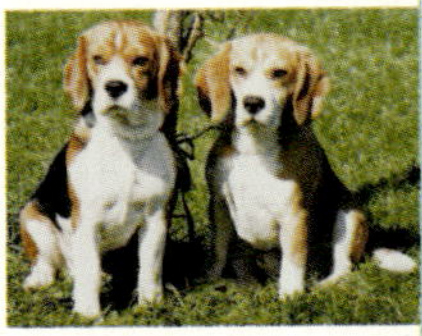

비글(Beagle)					
원산지	영국				
체 고	33~40cm	체 중	8~14kg	용 도	사냥
모 색	흰 바탕에 검은색, 황갈색 무늬				
특 징	• 활동적이고 후각이 발달되어 탐지견으로 이용된다. • 스누피의 모델로 인기 있는 가정견이다. • 세심하고 영리하나 약간 고집이 있는 편이다.				

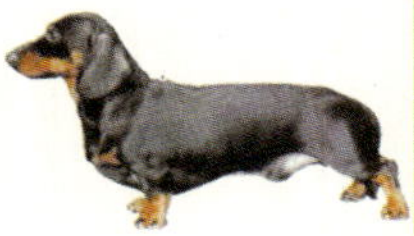

닥스훈트(Dachshund)					
원산지	독일				
체 고	13~25cm	체 중	6.5~11.5kg	용 도	사냥
모 색	적색, 검은색, 황갈색, 호랑이색				
특 징	• 다리가 짧고 후각이 발달되어 있어 굴속 사냥을 잘한다. • 활동적이고 친절하지만 훈련이 까다롭다. • 크기와 털 색깔, 털 길이에 따라 9종으로 구분한다.				

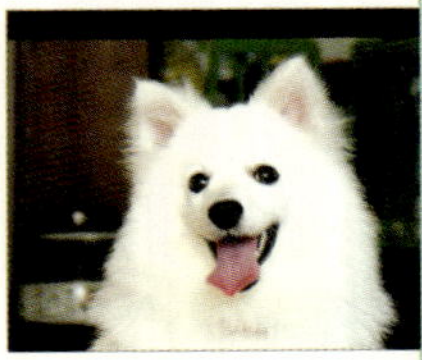

재퍼니즈 스피츠(Japanese spitz)					
원산지	일본				
체 고	30~38cm	체 중	5~6kg	용 도	애완
모 색	백색과 오렌지색 등				
특 징	• 주둥이가 뾰족하고 귀가 곧으며 꼬리에 장식털이 있다. • 영리하고 명랑하며 순종적이어서 기르기가 쉽다.				

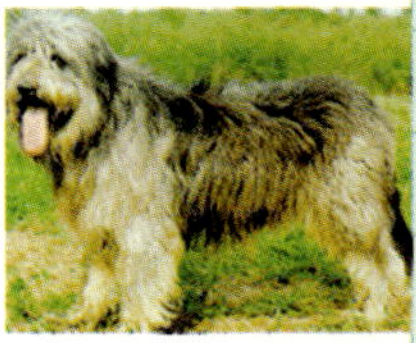

삽사리(삽살개, Sapsaree)							
원산지	한국 (천연기념물 368호)						
체 고	49~58cm	체 중	17~28kg	용 도	사냥		
모 색	황 삽사리, 청 삽사리						
특 징	• 귀신을 쫓을 만큼 용맹한 사냥견으로 치료견으로도 이용된다. • 길고 두꺼운 고불거리는 털로 덮여 있어 추위에 강하며 충성심이 강하다.						

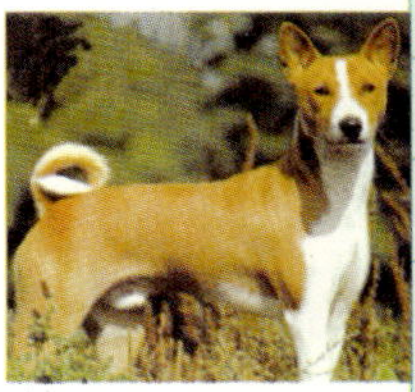

바센지(Basenji)					
원산지	중앙아프리카				
체 고	40~43cm	체 중	9~15kg	용 도	사냥
모 색	황갈색(목, 가슴, 꼬리 흰색)				
특 징	• 비단결 같은 짧은 털에 윤기가 난다. 체형이 날씬하다. • 듬직하고 '우우' 하는 소리로 감정 표현을 한다. • 활동적이며 깨끗하며 영리하여 독신자에게 적합하다.				

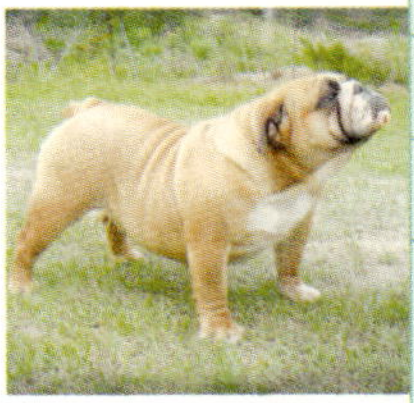

불도그(Bull dog)					
원산지	영국				
체 고	30~36cm	체 중	23~25kg	용 도	투견, 경비
모 색	적갈색, 엷은 황갈색, 백색과 적색 무늬				
특 징	• 투견으로 이용되었으나 현재는 가정견으로 많이 기른다. • 얼굴이 납작하고 주름이 많으며 꼬리는 스크류 모양이다. • 화가 나면 무서우나 침착하고 애정이 있다.				

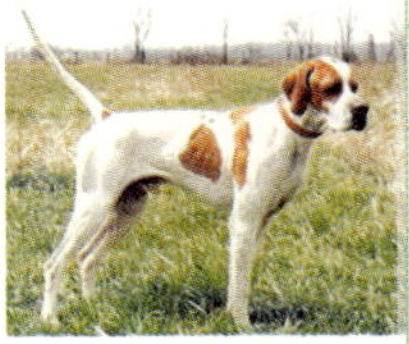

잉글리시 포인터(English pointer)					
원산지	영국				
체 고	61~68cm	체 중	20~30kg	용 도	사냥
모 색	흰색에 검정 또는 적색 반점				
특 징	• 후각이 발달하여 사냥감 추적 능력이 뛰어나다. • 귀가 처지고 털이 짧으며 거칠다. 추위에 약하다. • 성격이 온순하고 충성심과 복종심이 강한 품종이다.				

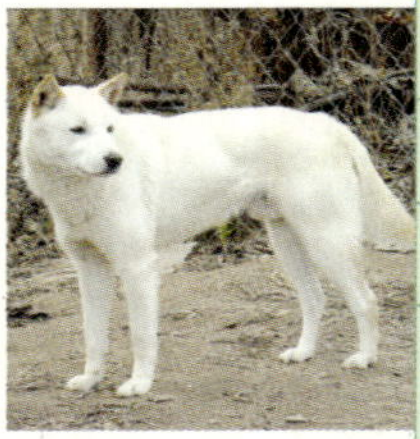

풍산개(Poonsan)					
원산지	한국(함경남도 풍산면, 천연기념물128호)				
체 고	53~55cm	체 중	23~28kg	용 도	사냥
모 색	황백색, 회백색				
특 징	• 민첩한 순발력과 추적본능을 지니고 있는 맹수 수렵견이다. • 이중 털이 나 있어 추위에 강하다. • 동작이 민첩하고 매우 영리하다.				

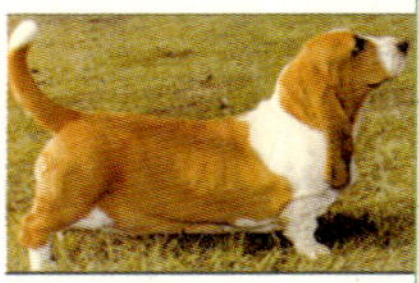

바셋 하운드(Basset hound)					
원산지	프랑스				
체 고	33~38cm	체 중	18~29kg	용 도	사냥
모 색	다양한 색이 가능하다				
특 징	• 몸이 낮고 후각이 발달하여 토끼 사냥에 뛰어나다. • 귀가 길게 늘어지고 다리가 짧으며 몸통이 길다. • 애정이 많으며 순종적이고 영리하나 고집이 있는 편이다.				

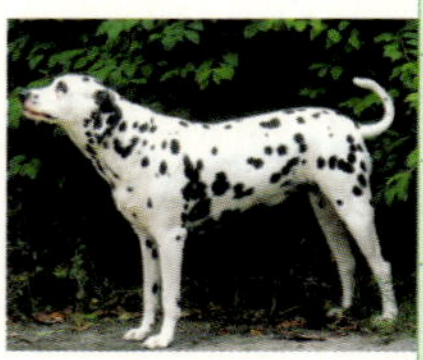

달마티안(Dalmatian)					
원산지	크로아티아 공화국(옛 유고)				
체 고	54~61cm	체 중	24~29kg	용 도	가정,경비
모 색	황갈색, 적갈색, 크림색, 푸른색, 검정색, 은회색				
특 징	• 털이 짧고 반점이 있으며 날씬한 체형으로 순발력이 있다. • 경계심이 강하고 영리하나 신경질적인 면도 있다. • 활동적이어서 규칙적인 운동이 필요하다.				

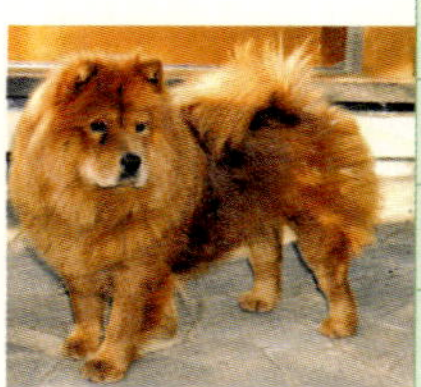

차우차우(Chowchow)					
원산지	중국				
체 고	45~55cm	체 중	21~32kg	용 도	경비
모 색	황갈색, 적갈색, 크림색, 푸른색, 검정색, 은회색				
특 징	• 사자 모습이며 털이 많아 더위에 매우 약하다. • 입과 혀가 자색이며 시력이 약하다. • 침착하고 독립심이 강하여 가정견으로 인기가 높다.				

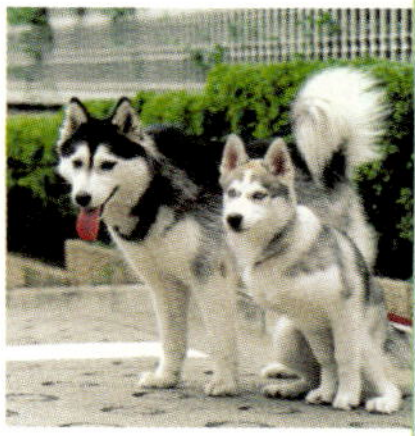

시베리안 허스키(Siberian husky)					
원산지	시베리아				
체 고	50~60cm	체 중	20~27kg	용 도	썰매
모 색	흰색에서 검정색				
특 징	• 거친 소리(허스키)로 '컹컹' 짖어 이름이 붙여졌다. • 모험심이 강하고 활동적이어서 썰매견으로 유명하다. • 사람에게는 온순하지만 다른 동물과는 서열의식이 강하다.				

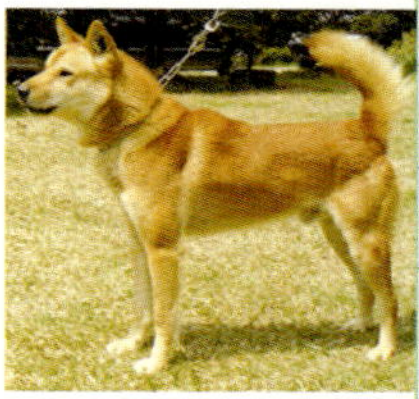

진돗개(Jindo dog)					
원산지	한국(진도, 천연기념물 제53호)				
체 고	43~55cm	체 중	22~28kg	용 도	사냥, 가정
모 색	백색, 황색, 흑색, 재색, 네눈박이				
특 징	• 사냥능력이 우수하고 충성심, 용맹성, 귀소성이 강하다. • 세계애견연맹, 영국케넬클럽에 등록된 국제 공인견이다. • 때로는 고집이 세고 통제가 잘 안 될 때도 있다.				

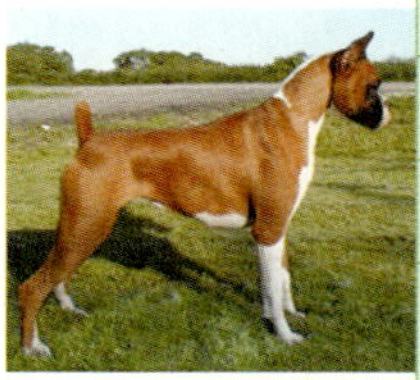

복서(Boxer)					
원산지	독일(마스티프와 불도그의 교배종)				
체 고	54~63cm	체 중	24~32kg	용 도	호신, 군용
모 색	엷은 황갈색, 적갈색에 목, 가슴, 사지에 흰점				
특 징	• 권투선수처럼 앞발로 때리며 싸워서 붙여진 이름이다. • 용감하며 활동적이고 영리하여 어린이와 놀기를 좋아한다. • 어릴 때부터 복종 훈련이 꼭 필요하다.				

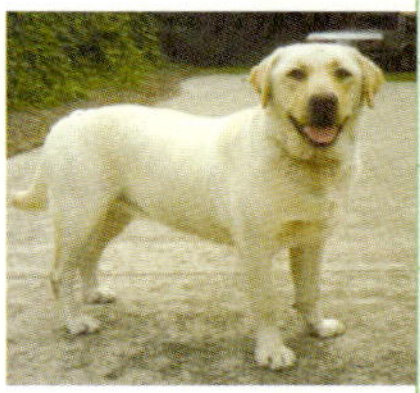

래브라도 레트리버(Labrador retriever)					
원산지	캐나다(영국에서 개량)				
체 고	54~62cm	체 중	25~34kg	용 도	안내, 사냥
모 색	검은색, 초콜릿색, 황백색				
특 징	• 털이 짧고 조밀하고 방수성이 좋아 물속 사냥을 잘한다. • 귀가 처지고 수달 꼬리와 비슷하다. 매우 영리하다. • 온화한 성격으로 훈련이 쉽고 주인을 잘 따른다.				

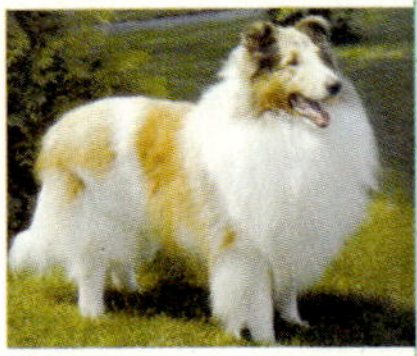

콜리(Collie)					
원산지	영국				
체 고	55~65cm	체 중	25~35kg	용 도	목양, 썰매
모 색	검정색, 갈색, 담황색				
특 징	• 얼굴이 길고 목의 털이 우아하여 아름답다 • 책임감이 강하고 활동적이다. 늘 운동을 시켜야 한다. • 영리하여 훈련 능력이 우수하며 어린이를 잘 따른다.				

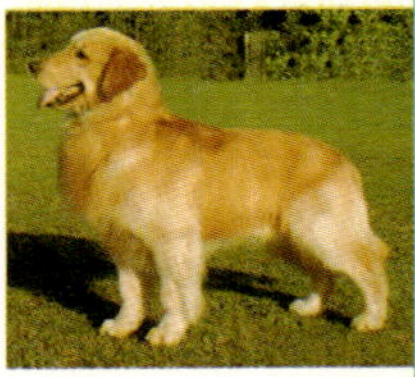

골든 레트리버(Golden retriever)					
원산지	영국				
체 고	51~61cm	체 중	25~35kg	용 도	안내, 사냥
모 색	농갈색				
특 징	• 친절하고 온화하며 순종적이어서 안내견으로 이용된다. • 부드러운 털의 촉감이 좋으며 영리하여 훈련이 쉽다.				

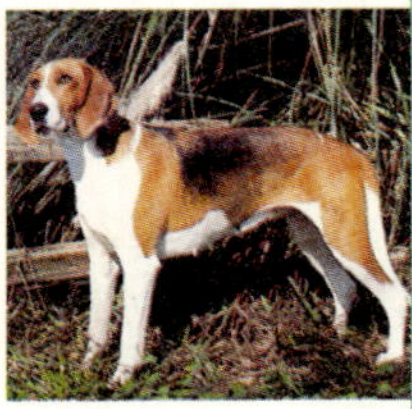

아메리칸 폭스 하운드(American fox hound)					
원산지	미국				
신 장	53~64cm	체 중	21~35kg	용 도	조렵(사냥)
모 색	흰색에 갈색, 검정색 무늬				
특 징	• 키가 크고 날씬하며 체력이 좋아 수렵성이 뛰어나다. • 활발하고 순종적이어서 어린이와 다른 동물과도 잘 어울린다.				

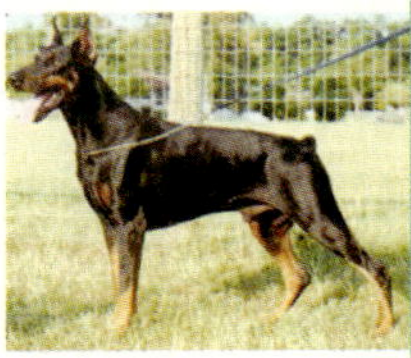

도베르만 핀셔(Doberman pinscher)					
원산지	독일				
신 장	65~70cm	체 중	30~40kg	용 도	경비
모 색	검은색				
특 징	• 날쌔고 공격력이 뛰어나며 용감하고 활동성이 강하다. • 주인과 어린이에게 충실하나 복종 훈련이 꼭 필요하다.				

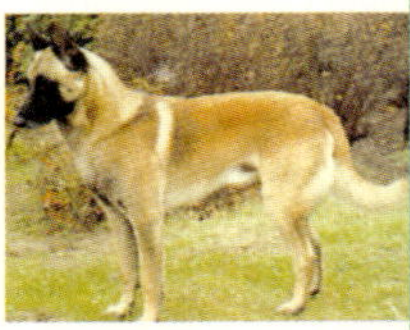

벨지안 말리노이즈(Belgian malinois)					
원산지	벨기에				
신 장	61~66cm	체 중	28~30kg	용 도	경비
모 색	검정색, 황갈색				
특 징	• 주인에게 복종심이 강하고 호기성이 있고 활동적이다. • 낯선 사람에게는 다소 공격성이 있다. 훈련능력은 좋다.				

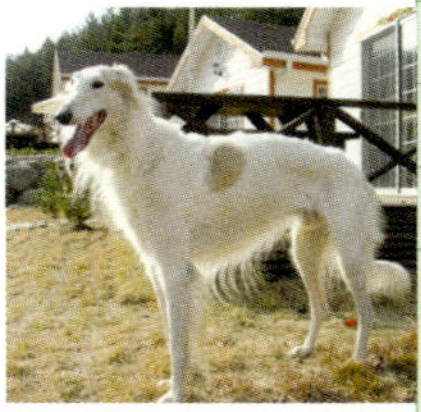

보르조이(Borzoi)					
원산지	러시아 (그레이 하운드와 콜리 교잡종)				
신 장	70~85cm	체 중	35~45kg	용 도	목양, 경주
모 색	다양한 색(흰색이 많아야 좋다)				
특 징	• 명주실 같은 털로 덮여 있고 날씬한 체형이다. • 사냥감을 빠르게 끝까지 추적하는 성질을 가지고 있다. • 고집이 센 편이나 조용하며 다정하다.				

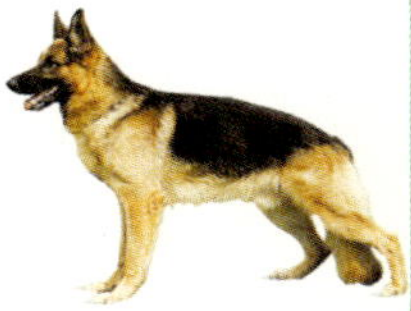

저먼 셰퍼드(German shepherd)					
원산지	독일				
신 장	55~66cm	체 중	34~40kg	용 도	경비, 탐색
모 색	검은색에 갈색, 흑색과 회색				
특 징	• 민첩하고 후각과 청각이 발달되고 체질이 튼튼하다. • 총명하고 인내심과 충성심이 강하며 보호능력이 뛰어난다.				

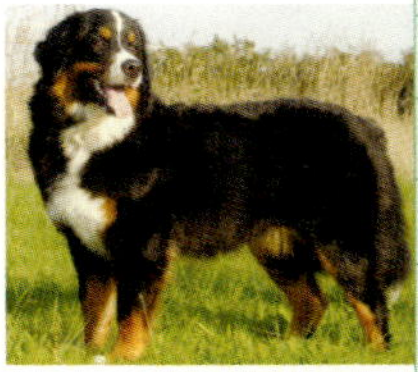

버니즈 마운틴 도그(Bernese mountain dog)					
원산지	스위스 베른				
신 장	60~70cm	체 중	35~44kg	용 도	사역, 가정
모 색	흑색 바탕에 갈색과 백색 혼합				
특 징	• 길고 부드러운 털에 앞가슴에 흰색의 턱시도가 있다. • 판단력과 기억력이 좋고 독립심 강하나 약간 과묵하다.				

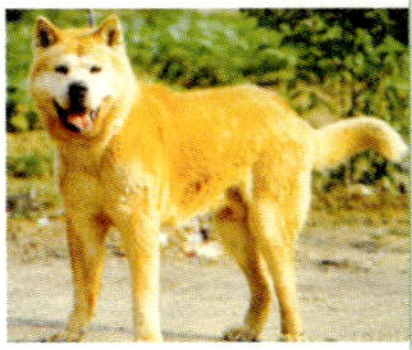

아키타(Akita)					
원산지	일본 아키타 지방				
신 장	60~70cm	체 중	34~50kg	용 도	경비, 사냥
모 색	황색, 백색, 갈색, 붉은색, 검은색				
특 징	• 용맹하고 민첩하여 사냥을 잘한다. • 애교가 부족하고 잘 놀지 않으나 친절에 민감하다. • 황구보다는 백구를 더 선호한다.				

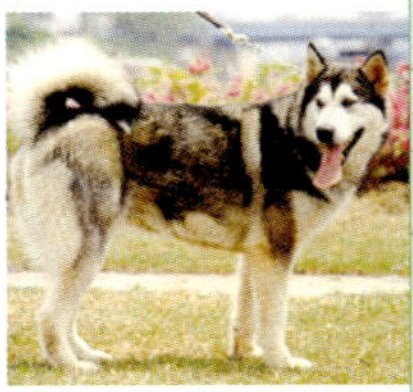

알래스칸 맬러뮤트(Alaskan malamute)					
원산지	미국 알래스카				
신 장	58~70cm	체 중	35~40kg	용 도	썰매
모 색	검은색, 회색				
특 징	• 뼈대가 굵고 근육이 튼튼하여 썰매견으로 유명하다. • 이중으로 털이 나 있어 추위에 강하며 지구력이 뛰어나다. • 온순하고 충성심이 강하며 서열의식이 강하다.				

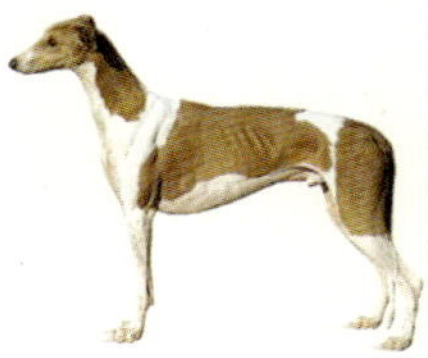

그레이하운드(Greyhound)					
원산지	영국				
신 장	70~75cm	체 중	27~32kg	용 도	경주, 사냥
모 색	회색을 비롯한 다양한 색				
특 징	• 힘이 세고 순발력이 뛰어나 가장 빨리 달리는 품종이다. • 관찰력과 민첩성이 뛰어나며 충성심이 강하고 잘 따른다.				

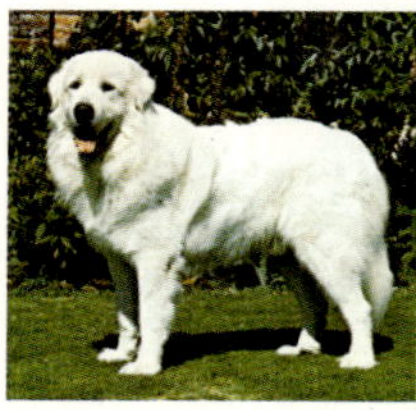

그레이트 피레네(Great pyrenees)					
원산지	프랑스와 스페인 국경의 피레네 산맥				
신 장	71~80cm	체 중	46~54kg	용 도	경호
모 색	흰색, 회색, 황갈색의 반점				
특 징	• 털이 많고 우람하고 거대한 체형이다. • 복종심과 적응력이 강하다. 고집이 있고 동작은 느리다. • 감각이 뛰어나고 사람에 대한 애정과 보호 본능이 있다.				

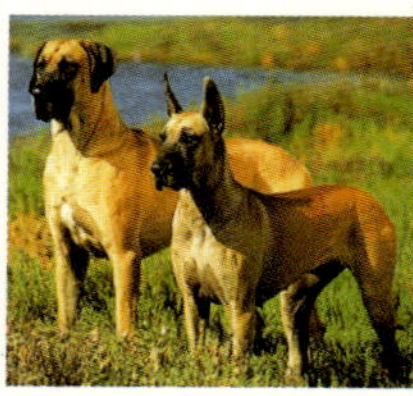

그레이트 데인(Great dane)					
원산지	독일				
신 장	62~75cm	체 중	46~56kg	용 도	경비
모 색	황갈색, 검정, 청회색, 흰색에 검은 얼룩무늬				
특 징	• 근육이 발달하고 힘이 세어 호신용으로 적합하다. • 애정이 많고 충성심이 강하다 • 공격성이 다소 있으므로 복종 훈련이 필수적이다.				

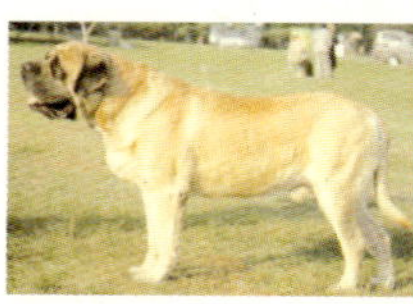

마스티프(Mastiff)					
원산지	영국				
신 장	70~86cm	체 중	79~86kg	용 도	경호
모 색	살구색, 담황색에 얼굴, 귀가 검다.				
특 징	• 힘이 세고 골격이 단단하여 투견용으로 이용되었다. • 적당한 훈련과 운동이 필요하다. 더위에 약하다. • 용감하고 투쟁심이 있으나 가족이나 어린이에게 친절하다.				

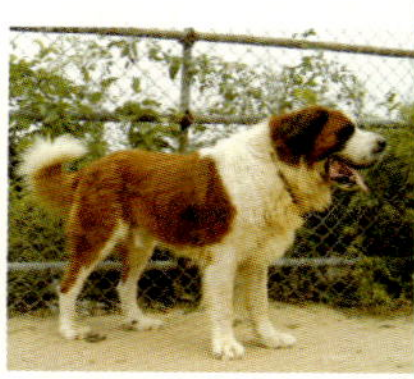

세인트 버나드(Saint bernard)					
원산지	스위스 세인트 버나드				
신 장	65~90cm	체 중	79~90kg	용 도	인명구조
모 색	붉은색에 흰색 반점				
특 징	• 대형종으로 침착하고 영리하며 순종적이나 잔정이 부족하다. • 추위에 강하고 후각이 발달되어 산악 구조견으로 최고다.				

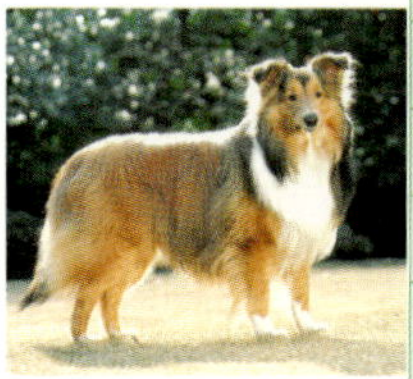

셰틀랜드 시프 도그(Shetland sheep dog)					
원산지	영국				
신 장	35~40cm	체 중	6~7kg	용 도	목양
모 색	검은색, 갈색에 흰색 무늬(세이블 앤 화이트, 트리아, 블루멀)				
특 징	• 헛기침을 하고 놀기를 좋아하나 귀찮게 하는 것은 싫어한다. • 얌전하며 내향적인 성격으로 훈련 능력이 뛰어나다.				

3. 치료도우미견의 관리기구 및 용품

1) 실내형 애견 방

실내형 애견방에는 돔형, 텐트형, 철망 우리(cage), 애견 방석 등이 있으며 실내에 견방을 두고 운동은 조립형 철망 울타리(fence)나 베란다를 이용하는 것이 바람직하다.

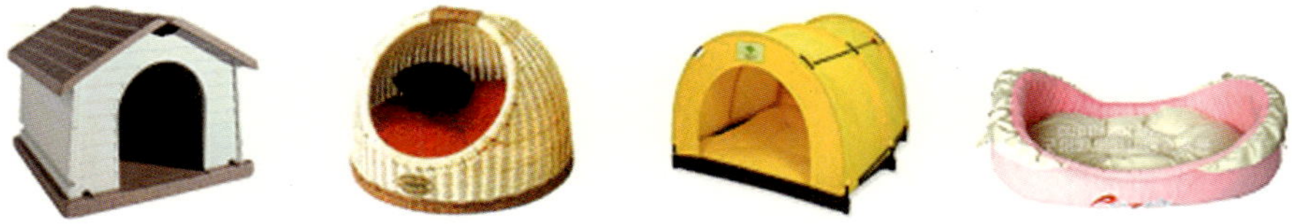

애견 하우스　　라탄돔　　애견 텐트　　애견 방석

그림 7-4 애견방의 종류

2) 사양 관리 기구

(1) 용변기

일정한 배변장소에 배변하는 습관을 위해 애견용 변기를 사용하면 편리하다. 배변을 잘 가리지 못하는 경우 배변 유도제를 사용할 수도 있다.

(2) 급이기(식기, 사료통)

급이기 재료는 도자기, 금속(스테인리스, 알루미늄, 합금), 합성수지(플라스틱), 고무, 목재 등이 있으며 위생상 무해하고 견고한 스테인리스 제품과 중량 있는 주물 제품이 적합하다. 현재 무해한 경질의 플라스틱 제품이 많이 쓰이고 있다. 급이기는 독성이 없고 무해한 재질로 청결 유지가 용이하고 손질이 쉬워야 하며 내구성이 있고 섭취하기에 편한 구조여야 한다.

급이기의 모양은 원형 또는 타원형으로 모서리가 각이 진 부분이 없는 것이 좋다. 급이기의 크기는 품종과 체형, 크기에 따라 다르다. 귀가 늘어진 코커 스패니얼과 바셋 하운드는 귀가 젖지 않고 입만 들어갈 수 있도록 직경이 작은 것이 좋다.

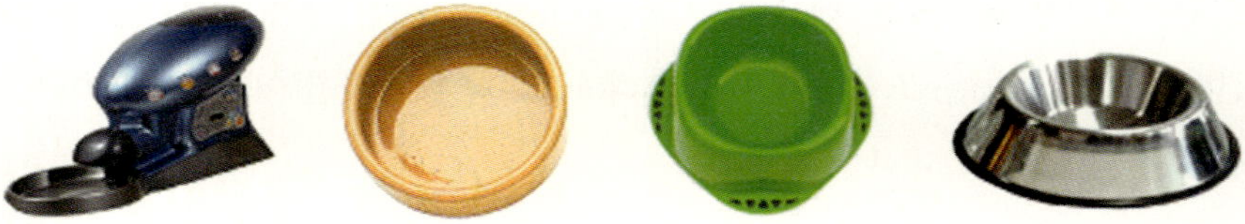

그림 7-5 급이기의 종류

(3) 급수기(물통)

급수기는 워터 컵, 푸셔 플로트식 등의 급수기가 있으며 항상 신선한 물을 충

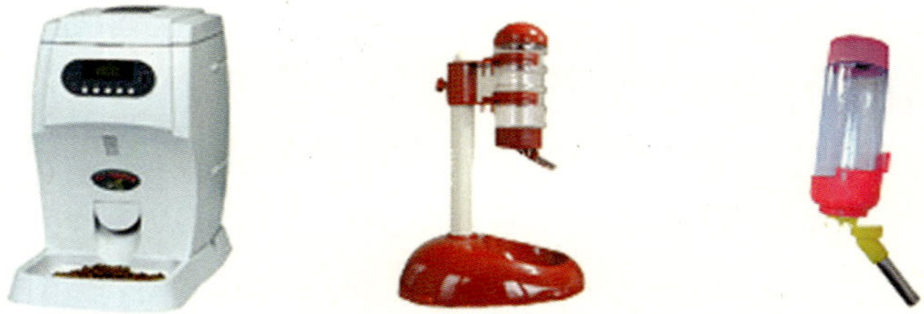

그림 7-6 급수기의 종류

분히 먹을 수 있는 기구가 좋다. 플로트식 급수 장치는 물의 수위가 낮아지면 플로트가 내려가면서 누름 밸브가 열려 물이 공급되는 방식이다.

3) 관리기구

(1) 목줄(목걸이)과 손잡이 줄

목줄은 반려견의 산책과 훈련시 반드시 필요하다. 목줄은 견고하고 크기를 조절할 수 있으며 감촉이 부드러워야 한다. 또한 체형과 외모에 조화를 이루는 것이 좋다. 목줄에는 평형 가죽제, 둥근형 가죽제, 금속제, 기타 훈련용 목줄 등이 있다.

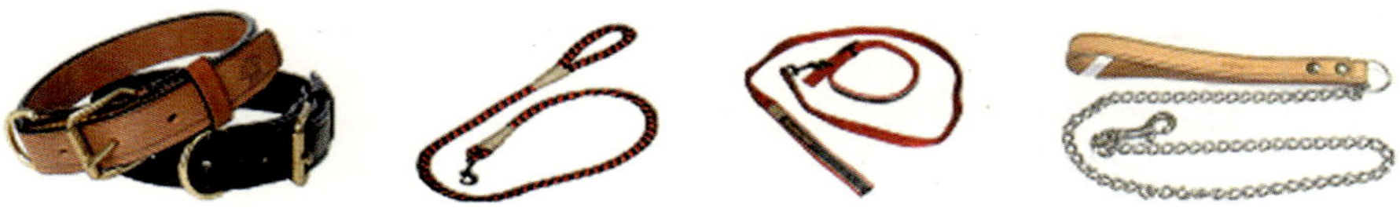

그림 7-7 목줄과 손잡이 줄의 종류

손잡이 재질은 가죽, 철제, 스테인리스, 연질 플라스틱, 고무줄, 천 등으로 만든 제품이 있다. 소형 반려견에는 나일론, 천 등으로 만든 부드러운 제품을 선택하고 대형견은 철제 또는 스테인리스 재질의 튼튼한 제품이 좋다. 실외에 매어 둘 때는 7m 정도의 철제 줄로 단단하게 매어 놓는 것이 안전하다.

(2) 굴레(어깨줄)와 마스크

굴레는 반려견의 목과 가슴에 메는 것으로 힘이 강한 대형견을 조정하는 데 편리하다. 다만 이 견구로 갑자기 끌 경우 앞으로 넘어질 위험이 있으므로 키가 작거나 다리가 짧은 품종의 경우에는 필요하지 않다.

마스크는 평소에 물 위험이 있거나 질병의 치료, 단식을 해야 되는 경우에 사용한다. 갑자기 마스크가 필요할 때는 끈이나 헝겊으로 묶는 방법도 있다.

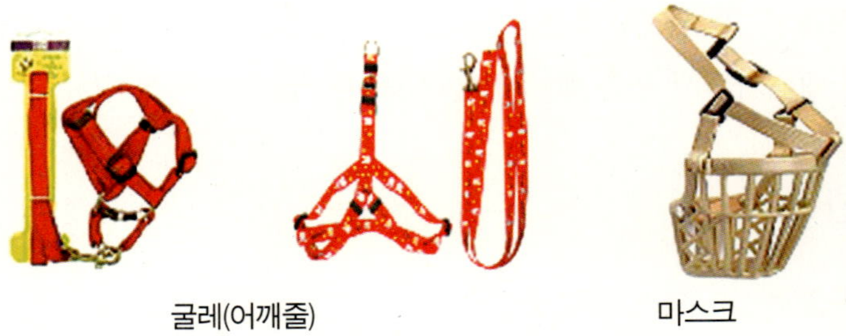

그림 7-8 굴레와 마스크

4) 미용 기구

반려견은 온몸이 털로 덮여 있으므로 털을 자주 빗겨 주고 손질해 주는 것이 매우 중요하다. 미용관리에 필요한 기구는 다음과 같다.

(1) 빗과 솔

양질의 모직 솔은 가늘고 부드러운 털을 피부에 붙도록 빗겨 주는 데 쓰이고 금속제 브러시와 빗은 두껍고 긴 털의 엉킴이나 얼룩, 달라붙은 오물을 제거하는 데 쓰인다. 빗은 이중 빗, 양날 빗, 외날 빗 등이 있다.

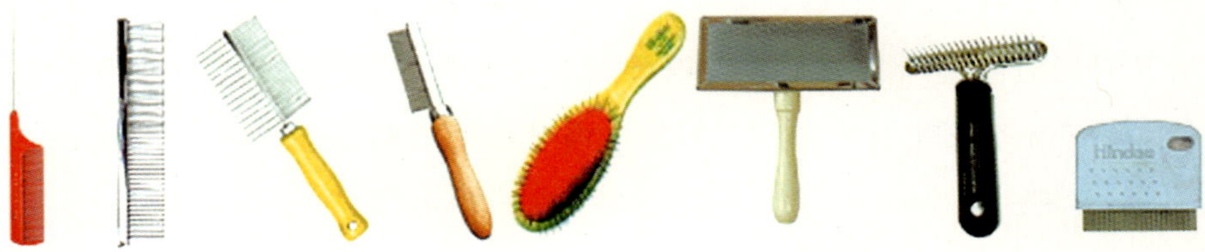

그림 7-9 털 관리 기구

(2) 샴푸와 린스

반려견의 피부는 사람의 피부에 비하여 약하므로 사람의 샴푸를 장기간 사용하게 되면 피부병이 생기게 된다. 반려견 샴푸는 털색에 따라 적당한 전용 샴푸를 사용한다. 장모종은 린스를 사용하여 털이 거칠어지고 엉키거나 정전기가 생기는 것을 방지해 준다.

(3) 귀 세정제, 발톱 깎기, 드라이어

목욕 후 귀를 닦아 주지 않을 경우 귀에 염증이 생겨 악취가 날 수 있다. 귀 세정제를 면봉에 묻혀서 조심스럽게 귀를 닦아 주면 귀의 건강을 유지할 수 있다. 발톱, 피모 및 피부 손질에는 손질용 가위, 피모 건조를 위한 드라이어 및 발톱 깎기는 자주 사용되는 필수용품이다.

(4) 칫솔 및 치약

강아지는 생후 5～7개월경에 유치를 영구치로 갈게 된다. 영구치는 반려견이 평생 동안 사용하여야 하는 이빨이므로 관리를 잘해 주어야 한다. 치약은 효소로 되어 있기 때문에 맛이 좋으며 위에서 분해되기 때문에 씻어 내지 않아도 된다. 이빨은 목욕시킬 때 한 번씩 닦아 준다.

(5) 기타 용품

장난감은 장난감 뼈, 장난감 공, 각종 모형, 놀이기구, 개 껌 등이 있다. 영양제(비타민, 무기물), 간식, 비스킷, 옷, 신발, 타월, 이동 상자 등이 필요하다.

4. 치료도우미견의 번식

성 성숙은 품종, 사육방법, 영양상태에 따라서 다르다. 일반적으로 소형견이 대형견보다 빠르다. 번식 적령기는 소형견은 15개월령, 중·대형견은 18개월령이다. 수명은 보통 12～16년이지만 암컷은 5세가 되면 번식력이 저하된다.

1) 반려견의 발정과 교배

발정은 계절과 관계없이 7～8개월 정도에 1회, 2년에 3회 발정이 온다.

표 7-6 반려견의 발정주기와 지속기간

발정 주기	발정 지속기간	배 란 기	수정 후 착상일
7～8개월	발정 전기 7～10일 발정기 4～5일	발정 1～3일	5～6일

주: 대형견인 세인트 버나드, 그레이하운드는 연 1회 발정을 한다.

매개활동 실습

반려견의 발정 관찰하기

1. 기구 및 재료

발정기의 반려견(♀), 휴지나 탈지면

2. 순서와 방법

(1) 발정 전기

① 불안해하고 배회하며 식욕이 부진하다.

② 외음부가 붓고 점막이 충혈된다.

③ 배뇨 횟수가 증가한다.

④ 엉덩이를 바닥에 문지르기도 하고 피를 흘린 자국이 있다.

⑤ 1～4일에는 외음부에 탈지면이나 휴지를 대 보면 선홍색의 출혈이 있다.

⑥ 4～10일에는 검붉은 색상의 출혈이 증가된다.

⑦ 주위의 수캐가 몰려들기 시작한다.

(2) 발정기

① 외음부에 탈지면이나 휴지를 대 보면 출혈량이 적고 색이 엷어지기 시작한다.

② 충혈된 외음부는 점차 퇴색해지면서 정상 크기로 되돌아가기 시작한다.

③ 암캐의 음부 주위를 손으로 자극하면 꼬리를 옆으로 돌리고 교미자세를 취한다.

④ 11~15일이 교미의 적기다.

(3) 발정 후기

① 15~16일로 엷은 분비물이 조금씩 나오다가 점차 멈추게 된다.

② 외음부의 크기는 다시 작아져서 전과 같은 상태로 되어 간다.

(4) 발정 휴지기

발정의 징후가 전혀 없는 시기로서 외음부는 작아지고 점액물이나 출혈이 없다.

매개활동 실습

반려견의 짝짓기(교배)

1. 기구 및 재료

발정기의 반려견(♀, ♂)

2. 순서와 방법

(1) 교배적기 판별하기

① 출혈의 색이 붉은색에서 묽은 분홍색으로 변하고 엷은 점액이 많이 생긴다.

② 팽창된 외음부가 수축하여 다소 쭈글쭈글해진다.

③ 외음부, 허리, 꼬리 부분을 손가락으로 자극하면 꼬리를 들어 외음부를 노출시키고 뒷다리에 힘을 주며 수컷의 승가 허용 자세를 취한다.

(2) 교배시키기

① 암캐를 종모견이 있는 곳으로 데리고 가며 조용한 장소를 선택한다.

② 교미시 암캐의 소유자가 암캐의 머리를 잡고 종모견측 보조자는 개의 측면에 위치하여 암캐의 꼬리를 잡아 외음부가 노출되도록 하고 다른 한쪽 손을 암캐의 국부에 대고 음경을 삽입하기 좋게 해 준다.

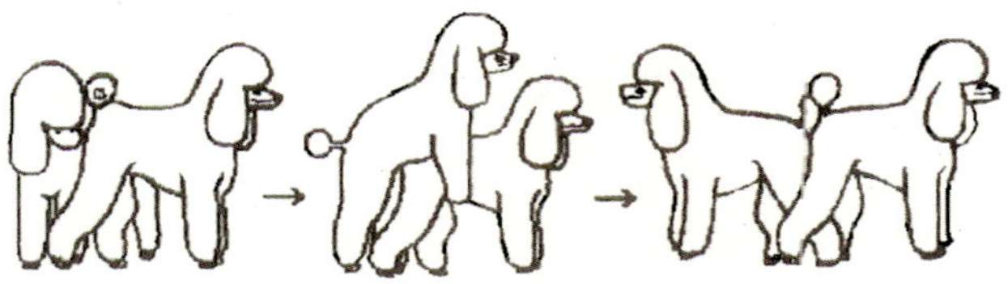

그림 7-10 반려견의 짝짓기 장면

③ 음경이 삽입되면 수캐의 생식기가 팽창하며 사정하는데, 교미 자세는 서로 뒤돌아 약 20~30분가량 결합상태가 된다.
④ 교미 후에는 소화가 잘되는 먹이를 주고 휴식을 취하도록 해 준다.
⑤ 일반적으로 첫 출혈 후 10~12일에 1차 교미를 실시하고, 2~3일 후에 2차 교미를 시키는 것이 확실하다.
⑥ 교배할 때는 보통 암캐를 3~5일 두고 오는 경우가 많으며 이때 정확성을 위해 교배 사진을 미리 요구할 수도 있다.

유 의 점

① 교배는 가까운 애견센터나 번식장에 상담하여 교배시기, 수캐의 선정, 교배료 등을 미리 계획한다.
② 여름철 교배는 더운 낮을 피하여 서늘한 이른 아침이나 밤에 실시한다.
③ 장모종의 반려견은 외음부 주변의 털을 깎아 주면 교미를 용이하게 할 수 있다.
④ 암캐가 난폭하면 끈으로 입을 묶거나 입마개를 착용시킨다.

2) 반려견의 임신과 분만

임신견 관리에서 가장 중요한 것은 먹이 급여와 운동이다. 임신 1개월부터 태내의 새끼가 커지기 시작하기 때문에 먹이는 육류, 치즈, 우유, 계란 등 영양가가 높고 소화가 잘되는 것으로 주되 1회당 급여량은 줄이고 횟수를 늘려 아침, 점심, 저녁으로 3회 준다. 격렬한 운동을 삼가고 매일 규칙적으로 일정량의 운동을 시키며 목욕을 시킬 때는 전신을 욕조에 담그지 말고 더운물을 조금씩 끼얹으며 씻는다.

임신견은 놀라게 하거나 스트레스를 주지 않는다면 손질을 해 줘도 괜찮으나 성격이 예민한 경우에는 주의해야 한다. 분만 1주일 전 털을 깎아 주어 분만에 대비하거나 생식기 주변을 닦아 분만할 때 분비물에 오염이 되지 않도록 해 주는 것이 좋다. 구충제는 투약하지 않는 것이 안전하다.

매개활동 실습

반려견의 임신 징후 관찰

1. 기구 및 재료

임신한 반려견

2. 관련 지식

(1) 임신 기간

임신 기간은 59~65일(평균 63일)이며 수태 두수가 많으면 분만이 빠르고 두수가 적으면 분만일이 다소 늦어진다.

(2) 피임 적기

피임은 번식 목적이 아닐 때 반려견의 외도를 막고 수캐가 사람에게 성적 징후를 보이지 않게 하며 암캐의 경우, 임신에 의해 몸매가 변하지 않게 하는 미용효과를 원할 때 실시한다. 암 · 수캐 모두 생후 5~7개월경에 피임 수술(중성화 수술)을 실시한다.

3. 임신 징후 관찰하기

임신 경과에 따른 복부와 외음부의 상태는 다음과 같다.

표 7-7 임신 경과에 따른 복부와 외음부의 상태

일자	복부와 외음부의 상태
수태 직후	• 외음부가 발정 절정기보다 약간 작아지고 쭈글쭈글해지며 부드러운 상태가 된다.
7~8일	• 외음부에서 유백색의 점액이 소량 분비된다.
2~3주	• 유두가 핑크색으로 변하고 유선에 응어리가 생긴다. • 외음부가 이완되고, 구역질, 식욕 부진과 잠이 점점 많아진다.
30일	• 8개의 유선이 발달하여 젖을 짜면 나오며 그 부위의 털이 빠진다.
40일	• 복부가 현저히 불러 온다.
45일	• 복부가 현저히 부풀어 오르고 체중이 증가된다.
50일	• 배에 손을 대면 태아의 태동을 느낄 수 있다. • 유두 주위의 털이 빠져 없어지고, 짜면 반투명의 젖이 나온다. • 방광의 압박으로 오줌을 자주 눈다. • 외음부가 커지고 한층 더 부드러워진다.

매개활동 실습

반려견의 분만 돌보기

1. 분만 전 준비

분만 1주일 전에 분만실을 만들어 주어 모견이 익숙하게 해 준다. 실내견인 경우 방의 한쪽 구석의 조용한 곳을 분만장소로 택하고 새끼가 나가지 못할 정도의 높이로 사방을 둘러친다. 평소 개집이 없으면 큰 상자로 임시 집을 만들어 외부를 차단시켜 주며 상자 앞면에는 드나들 수 있게 터 준다.

분만실은 항상 청결하게 유지하고 바닥에 부드러운 천 조각이나 담요를 깔아 준다.

2. 분만 준비물

① 가위: 소독한 가위로 탯줄을 자르는 데 쓰인다.
② 봉합사(마사)나 견사: 탯줄을 묶기 위한 것
③ 타월 여러 장: 강아지의 몸을 닦기 위한 청결한 것(한 마리당 1~2장 준비).
④ 세숫대야 1개: 필요할 때에 강아지를 목욕시키기 위한 것
⑤ 보온병에 담은 더운 물.
⑥ 신문지: 오물을 버리기 위해 10~15장이 필요하다.
⑦ 비닐봉지: 더러워진 신문지를 버리기 위한 것
⑧ 보온 설비: 전기난로, 보온등
⑨ 필기 용구: 기록하기 위한 것
⑩ 저울: 강아지의 체중을 달기 위한 것
⑪ 드라이어
⑫ 육성 상자: 분만이 끝난 모견과 자견을 기를 곳으로 실내에 놓는다.

3. 분만 징후

① 행동이 불안하고 바닥을 긁거나 배회하거나 둥지를 만드는 행동을 한다.
② 체온이 1℃ 정도 저하된다(38.5℃→37℃).
③ 사료를 먹지 않으면 늦어도 24시간 이내에 분만이 이루어진다.
④ 입이나 몸을 부들부들 떤다.
⑤ 분만이 가까워지면 외음부를 핥는다.
⑥ 분만 직전이 되면 배가 아래로 처진다.
⑦ 분만 직전에는 힘을 주며 뒷다리를 뻗는 자세를 취한다.

4. 분만 과정

반려견의 분만은 밤에서 새벽 사이에 이루어지는 것이 보통이며 분만 과정은 다음과 같다.

① 제1기(개구기): 진통이 시작되고 외 자궁구가 열리는 시기를 말하며, 호흡수가 증가하고 뒷다리를 뻗는 듯한 자세를 취한다. 요막과 양막이 진통에 의하여 자궁경관으로 밀려 나오면서 자궁경관이 확장된다. 이어서 요수(1파수), 양수(2파수)가 배출되어 산도를 미끄럽게 해 준다.

② 제2기(만출기): 산도를 통하여 태아가 외부로 만출되는 시기를 말한다. 진통이 강하고 빈번하게 진행된다. 이때 태아의 두부가 골반강 입구로 향하게 되고 질구를 통하여 머리가 만출되고 1~2회의 추가 진통으로 분만이 이뤄진다. 이때는 가족이 크게 떠들거나 손을 댈 필요 없이 어미에게 맡겨 두는 것이 좋다. 첫 번째 강아지가 태어나면 약 20~30분 간격으로 다음 새끼가 분만된다.

③ 제3기(후산기): 태반은 새끼가 한 마리 태어날 때마다 한 개씩 나온다. 후산기는 태반이 배출되는 시기다. 이때 모견은 이빨로 태막과 탯줄을 끊고 새끼의 몸을 혀로 핥아 점액이나 양수 등을 닦아 낸다. 만약 어미가 탯줄을 끊지 못하면 마른 수건으로 코, 입 주위, 몸 전체를 잘 닦고 소독된 실로 몸에서 1~2cm 되는 곳을 묶고 잘라낸 후 요오드팅크로 소독한다.

5. 치료도우미견의 사양관리

1) 자가 조리 먹이

반려견의 먹이는 고기, 곡물, 유제품, 생선, 야채 등을 영양소 요구량과 식성에 알맞게 조리해 준다. 단, 조리 시 과도한 열을 가하여 비타민이 파괴되지 않도록 유의한다. 가정에서 조리하여 급여할 수 있는 먹이는 다음과 같다.

① 채소, 고기: 채소와 고기의 배합은 균형 있는 영양분을 갖춘 이상적인 먹이다.

② 얇게 간 고기: 식욕이 부진한 반려견의 식욕을 회복시키는 역할을 한다.

③ 간: 인(P)과 비타민 A와 B_1이 풍부하다.

④ 노른자위: 지용성 비타민이 함유되어 피부나 털을 윤택하게 한다.

⑤ 사골: 기름기를 걷은 뒤 먹이는 것이 좋다.

⑥ 바나나: 변이 무르거나 설사를 할 경우에 주는 것이 좋다.

반려견의 먹이는 영양적으로 단백질, 지방, 탄수화물, 무기물, 필수 아미노산, 각종 비타민류 등이 균형을 이루어야 한다. 다만 비타민 C는 개의 체내에서 합성되므로 과일, 채소를 다량으로 줄 필요는 없다.

일반적으로 쇠고기(지방이 없는 것), 말고기, 닭고기, 뼈를 제거한 생선, 계란, 치즈, 강아지용 분유 등은 기호성이 좋은 먹이다. 그러나 이들 먹이 중 한 종류만 계속적으로 주는 것은 영양적인 불균형을 초래하므로 혼합된 먹이를 급여하는 것이 바람직하다. 자가 먹이 제조 시 피해야 할 것은 다음과 같다.

표 7-8 반려견에게 피해야 할 먹이

구분	종 류	이 유
1	닭 뼈, 생선 뼈, 게	입, 식도, 장을 상하게 하거나 폐쇄의 원인이 된다.
2	문어, 오징어, 쥐포	소화가 잘 안 된다.
3	양파, 파 종류	개의 적혈구를 파괴하여 독성 현상이 나타난다.
4	꽁치, 정어리 등	지방이 많아 습진, 알레르기, 탈모의 원인이 된다.
5	과자, 사탕 등	당분이 많은 과자류는 충치의 원인이 된다.
6	달걀의 노른자위	설사의 원인이 된다.
7	우유 및 유제품	유당 분해효소인 락타제 분비가 적어 설사의 원인이 된다.
8	고추, 후추, 식초	향신료, 자극성 음식, 감미료는 신경질적이게 만든다.
9	야채류	변비에 효과가 있으나 체내에서 비타민 C를 합성한다.
10	짠 음식	염분은 땀샘이 적어 땀으로 배출이 잘 안 된다.
11	밥, 비스킷, 사탕, 초콜릿	설사, 비만의 원인이 된다.

2) 반려견 전용 사료

(1) 반려견 전용 사료의 종류와 특징

시중 판매 제품은 건조 사료(익스투루젼), 연질 사료, 습식 사료, 고기 통조림 등이 있다.

① 건조 사료: 수분이 10% 내외로 익스트루전(extrusion) 형태로 먹이기 쉽고 장기간 보관이 가능하며 이빨을 단단하게 한다.
② 습식 사료: 맛이 좋고 휴대가 간단하나 보존성이 좋지 않고 가격이 비싸다.
③ 통조림: 수분이 60~70%로 기호성이 좋으나 값이 비싸고 개봉 뒤엔 냉장고에 보관해야 하고 쉽게 상할 염려와 과식할 우려가 있다. 식욕부진, 질병 감염 시 급여하면 효과적이다.

(2) 반려견 전용 사료의 장점

반려견 전용 사료에는 균형 있는 영양분이 함유되어 있어 성장, 번식, 건강 유지를 할 수 있다. 전용 사료의 형태와 성장단계에 따른 다양한 종류가 있으므로 품종과 연령에 따라 선택할 수 있다. 또한 품질이 일정하여 과식, 섭취 기피 또는 영양의 과잉이나 결핍이 없으며 제조 과정이 위생적이므로 질병 예방에 도움이 된다. 전용 사료를 급여하면 가정에서 사료를 조제하는 데 소요되는 시간, 노력 등을 절약할 수 있으며 배설량이 감소되어 청결 유지에도 도움이 된다.

3) 포유기의 관리

초유는 분만 후 5일까지 분비되는 젖으로 항병력을 가진 면역 물질과 단백질, 지방, 비타민, 무기물 등 영양소가 많이 함유되어 있어 강아지의 성장 발육에 중요한 역할을 하며 완하제 작용이 있어 태분을 배출하는 기능이 있다.

강아지가 태어나기 전에 모체로부터 5~10%의 이행 항체를 태반을 통해 전달받고 나머지 90~95%는 초유를 통해서 공급받는다. 초유의 글로불린(면역 항체)은 십이지장과 소장에서 흡수되는데, 시간이 경과할수록 흡수율이 급격히 떨어지기 때문에 분만 후 15～30분 이내에 급여하는 것이 좋다.

모견이 분만한 후 사망 또는 질병에 감염되는 등의 이유로 초유를 급여하지 못할 수 있다. 이때에는 비슷한 시기에 분만한 다른 모견의 오줌을 강아지에게 묻혀 위탁 포유시킨다. 그러나 비슷한 시기에 분만한 어미견을 찾지 못할 경우에는 시판되는 대용유(분유의 형태)를 구입하여 급여한다. 초유를 먹지 못한 강아지는 초유 대용유를 조제하여 급여하면 효과적이다. 강아지의 방은 항상 따뜻하고 청결하게 하고 적당한 습도를 유지시켜 호흡기 질병을 예방한다. 또한 예방 접종을 적기에 실시한다.

4) 강아지의 일반적 관리

강아지의 성장은 초기에 급속히 이루어지며 대부분 생후 1년 안에 완료되기 때문에 이 시기에 영양공급은 매우 중요하다. 성장 초기에는 골격 형성, 근육 형성, 모질 개선, 질병에 대한 저항성을 갖추게 되며 성견에 비해 체중 대비 2배 정도의 영양을 필요로 한다. 초소형 견종은 6개월, 소형 견종은 10개월, 중 · 대형 견종은 12～24개월에 발육이 완성된다.

강아지의 먹이는 강아지용 전용먹이를 급여하는 것이 좋다. 소형 반려견은 이유 전(6～8주)까지 습식 상태로 급여한다. 식기(사료통)는 매일 청소하고 신선한 물을 항상 급여한다. 강아지에게 우유를 급여하면 유당의 소화능력이 떨어지므로 설사를 할 수도 있다.

5) 반려견의 전용사료 급여량

반려견의 사료 급여량은 견종, 나이, 체중, 건강 상태에 따라 조금씩 다르다. 성장 · 발육기의 강아지는 성견이 필요로 하는 열량의 2배를 필요로 하며 체중 증가와 상태에 따라 증감한다.

예를 들면 4개월령 반려견 체중이 10kg일 경우 10kg × 3/100 = 300g, 즉 하루

표 7-9 사료 급여량과 급여 횟수

구 분	급여량	급여 횟수
3개월 미만	체중의 4%	4～5회 (아침, 점심, 저녁, 밤)
3개월～6개월	체중의 3%	3～4회 (아침, 점심, 저녁)
6개월 이상	체중의 2%	2회 (아침, 저녁)
1년 이상	체중의 2%	1회 (저녁)

에 300g을 주면 된다.

사료 급여량은 일반적으로 반려견의 배변상황을 보고 조정하는 것이 가장 융통성 있는 방법이다. 과식이면 설사나 묽은 변을, 급여량이 적으면 딱딱한 변을 본다. 노견은 소화 기능이 저하되어 사료를 남기기도 한다. 이때는 사료의 양을 점점 줄이며, 육식을 주로 하는 반려견은 노견이 될수록 몸이 산성화되므로 물 공급 시 칼슘 이온수나 약 알카리성의 물을 주는 것이 좋다.

물의 요구량은 품종, 체중, 사료의 종류, 기온에 따라 다르다. 보통 1일 체중 1kg당 50～70ml다(체중 5kg: 250～350ml). 자동 급수기를 이용하여 항상 먹을 수 있도록 해 주는 것이 좋다.

반려견은 사람과 달리 다양한 종류의 먹이를 원하지 않으므로 균형 있는 사료와 신선한 물을 급여한다. 사료의 종류를 갑자기 바꾸면 소화 장애를 일으키거나 입맛이 까다로워지기 쉬우니 주의한다. 만일 사료를 바꿀 경우에는 5～7일에 걸쳐서 서서히 진행해야 한다. 임신견, 포유 중인 모견, 성장기 강아지, 운동을 많이 하는 반려견에게는 평소보다 더 많은 영양이 필요하며, 급여는 2～3회 정도로 나누어 하는 것이 좋다.

6) 반려견의 계절별 관리

(1) 봄

봄은 대체로 활동하기 좋은 계절이지만 환절기이므로 강아지, 노령, 소형종, 출산 전후, 병후로 몸이 쇠약해진 반려견은 건강에 신경을 써야 한다.

봄부터 초여름, 가을에서 겨울 사이에 털갈이를 한다. 날씨가 따뜻해지면 신진 대사도 활발해지므로 브러시 등으로 손질해 주면 털갈이를 쉽게 할 뿐 아니라 피부병 예방 및 질병의 조기 발견에 좋다.

기온이 상승하면 반려견 내 · 외부 기생충의 구제가 필수적이다. 내부 기생충은 종합 구충제를 투약하고 외부 기생충은 발견 즉시 약을 살포한다. 반려견은 환절기 때 감기에 걸리기 쉬우며 기관지염, 폐렴, 홍역을 유발하는 수가 있다. 털 손질을 하거나 먹이를 줄 때 식욕, 눈곱, 코의 상태, 기침 등을 주의하여 관찰해야 한다.

(2) 여름

여름의 더위로 인하여 체력 소모가 많으므로 육류, 어류 등 고단백질의 먹이를 주도록 한다. 또한 날것은 부패하기 쉬우므로 세심한 주의가 필요하고 식욕을 잃기도 쉬우므로 이른 아침이나 저녁 때 먹이를 주는 것이 좋다. 또한 아침, 저녁으로 적당한 운동을 시키면 식욕에 도움을 준다. 에어컨 등 냉방 시설이 있는 실내에서는 20℃ 이하로 내려가지 않도록 유의한다.

페키니즈, 시추와 같은 장모종의 반려견은 털을 짧게 잘라 주고 목욕을 시키면 좋다. 무더운 날씨에 직사광선으로 열사병이나 일사병에 걸리기 쉬우므로 통풍이 잘되는 그늘이나 우리 내에 얼음주머니를 넣어 두는 것도 효과적이다.

(3) 가을

가을은 식욕이 왕성한 계절이다. 과식으로 비만이 되지 않도록 한다. 또한 짧은 속털이 자라나는 시기이므로 단백질, 고지방 식품을 주는 것이 좋다. 날씨가 추워지기 시작하면 호흡기 질병의 예방 접종을 해 주고 난방 기구의 점검이나 방한 대책을 세워야 한다.

(4) 겨울

겨울에는 털이 밀생하여 체온 유지 및 식욕이 왕성하게 된다. 따라서 열량이 높은 먹이를 급여하는 것이 좋다. 다만 지나친 영양공급은 비만과 피부병을 일으킬 수 있으므로 주의하도록 하며, 매일 같은 사람이 일정한 시간에 먹이를 주고 배변 상태를 점검하여 조절한다. 실내견은 충분한 일광욕과 운동을 시키는 것이 좋다.

6. 치료도우미견의 미용관리

1) 반려견 목욕시키기

반려견의 목욕은 피부 및 모발의 건강을 위해서 필요할 뿐만 아니라 그 품종의 특징을 잘 표현하는 아름다움을 위해 매우 중요하다. 목욕은 피부와 피모를 청결하고 아름답게 하며 트리밍하기 쉽게 피모를 가지런히 한다. 또한 피부의 신진 대사와 피모의 발육을 촉진시킨다.

목욕을 필요 이상으로 자주 하는 것은 피부병을 유발시키고 털의 윤기와 방수 효과를 떨어뜨리며 피모나 피부의 탄력을 잃게 하므로 일정한 간격을 두고 실시하는 것이 좋다. 목욕은 일반적으로 생후 7주령부터 시작하며 보통 10일에 1회가 적당하나 털 길이의 장단, 털의 질, 털의 양, 털의 상태, 계절에 따라 차이가 있다.

샴푸의 형태는 액체 크림형, 거품형, 분말형 등이 있다. 자주 사용하면 피부의 털이 건조해지고 표백작용이 있기 때문에 모색을 엷게 할 경우도 있다. 샴푸의 종류는 플레인 샴푸, 오일 샴푸, 드라이 샴푸(온수를 사용하지 않는 분말형), 메디컬 샴푸(피부 질환 치료약 또는 구충제 배합 샴푸), 천연 허브형 샴푸 등 그 종류가 매우 다양하다.

매개활동 실습

반려견 목욕시키기

1. 기구 및 재료

스테인리스 또는 폴리에틸렌의 욕조, 반려견 전용 샴푸, 린스, 브러시, 슬리커, 드라이어, 전용 타월(수건), 코움(빗), 스펀지, 탈지면이나 거즈, 미용복

2. 목욕 순서와 방법

① 목욕시키기 전 빗질을 하여 털이 엉킨 부분을 풀어 주도록 한다.
② 귀에 물이 들어가지 않도록 솜을 말아 넣어 준다(가공하지 않은 솜을 쓴다).
③ 온수의 온도는 39~40℃ 정도가 적당하며 놀라지 않도록 천천히 뒷발부터 시작하여 앞발, 몸통, 얼굴 순으로 한다.
④ 샴푸를 하기 전에 꼬리 밑의 항문낭을 엄지와 검지를 이용해 짜낸다.
⑤ 등을 따라 적당량의 샴푸를 바르고 옆구리와 발까지 잘 문지르면서 충분히 거품을 내어 골고루 샴푸하여 준다.
⑥ 머리를 제일 마지막으로 씻기고 눈과 코에 샴푸가 들어가지 않도록 주의한다.
⑦ 발과 귀, 꼬리 등 말단 부분의 더러운 부분을 깨끗하게 문질러 준다.
⑧ 린스를 샴푸와 같은 방법으로 마사지해 준다.
⑨ 턱을 잡아 머리를 뒤로 젖혀 눈에 들어가지 않게 머리부터 서서히 아래쪽으로 완전히 씻어 낸다.
⑩ 수건으로 전신의 물기를 최대한 제거한다.
⑪ 핀 브러시로 빗으면서 드라이어로 배→겨드랑→발→등→전신→후신→발가락 순으로 완전히 말린다.
⑫ 마른 털은 결을 따라 빗질하여 말끔히 정리해 준다.

3. 유의점

① 귀나 눈에 물이나 세제가 들어가지 않도록 한다.
② 목욕 후 완전건조를 하지 않으면 감기에 걸리고 피부병이 발생한다.
③ 인체용 샴푸를 사용하면 피부가 상하게 되므로 애견 샴푸를 사용하도록 한다.

매개활동 실습

반려견의 항문낭 짜기

1. 기구 및 재료

티슈(화장지), 반려견 전용 샴푸. 전용 타월(수건), 코움(빗), 스펀지, 탈지면이나 거즈

2. 순서와 방법

① 장모종은 항문 주위 털과 꼬리 시작 부분의 안쪽 털을 짧게 잘라 놓는다.
② 꼬리를 꽉 잡고 등 쪽으로 올려 항문을 돌출시킨다.
③ 엄지와 검지로 항문 4시와 8시 방향을 누른다.
④ 항문낭의 위치를 확인하여 가능한 한 부드럽게 누른다. 너무 강하게 누르면 항문낭이 상하여 병의 원인이 되기 때문에 주의한다.
⑤ 티슈를 사용하여 흘러나온 분비물을 제거한다.

3. 유의점 및 관련지식

① 내용물은 항문낭 벽에 발달한 피지선과 분비선에서 끈적끈적하거나 물 같은 형태의 분비물로 그대로 방치하면 심한 악취가 난다.
② 항문낭을 자주 짜 주지 않으면 항문낭염, 항문낭종을 일으키는 원인이 된다.

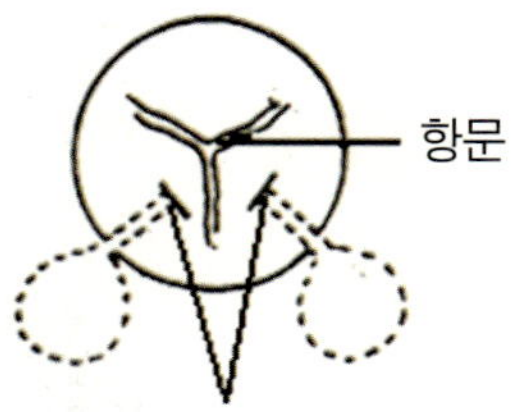

항문낭 위치

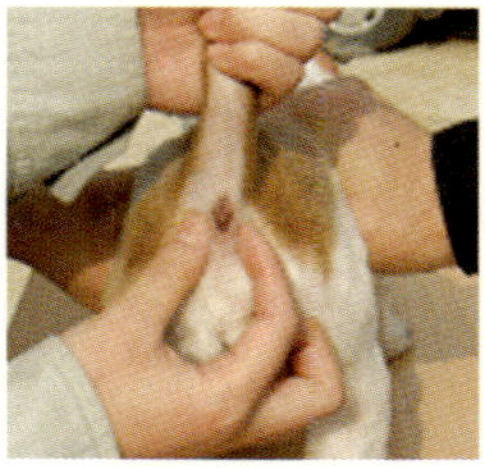

항문낭 짜기

그림 7-11 항문낭 위치와 짜는 방법

2) 반려견의 발톱 깎기

실내에서 사육되는 반려견은 체중이 가볍고 운동량도 적으며 흙을 딛는 기회

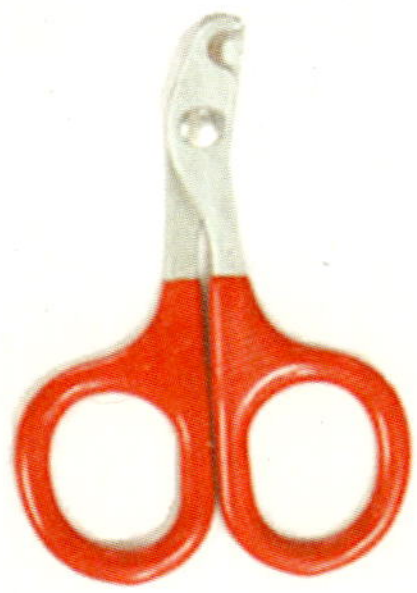

그림 7-12 발톱 깎기 가위

가 적은 관계로 발톱이 쉽게 자란다.

강아지의 발톱은 안쪽으로 날카롭게 굽어들기 때문에 보행에 지장을 주고 자세가 바르지 못하게 된다. 또한 젖을 빨면서 어미젖이나 배에 상처를 내거나 사람에게 상처를 내지 않게 하기 위함이다.

발톱 깎기는 반려견 전용 발톱 깎기나 전용 그라인더를 사용하여 혈관이 분포되어 있는 곳의 바로 밑까지 잘라 준다. 며느리 발톱은 살을 파고들지 못하도록 항상 확인하여 잘라 준다.

매개활동 실습

반려견의 발톱 깎기

1. 기구 및 재료

반려견용 발톱 깎기, 그라인더

2. 순서와 방법

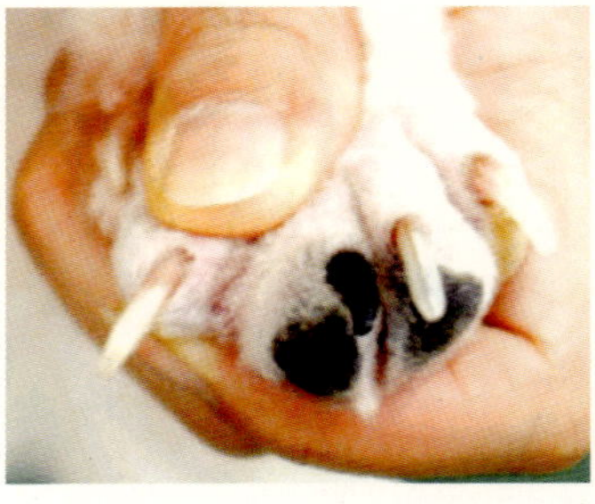

그림 7-13 발톱의 돌출

① 엄지와 인지로 발톱의 근원을 강하게 돌출 시킨다.

② 애견 전용 발톱 깎기를 사용하여 발톱 끝을 직각으로 자른다. 이때 혈관이나 신경이 통하고 있는 부위를 자르지 않도록 주의한다.

③ 검은 발톱은 조금씩 자르며 혈관을 확인하면서 애견 전용 발톱 깎기로 자른다.

④ 자른 곳의 상하 각을 잘라 낸다.

⑤ 각각의 각을 그라인더 또는 줄로 다듬는다.

⑥ 실내 반려견은 2개월에 1회씩 잘라 준다.

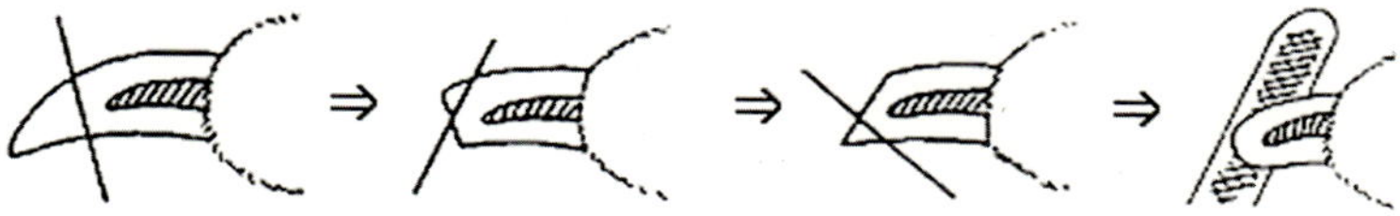

그림 7-14 발톱 깎는 순서

3. 유의점

① 발톱 너무 많이 자르거나 잘못 자르면 통증과 출혈이 생기므로 주의한다.
② 발톱 깎는 습관은 강아지 때부터 실시하는 것이 좋다.
③ 발톱 깎기는 목욕 후 발톱이 부드러워졌을 때 자르면 쉽게 자를 수 있다.

3) 반려견의 귀 청소

(1) 귀 청소의 필요성

반려견의 냄새는 주로 귀와 입에서 난다. 귓속에는 기생충(ear mite)이 있어 귀를 가렵게 하며, 분비물을 배설하여 귓속이 습해지고 염증을 일으켜 냄새가 난다. 따라서 귀 털을 제거하고 청소함으로써 통풍이 잘되고 냄새를 방지하며 귀의 질병을 예방하는 데 있다.

(2) 귀 청소 방법

일반적으로 귀 청소는 5일 간격으로 하는 것이 원칙이다. 귀 청소를 하기 전에 귀속의 털에 이어 파우더(ear powder)를 뿌리고 자극이 가지 않도록 조금씩 잡아 뽑고 이어 클리너(ear cleaner)를 뿌리고 면봉이나 겸자에 탈지면을 감아 닦아 준다. 청소는 보이는 범위만 하고 귓속의 안쪽은 건드리지 않는 것이 좋다. 너무 깊이 하다가는 잘못하여 귓속에 상처를 내거나 고막에 손상을 줄 수 있다. 만약 귓속이 헐었거나 염증이 발견되면 항생제 연고를 발라 준다.

매개활동 실습

반려견의 귀 청소하기

1. 기구 및 재료

과산화수소수 또는 이어 클리너, 이어 마이트 콘트롤(ear mite control), 포셉(귀털 제거기), 이어 파우더, 탈지면, 겸자(지혈감자)

2. 순서와 방법

① 귓속에 파우더를 뿌린다(파우더를 뿌리면 잘 미끄러지지 않는다).
② 귀 입구 부분의 털을 손가락으로 조금씩 잡고 뽑는다.
③ 귓속의 털을 겸자 또는 포셉으로 뽑는다(겸자에 피부가 끼지 않도록 한다).
④ 왼손으로 귀와 두부를 누르고 안 쪽에 세정액(이어 클리너)을 고루 뿌린다.
⑤ 탈지면이나 면봉을 이용하여 닦아 낸다(귓속이 핑크색으로 될 때까지). 또는 겸자로 탈지면을 말아 이어 클리너를 묻혀 귓속을 닦아 준다.
⑥ 이어 파우더를 뿌린다.

3. 유의점

① 한꺼번에 많은 털을 잡아당기면 귀에 상처가 생기므로 주의한다.
② 귀 청소 시 귓병의 유무도 확인하도록 한다

4) 반려견의 털 손질하기

반려견의 털은 속 털(하모)과 겉 털(상모)로 되어 있으며 여름에 많이 빠지고 겨울에 풍부해진다. 털의 손질은 엉킨 털을 풀어 주어 아름다움을 유지해 줄 뿐만 아니라 피부를 자극하여 혈액 순환을 촉진하고 피부병을 예방하는 효과도 있다. 털 손질 시기는 단모종은 1주일에 2～3회, 장모종은 매일 또는 목욕 후 실시한다.

빗질은 반드시 털끝부터 빗고 얽힌 털을 빗을 땐 아프지 않도록 주의한다. 특히 귀 뒤쪽, 엉덩이, 뒷다리, 발바닥, 항문 주위 털은 가위로 손질하고 엉키지 않게 빗질한다.

빗을 사용할 때는 빗을 가볍게 잡고 어깨와 팔목의 힘을 빼고 손목을 부드럽게 움직여 털 방향에 따라 옆으로 빗질을 한다. 털이 심하게 엉킨 강아지의 경우 빗을 세워 빗의 끝 부분으로 빗어 준다.

슬리커는 쓸모없는 털을 없애는 데에 사용한다. 사용법은 옆구리부터 시작하여 털의 결을 따라 실시하며 사지 끝에 털이 짧은 부분도 슬리커로 손질한다. 슬리커는 핀이 금속이고 날카롭기 때문에 개의 피부에 상처를 내지 않도록 한다. 하복부나 사지의 끝 등 털이 엉키기 쉬운 곳은 정성스럽게 제거하도록 한다.

매개활동 실습

반려견의 빗질하기

1. 기구 및 재료

빗(외날 빗, 양날 빗, 꼬리 빗)

2. 순서와 방법

(1) 등과 몸통

① 털이 가늘고 긴 견종은 털이 끊어지지 않도록 먼저 성긴 빗으로 털의 흐름에 따라 빗겨 준다.

② 한 줌 정도의 털을 손바닥에 올려놓고 조금씩 빗질해 간다.

③ 털이 바닥까지 똑바로 늘어지도록 아래로 빗질한다. 이때에는 빗의 평면이 항상 바닥과 평행이 되게 한다.

④ 등의 중심선을 따라 조금씩 등을 가른다(빗으로 한 번에 일직선을 긋지 않도록 한다. 5mm씩 좌우로 빗질해 매만지면서 가르마를 낸다).

⑤ 3회에 1번 정도 빗의 끝을 가볍게 피부에 대 모근을 자극해 주면 발모가 촉진된다.

⑥ 마무리로 전체 피모를 곱게 빗질해 준다.

(2) 얼굴

① 머리: 머리는 면적이 적으나 털이 밀집해 있으므로 피모가 긴 경우 손으로 잡아 조금씩 빗어 준다.

② 귀: 귀의 끝 쪽부터 빗질하기 시작해 점점 뿌리 부분으로 올라간다.

③ 입 주변: 눈이나 코가 긁히지 않도록 주의하여 턱 아래를 잘 잡고 눈 밑에서 바깥쪽으로 빗는다.

3. 유의점

① 편리한 방법으로 잡고 반드시 손목만을 움직여 빗어 내린다.
② 장모종은 구역을 나누어 아래쪽을 먼저 빗고 위쪽으로 올라가며 빗어 준다.
③ 장모종은 모근에 부담이 가지 않도록 반드시 모근을 손으로 누르고 빗질한다.

5) 배변훈련 시키기

강아지를 구입하여 집으로 데려 온 첫날, 제일 먼저 잠자리와 용변할 장소를 정해 주어야 한다. 반려동물과의 행복한 삶을 영위하기 위한 첫 번째 가정교육(house training)이 시작된 것이다. 대소변 길들이기는 원활한 가정생활을 위한 필수적인 교육이라고 해도 과언이 아니다.

강아지는 생후 5주령부터 분별력이 생기기 시작하므로 배변훈련은 최대한 스트레스를 덜 주는 교육방법으로 입양 초기, 즉 2주 동안 집중적으로 길들이는 것이 가장 중요하다. 강아지는 새로운 환경에서의 적절한 용변 지역을 36~48시간 내에 선택하게 된다. 따라서 입양 첫날부터 교육시키는 것이 가장 효과적인 방법이다.

매개활동 실습

반려견의 배변 훈련

1. 기구 및 재료

용변기, 신문지

2. 방법과 순서

(1) 용변 장소의 지정

구입한 후 잠자리가 정해지고 나면 강아지가 평생 동안 이용할 수 있는 대, 소변 장소를 지정해 줘야 한다. 모든 동물은 일단 한 장소에서 용변하는 버릇이 있으므로 용변장소는 한곳을 지정해 주어야 한다.

용변 장소는 보통 현관 앞이나 거실, 화장실, 베란다, 앞마당으로 선택하고 용변 장소가 결정되면 용변 장소에 신문지를 깔아 주는 방법이 가장 많이 이용된다.

처음에는 넓은 신문지를 깔아 놓고 그 위에 용변을 보게 한 후 용변 냄새를 조금 남기고 점차적으로 신문지 면적을 조금씩 줄여 가는 방법이 가장 이상적이다.

(2) 규칙적인 사료 급여

매일 같은 시간에 일정한 시간과 간격을 두고 급식하는 것이 필요하다. 이는 강아지의 건강관리뿐만 아니라 배변시기 예측에도 큰 영향을 미친다. 초기 길들이기 2주 동안 식사시간 이외에는 급수와 급식을 통제하는 것이 좋다.

(3) 용변 순간의 포착

용변을 보려는 순간을 포착하여 원하는 용변 장소로 이동시킨 후 용변을 보게 한다.

일반적으로 강아지는 먹이를 먹은 후, 물을 먹은 후, 산보 후, 낮잠을 잔 후, 과도하게 냄새를 맡은 후, 흥분 상태 이후 장운동으로 인한 배변 욕구를 느끼게 된다. 이때가 대소변 장소를 가르칠 수 있는 최적기다.

코를 갑자기 바닥에 대고 킁킁거리며 주변을 돌면 용변 볼 자리를 찾는 자세다. 바로 이때 정해진 용변 장소로 즉시 옮겨 놓고 용변을 보게 한다. 장소를 벗어나서 근처를 배회하면서 용변 보는 자세를 취할 때 조심스럽게 원하는 위치로 옮겨 놓아 배설하게 한다.

(4) 잘못된 용변 습관의 교정

잘못된 장소에 용변을 볼 때 벌을 가볍게 줘야 한다. 어린 시기에 너무 무거운 벌은 엉뚱한 행동습관을 유발할 수도 있으므로 각별히 주의해야 한다.

① 용변 자세를 취하거나, 용변 중 발견 시 재빨리 지정된 용변 장소로 옮겨 준다.
② 용변 후 스스로 냄새를 맡는 동작을 취할 때 손뼉 등을 치며 놀라게 한다.
③ 뒤늦게 잘못된 장소에서 용변을 발견했을 경우, 강아지가 보지 않을 때 냄새가 남지 않도록 깨끗하게 치우도록 한다. 반려견은 한 번 배설한 곳의 냄새 자극에 의해 다시 그곳에 배설하려는 본능이 강하기 때문에 잘못된 장소에 냄새가 배어 있으면 계속 그곳을 고집하게 된다. 따라서 냄새 중화제나 소독약 등을 사용해서 미세한 냄새까지도 완전히 제거해야 한다.

(5) 반복 학습 실시

다른 곳에 실수하지 않고 정해진 용변장소를 계속 이용할 수 있도록 지속적으로 교정해 준다.

강아지가 지정된 용변 장소를 스스로 인지할 때까지 반복학습이 필요하다. 길면 2주 정도의 시간이 소요된다. 강아지와의 의사소통 방법이 원활할 경우 지정된 용변 장소를 36~48시간 만에도 거의 완벽하게 배우기도 한다.

2 고양이를 이용한 매개활동

1. 치료도우미 고양이의 이해

반려동물이 인간의 사회적 동반자의 역할을 하는 데 기여한다는 인식이 늘고 있다. 그 대상도 반려견 중심에서 고양이를 비롯한 다양한 동물로 확대되고 있다.

외국에서는 고양이의 사육수가 반려견과 거의 비슷한 수준을 유지하고 있지만, 우리나라에서는 고양이에 대한 인식이 높지 않은 편이다. 그러나 고양이는 우리의 생활환경에서 기르기 쉽고 청결하다는 측면에서 반려동물로서 사육수가 점차 증가되고 있는 추세다.

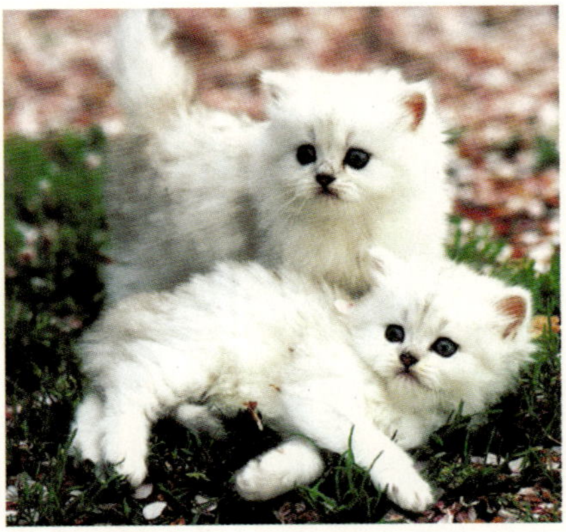

그림 7-15 페르시안 고양이의 놀이를 통한 사회화

1) 고양이의 특성

(1) 형태적 특성

몸길이는 47~51cm이고, 꼬리길이 22~38cm, 몸무게 3.5~8.0kg이다. 귀는 삼각형이며 등에 삵에서 볼 수 있는 흰 무늬가 없다. 고양이의 몸이 매우 유연한 것은 해부학적인 특성으로 등뼈가 매우 유연하여 등을 둥그렇게 구부릴 수도 있고 몸을 반대 방향으로 돌릴 수 있다. 또한 자기 키의 5배가 넘는 높이를 뛰어넘을 수 있고 네 발을 동시에 사용하여 사뿐히 뛰어내릴 수 있다.

입 주위, 턱 밑, 윗 입술, 뺨, 눈 위에 긴 촉모가 있으며 털색은 흑색, 백색, 갈색, 회색, 오렌지색 등 단일색과 호랑이와 같은 가로무늬가 있는 것과 배 쪽에 큰 테가 있는 것의 두 가지 형이 있다. 고양이는 육식동물로 고기를 물어 찢는 열육치(톱니처럼 된 이빨)가 예리하다.

(2) 심리 · 행동적 특성

고양이는 야행성으로 주로 밤 11시경에 행동이 활발하고 단독으로 사냥을 한다. 고양이의 행동권은 세력권과 사냥지역으로 나눈다. 세력권은 다른 고양이의 침입을 허락하지 않는 영역으로 자기의 세력권에는 자신의 분비물(오줌, 체액 등)을 냄새를 묻혀 영역 표시를 하는 독특한 습성을 지니고 있다. 여러 마리를 같이 키우는 경우 우열 순위를 형성한다. 어린 고양이는 호기심이 매우 강하여 움직이는 공이나 장남감 등을 가지고 장난치는 것을 매우 좋아하고 본능적으로 할퀴는 행동과 물어뜯는 행동을 한다. 먹이를 요구하거나 어리광을 부릴 때는 '골골' 대는 소리를 낸다. 사냥할 때, 호기심을 느낄 때, 이상한 소리를 들을 때

표 7-10 고양이의 표현 행동

구 분	표현 행동
어리광, 애교, 배고픔	꼬리를 꼿꼿이 세우고 이마와 몸을 비벼대거나 배를 내보이며 눕는다. '골골' 소리를 낸다.
위협, 화날 때	몸을 크게 보이기 위해 등을 둥글게 하고 꼬리를 부풀려 털을 세운다.
공격적	자신의 털을 세우고 귀는 뒤쪽으로 구부려 머리와 몸을 최대한 낮추고 상대를 주시하면서 이빨을 드러내 보인다.
공포	실제보다 작게 보이기 위해 몸을 움츠린다.
불안, 신경질	고양이는 사냥감을 놓치거나 방해받았을 때 불안과 신경질을 가라앉히기 위해 자신의 몸을 핥는다.
기분이 나쁠 때	꼬리를 휘휘 돌린다(반려견은 반가울 때 꼬리를 흔든다).

에 귀를 쫑긋 세운다. 공격과 위협의 표시는 이빨을 보이며 털을 세우고 비스듬히 서 있다. 사람과 조화로운 관계를 갖기 위해 고양이의 특성과 욕구를 알아야 한다. 고양이의 행동특성과 그들의 상호작용에 대한 연구는 사람과 고양이와의 유대관계를 발전시키고 더욱 큰 기쁨과 행복을 얻을 수 있다.

(3) 생리적 특성

고양이의 생리적 특성은 다음과 같다.

표 7-11 고양이의 생리적 특성

구 분	특성
번식	1년에 2～3회 번식, 임신기간: 약 65일, 한배 새끼 수: 4～6마리
수명	수명은 약 20년이나 최고 31년의 기록도 있다.
식성	육식성 또는 잡식성이다. 개다래의 잎이나 줄기, 열매 등을 먹으면 술에 취한 것 같은 일종의 환각상태가 된다.
이빨	이빨은 유치가 26개로 생후 8주 전에 모두 나며 영구치는 32개로 생후 3～5개월 사이에 이갈이를 한다.
체온	체온은 평균 38.5℃며 아침에는 저녁보다 0.5℃ 낮아진다.
맥박	고양이의 맥박수는 1분당 110～140회다.
수면	고양이는 잠꾸러기로 하루에 16시간 정도를 잔다. 20년을 수명으로 가정하면 깨어 있는 시간은 6～7년이 되는 셈이다.

알아 두기 · · ·

- 세력권(territory): 다른 고양이의 출입을 허락하지 않는 영역이다.
- 사냥지역(hunting Area): 다른 고양이와 사냥하기 위해 공유하는 공간으로 반경 100～500m다.

(4) 감각적 특성

고양이의 시력은 사람이 볼 수 있는 빛의 양의 6분의 1 정도로 어두운 곳에서 잘 볼 수 있다. 청각은 가청 주파수가 30～60,000Hz로 사람이나 반려견

(20∼40,000Hz)보다 높다. 후각은 반려견보다 뒤떨어지며 음식의 부패 여부, 맛 등을 냄새로 확인한다.

긴 꼬리를 이용하여 뛰어오르거나 높은 곳에서 뛰어내릴 때 균형을 유지하며 입 주변에 감각모(촉모)가 있어 야간에 이동할 때 안테나 역할을 하며 먹이의 움직임을 파악하기도 한다. 그러므로 고양이의 수염을 자르지 말아야 한다.

알아 두기 · · ·

고양이의 눈은 어둠 속에서 빛이 날까?

야행성 동물은 어두운 곳에서 눈이 빛나는데 이 현상은 어둠 속에서 좋은 시각을 유지할 수 있도록 눈의 망막에 있는 거울 같은 세포층에 빛이 반사되기 때문이다. 이런 기능은 어떤 물체의 정확한 모양이나 움직임을 판단하는 데 인간이 필요로 하는 빛의 1/6만으로도 능력을 발휘할 수 있다.

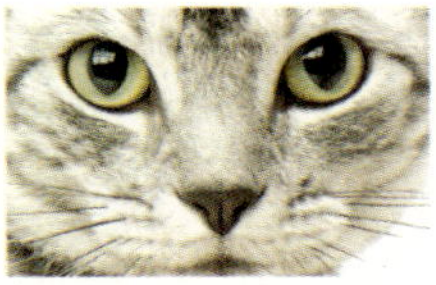

2. 치료도우미 고양이의 품종

1) 장모종

① 단색 페르시안: 흑, 청, 백, 적, 크림색 등이 있고, 짙은 구릿빛 눈이 인상적이다.

② 실버 페르시안: 친칠라 고양이라고 하며, 순백색 털의 끝이 일부 검고 마치 은색으로 덮인 것 같아서 아름답다. 눈빛은 짙은 에메랄드 그린이다.

③ 태비 페르시안: 몸 표면에 독특한 얼룩무늬가 있다. 견갑부에 나비 무늬가 있다.

④ 스모그 페르시안: 털의 하부가 희고 표면은 검은빛으로 되어 있다.

⑤ 히말라야: 샴 고양이와 페르시아 고양이의 인공 교버에 의한 신품종이다.

2) 단모종

① 샴: 태국이 원산으로 왕궁에서 사육되어 왔다.

② 아비시니안: 미국에서 개량되었으며 희끗희끗한 무늬가 특징이다.

③ 미얀마: 털 빛깔은 짙은 다갈색이며 눈은 황금색이다.

④ 망스: 꼬리가 작고 몸통은 짧으며 털빛이 다양하고 눈이 구릿빛이다.

⑤ 러시안 블루: 북유럽 원산으로 청색이며 눈은 황록색 또는 초록색이다.

⑥ 렉스: 돌연변이에 의해 나타난 것으로 털이 짧고 고불고불하다.

⑦ 하바나 브라운: 영국에서 육성되었고 밤색이며 눈은 초록색이다.

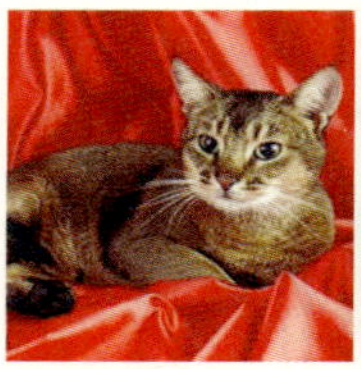
아비시니안 (Abyssinian)

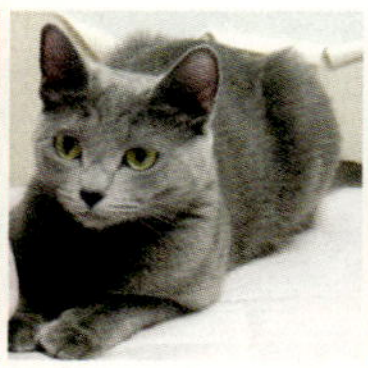
러시안 블루 (Russian blue)

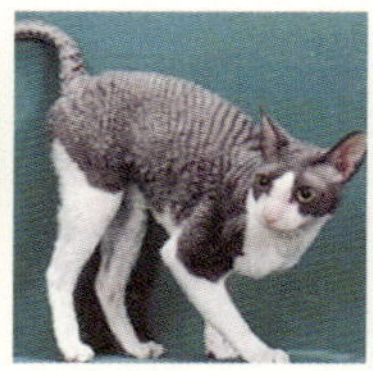
코니시 렉스 (Cornish rex)

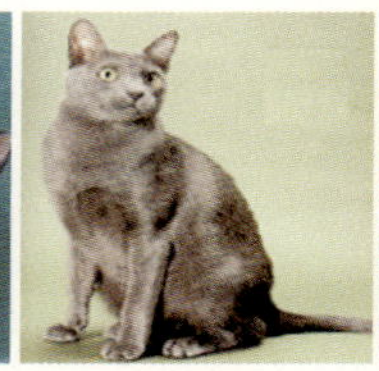
코랫 (Korat)

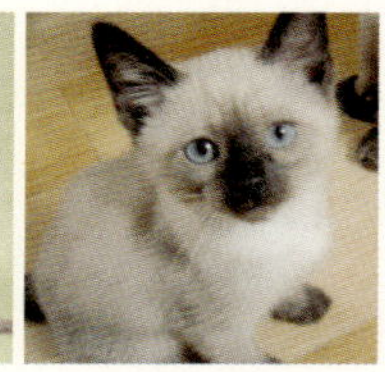
발리니스 (Balinese)

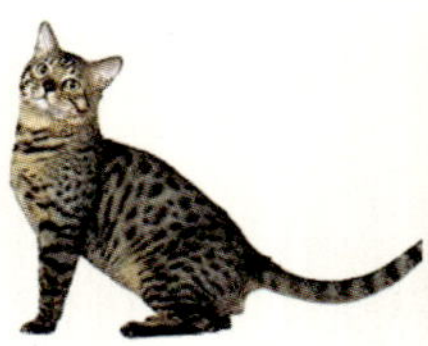
벵갈 (Bengal)

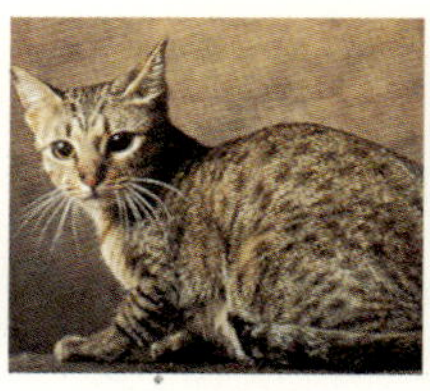
옥시캣 (Ocicat)

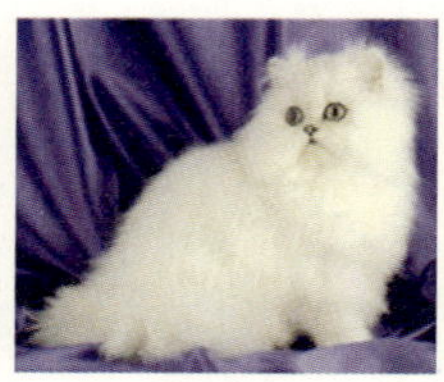
페르시안 (Persian)

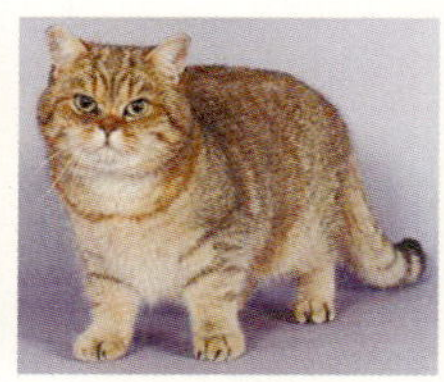
브리티시 숏헤어 (British shorthair)

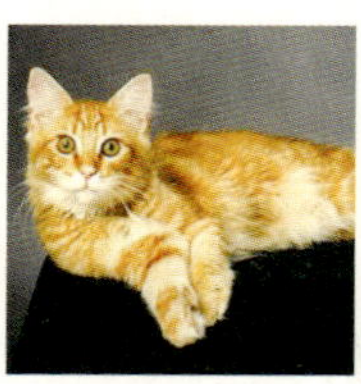
망스 (Manx)

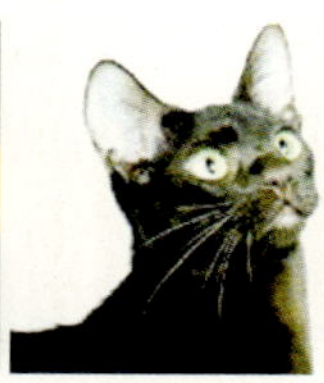
하바나 브라운 (Havana brown)

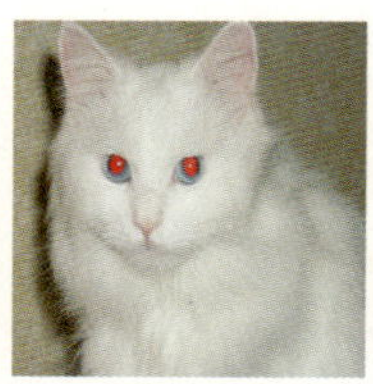
터키시 앙고라 (Turkish angora)

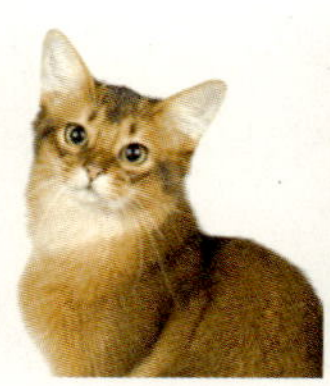
소말리 (Somali)

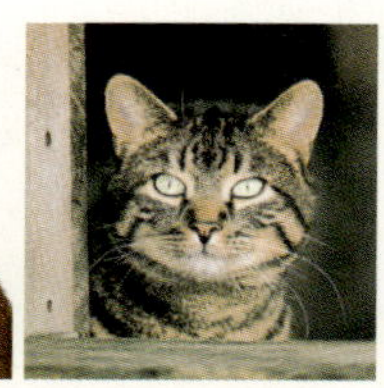
아메리칸 숏헤어 (American shorthair)

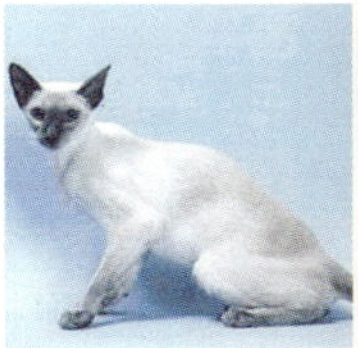
샴
(Siamese)

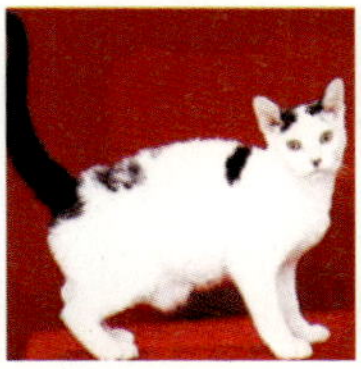
아메리칸 와이어헤어
(American wirehair)

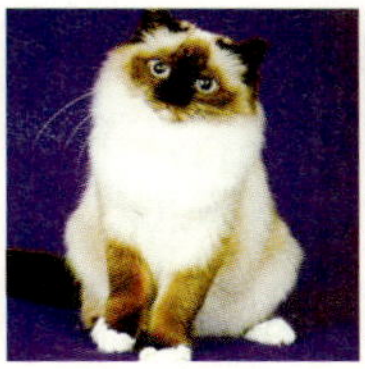
버어만
(Birman)

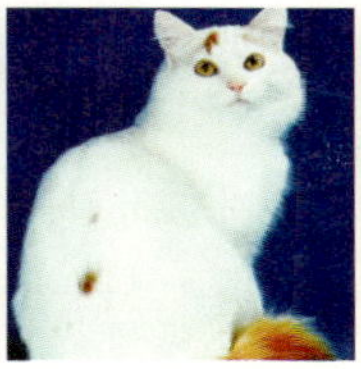
터키시 밴
(Turkish van)

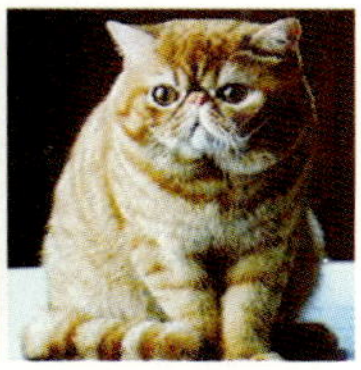
엑조틱 숏헤어
(Exotic shorthair)

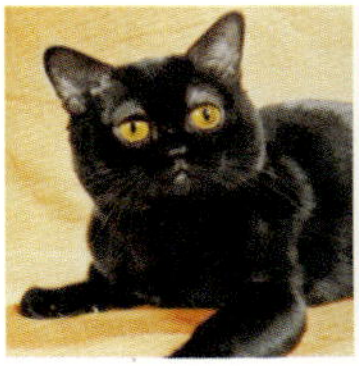
봄베이
(Bombay)

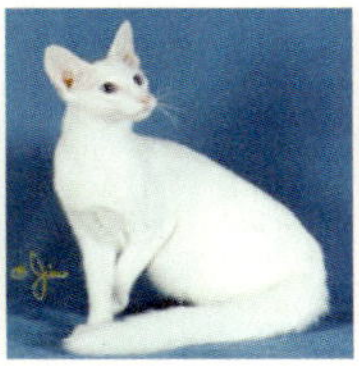
오리엔탈 숏헤어
(Oriental shorthair)

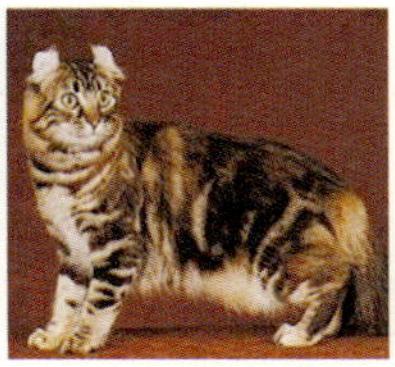
아메리칸 컬
(American curl)

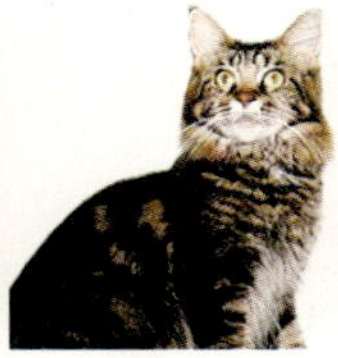
메인쿤
(Maine coon)

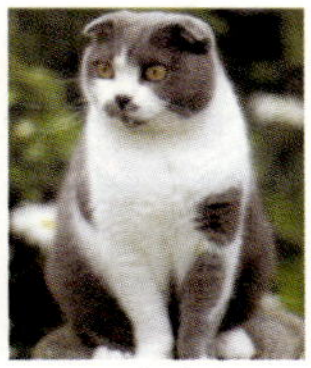
스코티시 폴드
(Scottishfold)

그림 7-16 고양이의 품종

3. 치료도우미 고양이의 선택

1) 특성에 따른 선택

① 애교 있는 고양이: 시간적 여유가 많은 사람에게 적합하다. 러시안 블루, 코랫, 봄베이, 싱가포라, 코니시 렉스, 망스, 페르시안 등이 있다.

② 조용한 고양이: 오랜 시간 집을 비우는 직장인에게 적합하다. 아메리칸 숏헤어, 브리티시 숏헤어, 아메리칸 와이어헤어 등이 있다.

③ 다양한 색상의 고양이: 이지티안 마우, 오리엔탈, 버어만, 코미시, 데본 렉스, 스코티시 폴드, 히말라얀, 페르시안 등이 있다.

④ 놀기를 좋아하는 고양이: 샴, 오리엔탈 숏헤어, 버미즈 등은 집에 혼자 있는 것을 싫어한다.

⑤ 활동성이 있는 고양이: 아비시니안 고양이는 매우 활동적이며 페르시안은 성격이 온화하여 아파트에서도 잘 적응한다.

2) 치료도우미 고양이의 조건

최근에 고양이의 애호가가 증가하고 있는 추세며 치료도우미 동물로 많은 사람이 선호하고 있다. 치료도우미 고양이는 침착해야 하고 예의 바른 행동을 해야 한다. 또한 매개치료 장면에서 많은 사람의 접촉으로 인한 스트레스에 대하여 높은 인내심이 있어야 하며 낯선 사람과 대면할 때 두려움이나 공포심이 없이 안정되어야 한다. 고양이는 반려견과 달리 활동성이 적고 조용한 성격을 가지고 있으며 무릎 위에 조용히 앉아 있을 줄 알아야 한다.

3) 치료도우미 고양이의 장 · 단점

(1) 고양이의 장점

고양이는 얌전하고 활동성이 적기 때문에 특별한 복종 훈련이 필요하지 않다. 또한 다른 동물에 비해 모든 고양이는 체형이 작아 위협적이거나 두려운 마음이 들지 않아 어린 아동과 노약자가 매우 선호하는 경향이 있다. 대부분 성격이 침착하여 오랫동안 조용히 사람의 무릎에 앉아 있기를 좋아하고 매우 애정적이다. 고양이는 신체구조상 높은 곳으로 뛰어오르거나 사뿐히 뛰어내리는 모습을 자주 보이며 이는 보는 사람을 즐겁게 한다. 그리고 털길이가 짧은 단모종은 털 손질이 용이하다.

(2) 고양이의 단점

동물 털 알레르기가 있는 사람은 털 알레르기가 생길 수 있으며, 반려견처럼 훈련이 제대로 이루어지지 않아 다양한 훈련이 곤란하다. 고양이는 대부분 내성적이어서 매개치료의 이용범위가 한정되어 있다. 또한 야행성으로 주로 낮에 잠을 자므로 치료 활동에 제약적일 수 있으며 간혹 할퀴는 사고를 일으킬 위험이 있다.

4. 치료도우미 고양이의 번식

1) 고양이의 발정

고양이의 첫 발정은 생후 6개월경에 오지만 신체기관이 완전히 성숙하는 생후 1년경에 교배를 시키는 것이 바람직하다. 암컷은 1년에 3~5회 정도 발정하는 것이 보통이나 부정기적으로 발정하는 예도 있다. 발정은 일조량과 밀접한 관련이 있어 실내에서 사육하는 고양이가 더 많은 발정을 한다. 계절적으로는 이른 봄에서 여름까지 강한 발정이 오며, 교미 후 배란을 한다. 수컷은 특정한 발정기가 없고 암컷에 비해 성숙도가 다소 늦어 생후 8~10 개월 후 완전히 성숙된다. 발정기의 암컷은 사람의 발에 몸을 비벼 대거나 달라붙는다. 등을 둥글게 하고 꼬리를 바깥쪽으로 감거나 아기 우는 소리를 낸다. 평소와 달리 거동이 불안하고 식욕이 감퇴되나 출혈은 일어나지 않는다. 고양이는 다른 동물과 달리 암컷이 수컷을 선택하는 선택권을 갖는다.

2) 고양이의 교배

발정 징후가 나타나면 암수 고양이를 4~5일 정도 합사하여 자연 교미가 이루어지도록 한다. 만일 교배가 되지 않았다면 다음 기회를 기다리는 것이 좋다. 교배 후 집으로 돌아온 고양이는 충분한 휴식과 안정, 영양섭취를 해 준다. 수정란이 착상하는 데는 약 2주 정도 걸리며 최대한 안정을 취하도록 하고 과식으로 인한 설사가 오지 않도록 유의하고 목욕도 삼가는 것이 좋다.

알아 두기・・・

발정난 암고양이에게 수고양이가 몰려들까?

발정한 암고양이는 아기 울음소리를 내고 페로몬(pheromone)이라는 독특한 냄새가 나는 화학물질을 분비하는데, 그 냄새를 후각이 발달한 수고양이가 맡고 먼 곳에서도 몰려오게 된다.

3) 고양이의 임신과 관리

고양이의 임신기간은 약 63～65일이며 한배에 4～6마리의 새끼를 낳는다. 교배 후 4～5주경이 되면 배가 불러오고 젖 주위의 털이 조금씩 빠지며 젖꼭지가 분홍색으로 변한다. 태아가 성장함에 따라 어미 고양이의 식욕은 왕성해진다. 임신 중에는 평소보다 2배가량의 에너지가 필요하므로 먹이의 양과 횟수를 늘려 주어야 한다. 고양이 체중의 약 4% 정도의 먹이를 3～4회에 걸쳐 나누어 주고 또 단백질과 칼슘을 많이 공급해 주어 태아가 튼튼히 자랄 수 있도록 해 준다.

4) 고양이의 분만과 관리

(1) 분만 준비물

분만 예정일 1주일 전에 고양이가 편히 쉴 수 있는 조용한 곳에 분만 상자를 놓아 분만 상자에 익숙해지도록 한다. 분만 상자는 시판되는 애견용 방석을 구입해서 이용해도 좋고 골판지 상자를 이용하여 직접 만들 수도 있다. 크기는 어미 고양이가 다리를 펴도 충분한 넓이가 될 수 있는 정도면 적당하다. 어미 고양이의 부담을 줄여 주기 위해서도 용변용 화장실이나 신선한 물을 분만 상자 근처로 옮겨 주도록 한다.

(2) 분만 징후

고양이의 분만은 주로 밤에 이루어지며 분만 당일은 먹이를 먹지 않고 자리를 발로 긁는 등의 분만 증상을 나타낸다. 분만 예정일 전후에는 고양이의 상태를 주의 깊게 관찰하여 다른 장소에서 분만을 하는 일이 없도록 하며 진통이 시작되어 분만이 이루어지면 주위를 조용히 하고 약간 어둡게 하여 안정을 시킨다.

5. 치료도우미 고양이의 육성

1) 고양이의 먹이

(1) 적합한 먹이

쇠고기 또는 돼지고기, 닭고기와 그 내장, 생선, 계란 노른자 등 주로 동물성 단백질의 먹이를 좋아하나 고기류는 전체 급여량의 1/3 정도를 급여하는 것이 비만을 예방할 수 있다. 고양이에 따라 쌀밥, 빵, 마카로니 등 탄수화물을 좋아하기도 한다. 어류는 기름을 잘 뺀 것이 좋다.

(2) 주어서는 안 되는 먹이

- 오징어, 낙지, 새우, 조개류는 털이 빠지거나 알레르기 질환을 일으킬 수 있다.
- 등 푸른 생선은 불포화지방산을 함유하고 있으므로 계속 주면 좋지 않다.
- 양파, 파, 향신료 등과 너무 뜨거운 것, 찬 것, 매운 것 등도 좋지 않다.
- 사람이 먹는 음식은 양념과 소금, 기름기가 많으므로 좋지 않다.
- 모든 종류의 뼈, 초콜릿, 알코올 등 자극성 있는 것은 좋지 않다.
- 사람이 먹는 우유를 먹이면 설사를 일으킬 수 있으므로 전용 분유를 급여해야 한다.

(3) 고양이 전용사료

야생 고양이는 쥐, 새 등을 잡아먹으므로 단백질과 비타민을 섭취할 수 있으나 집에서 키우는 고양이는 사람이 먹는 음식과 생선이 전부이기 때문에 영양불균형이 일어 날 수 있다. 따라서 고양이 전용사료를 급여하는 것이 영양적으로 바람직하다.

2) 먹이 습관 길들이기

먹이 급여 습관은 어릴 때부터 철저하게 길들여야 한다. 사람이 먹는 것은 가급적 주지 않아야 하며 가족의 식사 때 고양이에게 음식을 주게 되면 식사

때마다 달라고 조르니 주의한다. 먹이 급여 횟수는 어린 고양이는 1일 3~4회, 큰 고양이는 2회를 규칙적으로 준다. 가급적 영양적 균형을 이룬 건조 사료를 급여하는 것이 안전하다.

6. 치료도우미 고양이의 관리

1) 고양이의 이빨 관리

고양이에게서 입 냄새가 심하게 나면 어금니 쪽 입술을 들어 올려 잇몸이 붓고 빨개졌는지, 치석이 많이 끼었는지 관찰한다. 고양이의 이빨 관리는 고양이 전용 치약과 칫솔로 하는데, 우선 손가락을 이용해 입술이나 윗니와 아랫니 사이를 문질러 양치 행위에 익숙해지도록 한다. 이후 손가락에 물을 묻힌 거즈를 씌워 입술과 잇몸을 문질러 본 후 이것에 익숙해지면 고양이 전용 칫솔과 치약을 묻혀 실시한다.

2) 고양이의 배변 길들이기

고양이는 선천적으로 청결한 것을 좋아하여 화장실을 가리는 훈련은 비교적 쉬운 편이다. 일단 한번 화장실 습관을 익히면 자신의 화장실을 찾게 된다.

화장실의 설치 장소는 고양이가 편안한 마음을 가지고 용변을 해결할 수 있는 곳이 좋다. 사람의 통행이 적은 배란다나 화장실 또는 모서리에 설치한다. 배설물 또는 모래를 갈아 주고 치우기가 쉬운 곳이 좋다. 화장실의 위치를 바꿀 때는 이전에 사용했던 화장실 모래나 오물이 약간 묻어 있는 것을 용변을 보기 원하는 위치에 놓아 두면 쉽게 적응을 한다.

길들이는 방법은 용변 순간을 포착하는 일이다. 고양이는 화장실에 가려면 불안해하면서 몸을 떨거나 방을 돌아다니며 냄새를 맡으며 바닥을 앞발로 긁기도 한다. 이럴 경우 즉시 편안하고 조용한 화장실로 이동시킨다. 고양이가 놀라지 않게 안정을 시키며 조심스럽게 옮기고 그 장소에서 도망치면 몇 번 반복하면 익숙해져 원하는 장소에 용변을 보게 된다. 고양이는 화장실이 청결하지 않으면 다른 장소에 용변을 본다. 따라서 모래를 자주 갈아 주어야 하며 배변상자를 햇빛에 잘 말려 청결과 살균에 신경을 써야 한다.

3) 고양이의 발톱 관리

고양이의 날카로운 발톱은 사냥감을 잡거나 가파른 벽이나 나무를 기어오르데 편리한 구조를 가지고 있다. 이 발톱은 필요할 때 빠르게 빠져 나오고 쉽게 감추어진다.

관리에 편하도록 하기 위하여 발톱을 너무 짧게 깎아 버리면 물건을 잘 잡지 못하고 서거나 걷거나 달리고 오르는 일 등을 제대로 할 수 없게 된다. 또한 자신을 방어하는 수단이 없다는 것을 알고 자극에 민감하여 사람을 물 수도 있으며 우울해하기 쉽다. 따라서 발톱은 적당한 길이가 유지되도록 깎아 주어야 한다.

4) 고양이의 털 손질하기

고양이의 털은 주기적인 털갈이를 통해 묵은 털이 빠지고 새로운 털이 생겨나며 빛의 양에 따라 털 빠짐이 다르다. 실내에서 생활하는 고양이는 털 빠짐이 많으며 장모종이 단모종보다 많고 겨울에 적게 빠진다. 털이 긴 장모종은 2～3일에 1회, 약 10～15분 정도 빗질과 브러시를 한다.

빗의 사용은 빗을 잡고 어깨와 팔목의 힘을 빼고 손목을 부드럽게 움직여 털 방향에 따라 옆으로 빗질한다. 이때 장모종은 털이 끊어지지 않도록 주의해야 한다. 털이 엉킨 경우 빗을 세워 빗의 끝 부분으로 빗는다. 브러시는 어떠한 방법으로 잡든 반드시 손목만을 움직여 빗어 내려야 한다. 털이 많은 경우 구역을 나누어 아래부터 완전히 빗고 위쪽으로 빗어 올라간다.

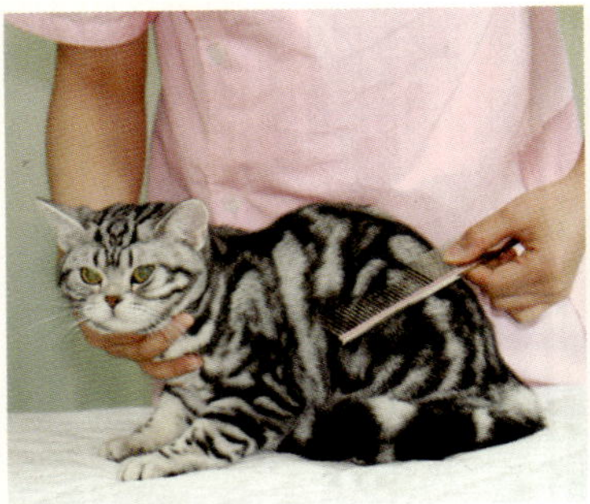

외날 빗은 털 반대 방향으로 빗는다.

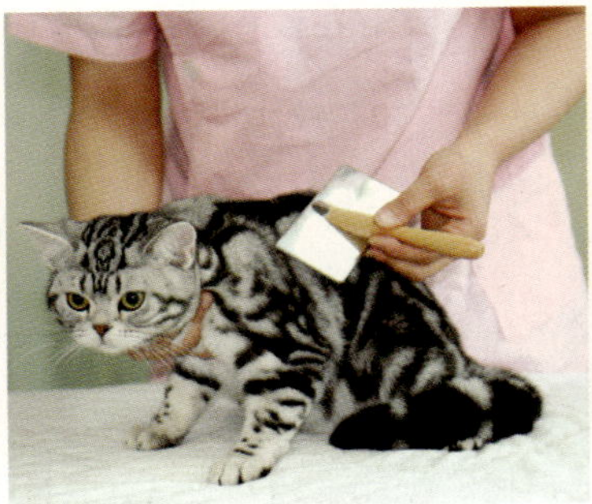

브러시는 털 방향으로 빗는다.

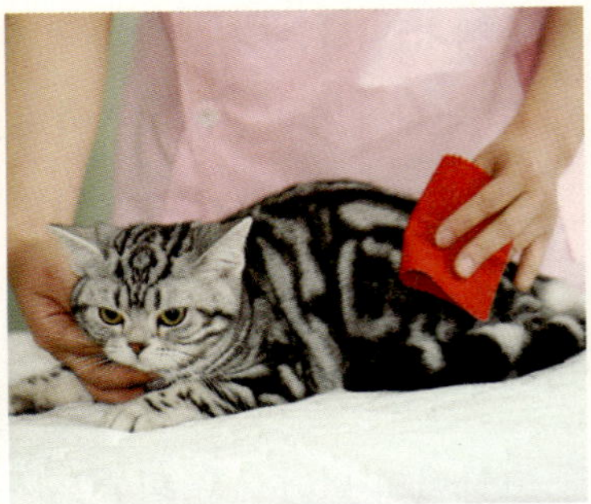

코트 오일을 바르고 실크 수건으로 쓸어내린다.

그림 7-17 고양이의 털 손질하기

5) 고양이의 헤어 볼 예방

고양이의 털갈이는 계절이 바뀌는 늦봄이나 초가을에 이루어진다. 이때 빠지는 털과 카펫이나 바닥에 있는 털을 혀로 고양이가 핥게 되면 위나 장으로 들어가 헤어 볼(모구, hair ball)을 만든다. 일반적으로 고양이 중 50～80% 정도는 헤어 볼을 가지고 있는데 이것의 크기가 커지면 소화기능이 떨어지고 심하면 장을 막아 버릴 수도 있으므로 수술로 제거해 주어야 한다. 헤어 볼의 예방을 위해서는 정기적으로 털 손질과 빗질을 해 주어야 하며 헤어볼 예방약을 먹이는 것이 좋다.

6) 고양이 목욕시키기

목욕은 생후 3～4개월부터 시작하며 처음에는 목욕을 싫어하므로 꾸지람과 칭찬을 반복하며 시켜야 한다. 목욕의 횟수는 한 달에 1～2회 정도가 적당하다. 너무 자주 해 주면 피부가 건조해져 피부병의 원인이 될 수 있다. 고양이 전용 샴푸를 사용해야 하고 목욕 후에는 털을 완전히 건조시킨다.

알아 두기 • • •

고양이와 사람의 수명 비교

고양이	3개월	6개월	1년	2년	3년	4년	6년
사 람	5세	10세	15세	24세	26세	32세	40세
고양이	8년	9년	10년	12년	16년	18년	20년
사 람	48세	52세	56세	64세	72세	80세	96세

3 토끼를 이용한 매개활동

1. 치료도우미 토끼의 이해

1) 토끼의 기원과 분류

사람들이 토끼를 기르기 시작한 것은 기원 전 로마시대까지 거슬러 올라간다. 식용뿐 아니라 모피용으로 다양한 품종 개량이 이루어졌고 현재는 반려동물로도 사육되고 있다. 현재 사육되고 있는 토끼는 유럽의 동굴 토끼의 후손인 집토끼류(굴토끼, rabbit)로 사람에 의해 순화되고 개량 육종된 것이다. 우리나라에는 1859년 오스트레일리아에서 들어왔다.

토끼는 포유류 토끼목 토끼과의 초식동물로 2과 12속 59종으로 분류되며 전 세계적으로 분포되어 있다. 집토끼의 학명은 '*Oryctolagus cuniculus var. domesticus*'며 영명은 'rabbit', 한자로는 '兎(토)'라고 한다. 염색체 수는 집토끼 44개, 멧토끼 48개다.

2) 토끼의 형태적 특성

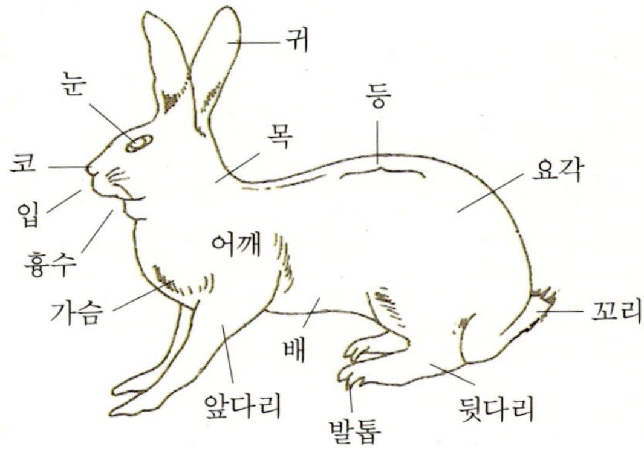

그림 7-18 토끼의 외부 명칭

토기의 귀는 소리를 듣고, 또 많은 혈관이 있어 피부로부터 열을 발산하여 체온을 조절하는 기능이 있다. 따라서 귀를 잡거나 들어 올려서는 안 된다. 토끼는 시야가 매우 넓지만 얼굴 가까이에 있는 물체는 보지 못한다. 눈동자가 빨간 토끼가 있는데, 이는 선천적으로 색소가 없기 때문이다. 토끼는 코를 찡긋거리는 습성을 가지고 있고 후각이 매우 발달하여 미세한 냄새도 구별해 낼 수 있다. 토끼의 콧등이 축축한 것이 건강한 것으로, 코 주변의 길고 많은 수염은 중요한 감각기관 중 하나다.

토끼의 꼬리는 매우 짧지만 위험을 느낄 때 꼬리를 세우고 발을 굴러 동료에게 위험을 알린다. 앞발은 뒷발에 비해 짧고 발가락은 5개다. 뒷다리는 크고 강

알아 두기 · · ·

토끼의 일반적인 생리

수 명	임신기간	체온	맥박 수	호흡 수	생활적온
5~10년	31일	38~40℃	130~325/분	32~60회/분	18~24℃

하여 높은 곳에 뛰어오르고 오르막길을 달리기에 적합한 구조로 되어 있고 발가락은 4개다. 발바닥은 털(헤어 패드)로 덮여 있어 쿠션 역할을 한다.

3) 토끼의 심리 · 행동적 특성

토끼는 머리를 쓰다듬으면 기분이 좋아서 눈을 감고 이를 간다. 사람 주위를 빙글빙글 도는 행동은 토끼의 성적인 행동으로 구애의 표현이다. 토끼는 성적으로 성숙하면 자기 영역을 표시하기 위해 주변에 오줌을 뿌리거나 냄새나는 취선이 있는 턱을 문지르는 습성이 있다. 수시로 얼굴과 귀를 닦고 털을 다듬으며 기분이 좋을 때는 공중에서 뛰어내리거나 뛰어다니는 행동을 한다. 토끼가 편할 때는 뒷다리를 쭉 뻗고 보통 눈을 뜨고 자나 아주 편할 때는 감고 자기도 한다. 놀랐을 때나 위험을 알리는 행동으로 두발을 쿵쿵 구르고 이상한 소리가 들리거나 주위를 경계할 때는 뒷다리로 일어서 귀를 쫑긋 세운다. 다른 동물과 비교해 아주 특이한 점은 자기의 똥을 먹는 식분증(Coprophagia)을 가지고 있다는 것이다. 이것은 소화가 덜된 똥을 다시 한 번 먹어 완전하게 흡수하기 위한 것으로 이 똥은 검고 동글동글한 배설물과는 달리 부드러운 상태로 나오며, 아래로 떨어지지 않게 직접 항문에 입을 대고 받아먹는다. 토끼는 특히 깨끗한 것을 좋아하고 같은 장소에서만 배설한다.

알아 두기 • • •

토끼의 눈이 빨간 이유는?

토끼 눈의 일반적인 색은 밤색(내추럴 아이)이나 빨간색 눈을 가진 토끼도 있다. 흰 토끼에서 볼 수 있는 빨간색 눈은 홍채에 멜라닌 색소가 없어 망막의 뒤편에 있는 혈관이 그대로 비쳐서 나타나는 것이다. 그러나 모든 흰 토끼가 빨간색 눈을 가지고 있는 것은 아니다.

2. 치료도우미 토끼의 품종과 선택

1) 토끼의 품종의 분류

일반적으로 용도에 따른 토끼의 품종은 다음과 같다.

표 7-12 토끼의 품종

구분	품종
모피용	친칠라, 렉스(미니 렉스, 블랙 렉스, 에르민 렉스, 오렌지 렉스)
모용	앙고라(잉글리시, 프랑스, 자이언트, 새틴 앙고라)
겸용	뉴질랜드 화이트, 백색 일본종
육용	벨지안, 플레미시
반려용	히말라얀, 폴리시, 드워프, 더치, 라이언 헤드, 롭 이어(잉글리시, 홀랜드, 드워프, 마이너스, 아메리칸 퍼지 롭), 플레미시 자이언트, 아메리칸 드워프 오토, 잉글리시 스포트, 저지 울리, 할리퀸(블랙 할리퀸, 맥파이 할리퀸), 벨기안 헤어, 아르장트 드 샹파뉴, 블랙 앤 탄, 시나몬

2) 토끼의 주요 품종

(1) 드워프

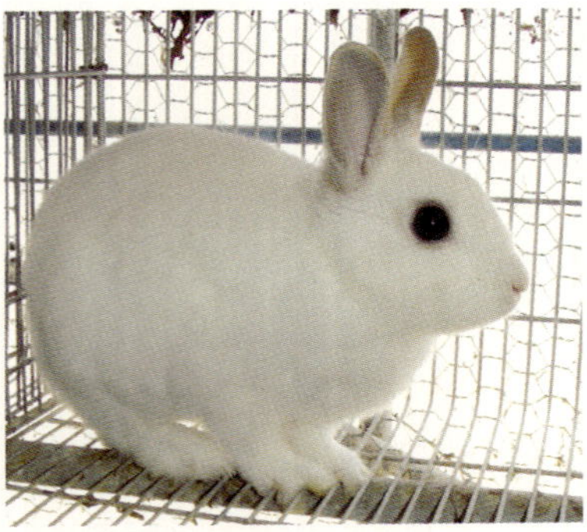

그림 7-19 드워프 오토(dwarf hotot)

드워프(dwarf)는 작고 귀여운 소형종으로 네덜란드 원산의 더치와 폴리시종을 교배하여 만든 품종이다. 체중은 1.5kg 정도며 눈이 크고 빛나며 귀는 작으면서도 쫑긋하여 매력적이다. 털색은 매우 다양하여 흰색, 암갈색, 검정색 등이 있다. 일반적으로 성격이 온순하여 길들이기 쉬우며 활동적이고 익살스럽다. 갑자기 공중으로 튀어올라 회전하는 묘기를 잘 부린다.

(2) 라이언 헤드

라이언 헤드(lion head)는 벨기에 원산으로 흰색, 갈색 등 다양한 색깔이 있으며 체중은 1.5～1.8kg 정도다. 얼굴과 목에 사자의 갈기처럼 털이 길게 나 있는 것이 특징이다. 성격이 예민하나 긴 털과 화려한 색상으로 최고의 인기를 누리고 있다. 벨기안 드워프와 스위스 폭스를 교배하여 만든 품종이다.

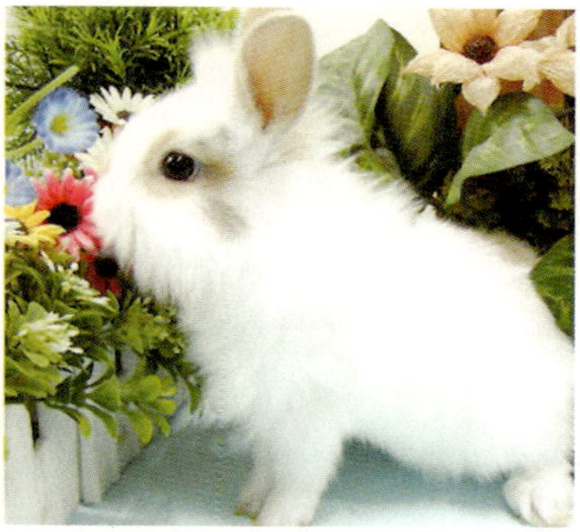

그림 7-20 라이언 헤드(lion head)

(3) 롭 이어

롭 이어(lop ear)의 원산지는 영국, 프랑스, 터키며 체중은 홀란드 롭 이어는 2～2.5kg, 아메리칸 훠지 롭 이어는 1.5kg 정도다. 롭 이어는 귀가 늘어진 것이 특징이다. 단일 색상과 얼룩점이 있는 것이 있으며 상반신과 하반신의 무늬 차이가 뚜렷하며 색상, 무늬가 다양하다.

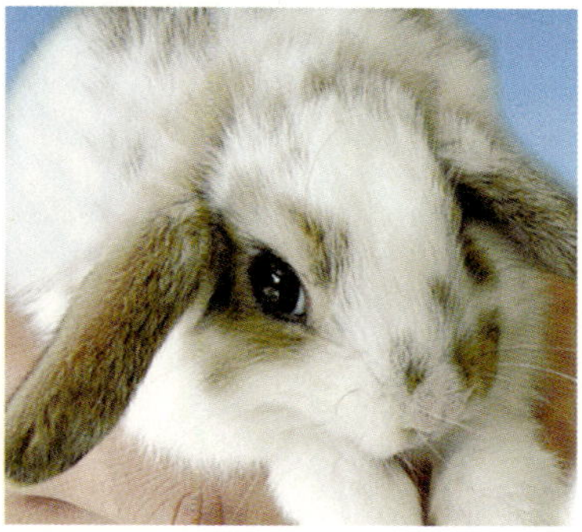

그림 7-21 롭 이어(lop ear)

(4) 기타 품종

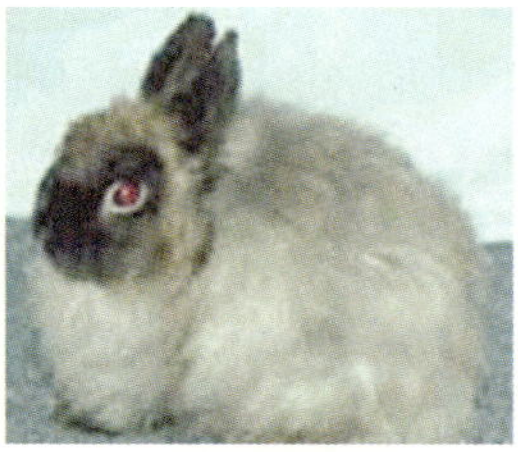

저지 울리
(Jersey wooly)

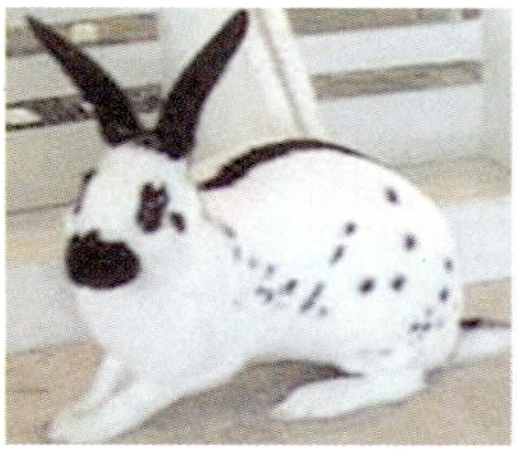

잉글리시 스폿
(English spot)

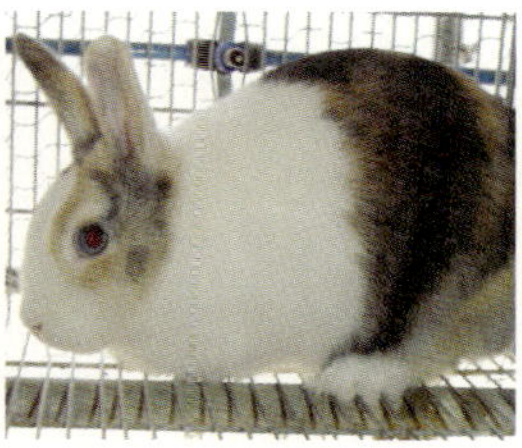

더치
(Dutch)

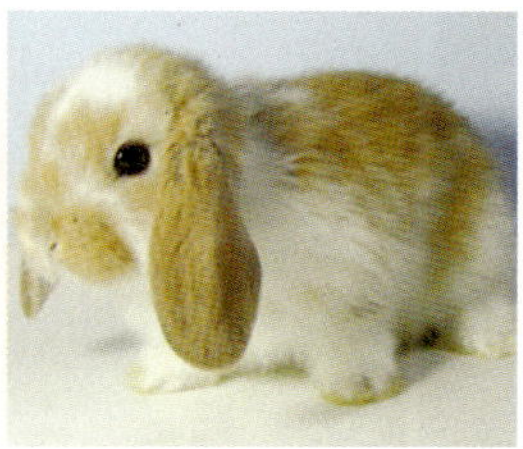

아메리칸 퍼지 롭
(American fuzzy lop)

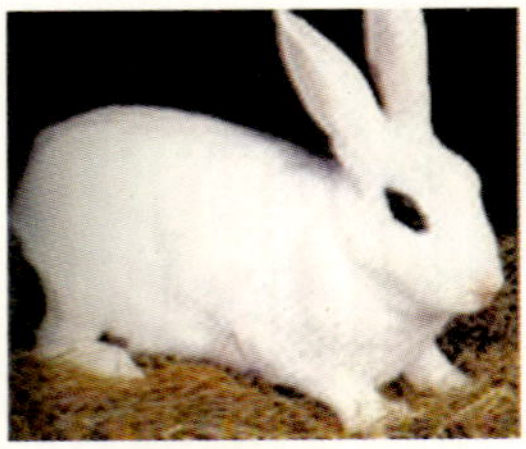

블랑 드 오토
(Blanc de hotto)

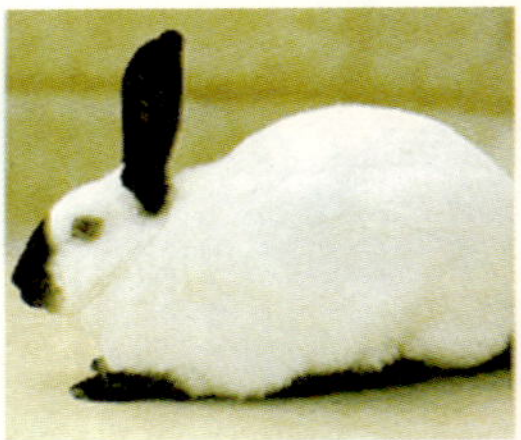

히말라얀
(Himalayan)

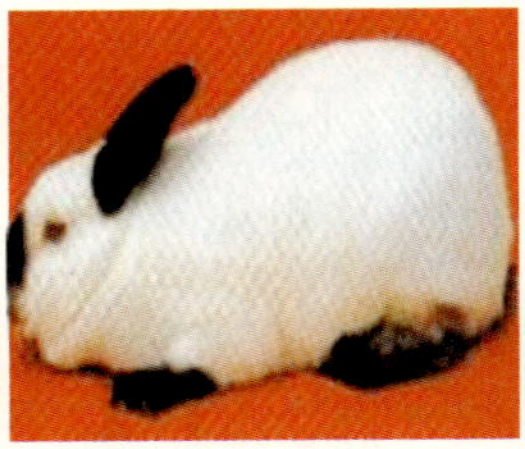

캘리포니안
(Californian)

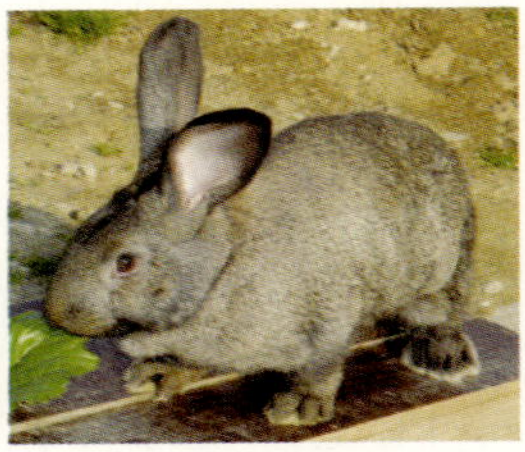

친칠라
(Chinchilla)

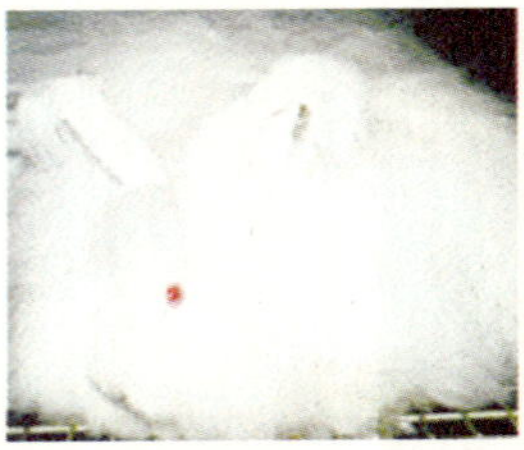

앙고라
(Angora)

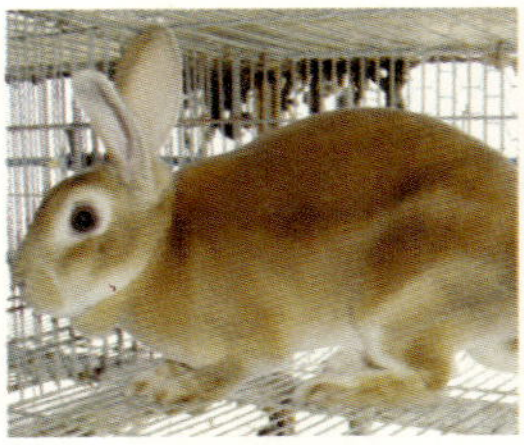

미니 렉스
(Mini rex)

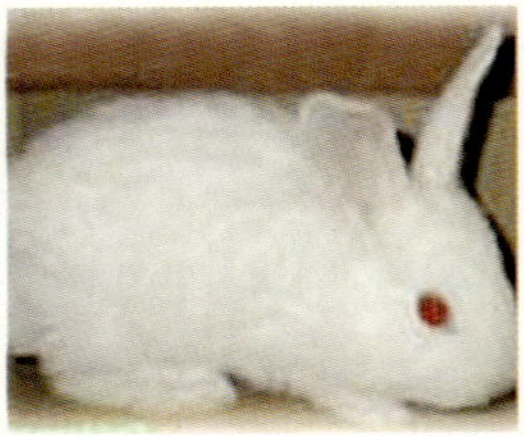

뉴질랜드 화이트
(New Zealand white)

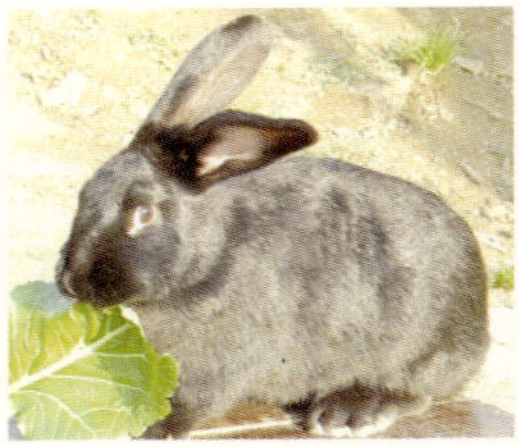

플레미시 자이언트
(Flemish giant)

그림 7-22 기타 토끼의 품종

3) 토끼의 선택 기준

토끼는 생명을 가진 동물이므로 장난감처럼 다루거나 돌보는 것이 귀찮아서 싫증을 내어서는 안 된다. 집에 데리고 오는 순간 가족으로 생각하는 마음이 중요하다. 반려용 토끼의 종류는 대략 150여 종 이상으로 몸의 크기, 털 길이, 털 색상에 따라 아주 다양하게 나뉜다. 토끼를 선택하는 데 있어서 고려해야 할 점은 다음과 같다.

- 크기: 체중에 따라 소형종 2kg 이하, 중형종 2~5kg, 대형종 5kg 이상이다.
- 털의 길이: 장모종은 촉감이 좋으나 털 손질이 필수적이며 단모종은 털 빠짐이 적으나 촉감이 좋지 않다.

- 귀의 형태: 대부분의 귀가 쫑긋 서 있지만 귀가 처진 품종(롭 이어)도 있다.
- 암수의 선택과 비율: 수컷 한 마리에 암컷 2～4마리가 이상적이다.

4) 건강한 토끼의 선택

건강한 토끼를 고르는 방법은 다음과 같다.

- 동작이 활발하고 경쾌하며 비만이거나 허약하지 않을 것
- 몸에 상처가 없고 털의 윤기가 있고 피부병이 없을 것
- 엉덩이 부분이 설사 등으로 더럽지 않은 것
- 발바닥에 털이 잘 나 있고 상처가 없으며 발가락이 정상일 것
- 눈이 총명하고 눈곱이나 눈물이 없을 것
- 귓속이 깨끗하고 냄새가 없을 것
- 콧등에 땀이 나 있고 주위가 깨끗하며 콧물을 흘리지 않을 것
- 식욕이 왕성하고 입이 정교합일 것

3. 치료도우미 토끼의 번식

1) 토끼의 번식 적령기

암토끼는 생후 3～4개월이면 성적으로 성숙하여 발정을 시작하지만 체성숙이 완료되지 않았으므로 번식은 신체적으로 성숙한 생후 7～9개월이 되어야 한다.

2) 토끼의 발정과 교배

토끼는 발정이 오면 행동이 활발해지고 땅을 파는 행위를 한다. 등을 만지면 엉덩이를 드는 행동을 취하기도 한다. 확실한 감별은 토끼의 외부 생식기가 평소보다 부어 있는지를 살펴보는 것이다.

수컷을 암컷의 집으로 옮기면 교미가 잘 이루어지지 않을 수 있으므로 발정 증상이 나타나면 반드시 암컷을 수컷이 있는 곳으로 옮겨 교배시킨다. 보통 2~3회 정도 교배가 이루어지면 암컷을 다시 원래 집으로 옮긴다. 토끼는 고양이와 같이 교미의 자극에 의해 배란이 되므로 임신이 잘된다.

3) 토끼의 임신과 분만

임신 기간은 토끼의 종류와 계절에 따라 약간의 차이가 있으나 평균 31일이다. 임신이 되면 발정이 오지 않고 식욕이 왕성해진다. 또한 성격이 온순해지고 배가 불러온다. 출산 3~4일 전부터 자리깃과 자기의 털을 뽑아 보금자리를 만들기 시작한다.

토끼가 임신하게 되면 출산 후 새끼를 상처입히지 않도록 발톱을 정리해 주고 집은 깨끗이 청소한다. 또한 둥지에 상자를 만들어 주고 안정을 취할 수 있도록 해 준다. 임신을 원하지 않는다면 생후 4~5개월령에 중성화 수술을 시킨다. 토끼는 연중 분만이 가능하다. 분만 소요시간은 약 30분이며 한배에 4~7마리의 새끼를 낳는다. 새끼의 크기는 성인의 엄지손가락 정도다.

매개활동 실습

토끼의 암수 감별

1. 기구 및 재료

2주령 토끼 암수 각 1마리, 3개월령 토끼 암수 각 1마리

2. 순서와 방법

(1) 토끼의 보정
① 토끼의 몸을 왼손 바닥 위에 눕혀 놓는다.
② 오른손의 엄지와 둘째 손가락으로 외음부를 누르면서 조심스럽게 벌린다.
③ 항문 바로 밑에 있는 생식기를 관찰한다.

(2) 암수의 감별
① 암수의 감별은 생후 2주령 이후 가능하다.

② 수토끼의 생식기는 가늘고 둥그런 원통 모양이다.

③ 암토끼의 생식기는 항문과 거의 붙어 있으면서 길게 세로로 갈라져 있다.

(3) 3개월령 이후의 암수 감별

① 음낭을 관찰한다(수토끼는 길쭉한 주머니 모양의 음낭이 2개 있다).

② 젖꼭지를 관찰한다(암토끼는 좌우 4쌍씩 8개의 젖꼭지가 있다).

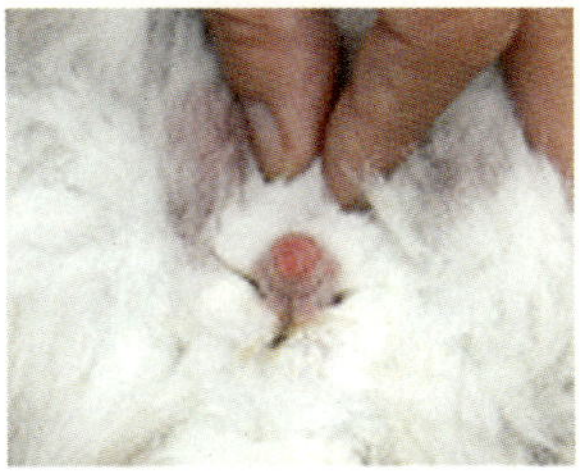

♂ 생식기

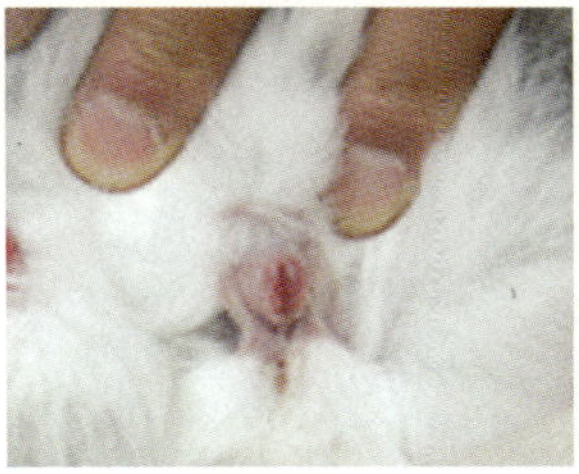

♀ 생식기

그림 7-23 토끼의 암수 구별법

알아 두기 · · ·

암수를 분리하여 사육해야 하는 이유는?

토끼는 약 5개월령이 되면 임신이 가능해지므로 암수를 한방에 합사할 경우 체성숙이 완료되기 전에 자연 교미를 하여 조기 임신과 분만, 포유 등으로 어미의 체력이 소모되고 허약한 새끼의 생산, 새끼 기르기 미숙 등으로 피해가 발생한다. 또한 토끼는 교미 후 배란되는 동물로 임신의 확률이 높고 임신과 분만이 연속적으로 이루어지므로 4개월령 이후에는 분리하여 사육해야 한다.

4. 치료도우미 토끼의 육성

1) 토끼의 사료와 급여

토끼는 원래 초식성 동물로 풀을 즐겨 먹는 동물이다. 그러나 가정에서 매일 풀을 구해 주는 일은 쉬운 일이 아니다. 따라서 시판되는 사료를 구입해서 줄 수 밖에 없다. 토끼가 좋아하는 먹이는 다음과 같다.

표 7-13 기호성이 좋은 토끼 먹이

구 분	종 류	먹 이
조사료	건 초	알팔파 큐브, 큰 조아재비, 목초, 호밀, 아카시아 잎 등
	야 생 초	민들레, 클로버, 질경이, 별꽃, 잔디, 냉이, 칡잎, 싸리잎, 콩잎, 고구마잎 등
	채 소	당근, 파슬리, 배추 잎, 샐러리, 냉이, 양상추, 호박, 고구마, 시금치, 양배추, 오이 등
	과 일	사과, 바나나, 딸기, 포도, 파인애플, 토마토 등
농후사료	배합 사료	가루사료, 펠릿(pellet), 익스투루전(extrusion, 어린 토끼용, 성토용)
	곡류 사료	밀, 보리, 조, 수수 등

토끼에게 양파, 파, 마늘, 부추, 고추, 생강, 후추 등의 향신료와 초콜릿, 땅콩, 옥수수 등 당분이 많거나 지방분이 많은 먹이는 비만의 원인이 되기 때문에 주지 않는 것이 좋다.

토끼의 먹이 급여방법에는 두 가지가 있는데, 그것은 항상 충분한 양을 급여하는 자유급식과 1일 2회 급여하는 제한 급식이다. 성장 중인 새끼 토끼의 경우 자유급식을 해도 무방하지만 성장한 토끼는 비만의 우려가 있으므로 제한 급식을 하는 것이 바람직하다. 먹이 급여량은 체중의 4%를 주는데, 급여 횟수는 7개월령 이전에는 1일 3～4회, 7개월령 이후는 1일 2회(아침, 저녁) 주도록 한다. 낮보다 밤에 활동을 많이 하므로 아침보다 저녁에 많은 양을 주는 것이 좋으며 항상 변 상태를 보고 이상이 없는지 확인한 다음 주어야 한다.

표 7-14 토끼의 먹이 급여방법

연 령	급여량과 방법
생후 3주까지	• 모유
3~4주	• 모유, 앨팰퍼(alfalfa)와 펠릿(pellet) 사료를 잘게 부수어서 준다.
4~7주	• 모유, 알팔파와 펠릿 사료를 조금씩 준다.
7주~7개월	• 펠릿과 건초를 자유 급식한다.
3개월	• 야채를 주기 시작한다. 한 번에 한 종류씩 14g 이하로 준다.
7개월~1년	• 풀과 귀리를 주며 앨팰퍼의 양은 줄인다. • 펠릿은 체중 3kg당 1/2컵으로 줄인다. • 야채의 양을 늘리고 과일은 체중 3kg당 28~57g씩 준다.
1~5년 (체중 3kg)	• 풀, 귀리, 볏짚을 자유급식, 펠릿 사료는 1/4~1/2컵을 준다. • 야채는 잘게 썰어서 하루에 최소 2컵 이상 준다. • 과일은 57g 정도 급여한다.
6년 이상	• 펠릿 사료를 자유급식하면 체중이 증가한다. • 체중이 미달되는 토끼는 앨팰퍼를 급여한다. • 노령의 토끼는 매년 혈액검사를 하여 건강을 관리한다.

2) 토끼의 관리

(1) 사육환경

토끼는 낯선 환경에 민감하며 스트레스를 많이 받는다. 따라서 조용하고 통풍이 잘되며 햇빛이 잘 드는 곳에 설치하는 것이 좋다. 청각이 발달해 겁이 많아 TV나 오디오 근처에 두면 스트레스를 받을 수 있다. 전선이나 이불, 가구 등을 갉지 못하도록 주의가 필요하다. 생활 적정 온도는 15~20℃며 습도는 40~60% 정도다.

(2) 토끼의 구입과 관리

토끼의 구입 시기는 생후 2개월령 이상이 되어야 안심할 수 있다. 구입 후에는 환경 변화에 민감하므로 편안하게 안정을 취할 수 있도록 우리 안에 짚과 건초를 많이 넣어 보온을 해 주고 7～10일 정도는 만지지 않아야 한다. 수컷은 한 우리에 같이 두면 서로 싸우는 경우가 생기므로 따로 사육한다. 사료를 바꿀 때는 구입 전에 먹던 것을 주면서 서서히 바꿔 주도록 하고 물은 항상 먹을 수 있도록 준비해 둔다.

3) 토끼의 배변 훈련

사육 토끼는 일정한 장소에서만 대소변을 보기 때문에 반려동물용 용변기에 모래를 넣고 대소변을 조금 넣어 만들어 준다. 토끼 사육장의 문을 열어 두고 토끼가 드나드는 것을 지켜본 후 용변기가 없는 구석으로 향하거나 꼬리를 들어 올리면 단호한 목소리로 '안 돼' 라고 꾸짖는다. 그리고 토끼가 놀라지 않도록 주의하면서 용변기로 몰아간다. 용변기를 잘 사용한 경우에는 칭찬과 먹이를 준다. 용변 장소는 토끼가 완전히 습관을 들일 때까지 그 방에서만 놀게 한다. 만일 용변기 이외의 곳에서 누면 세제로 깨끗이 닦아서 냄새를 제거해 주어야 한다. 이는 토끼가 대소변 냄새가 나는 곳에서 다시 변을 보기 때문이다. 훈련이 잘 이루어지면 토끼의 활동 공간을 늘려 준다.

4) 토끼 다루기

토끼는 다른 동물보다 경계심이 많은 것이 특징이다. 따라서 친해지기 위해서는 조심스럽게 천천히 다가가야 하며 토끼를 구입하여 처음 집에 왔을 때에는 적응하도록 가만히 두었다가 2～3일 정도 지나 부드러운 목소리로 이름을 부르기 시작하고 4～5일 정도 지나면 살짝 쓰다듬으며 손으로 먹이를 준다.

표 7-15 토끼를 다룰 때 주의할 점

귀 보호	• 귀는 모세혈관이 많아 예민하므로 귀를 잡지 않도록 한다.
안는 방법	• 토끼를 올바르게 잡는 법은 목 부분을 큼직하게 잡고 다른 한 손으로 엉덩이를 받쳐 들고 토끼와 마주하는 자세로 안는다.
토끼 우리의 위치	• 토끼 우리는 통풍이 좋고 건조한 장소가 좋으며 소음이 심한 곳은 피해야 된다.
환경 적응	• 토끼는 매우 겁이 많은 동물이므로 처음 왔을 때는 새로운 환경에 적응하도록 안정을 시키고 전에 먹던 것과 같은 것을 준다.
위험물 제거	• 물건을 갉으며 노는 것을 좋아하므로 전기줄, 전기코드 근처에는 두지 않도록 한다. • 뛰어오르기를 좋아하므로 뛰어오를 만한 장소에는 뾰족한 물건 등의 위험물을 두지 말아야 한다. • 새끼 토끼는 몸집이 작아 좁은 구석이나 구멍에 들어갈 수도 있으니 유의해야 한다. • 카펫 등은 발톱이 걸릴 우려가 있으므로 깔아 주지 않도록 한다.

5) 토끼 손질하기

토끼는 스스로 털을 다듬지만 빗으로 빗어 주어 털 손질을 해 주어야 한다. 1주일에 1회 정도 슬리커 브러시를 사용하여 털이 자란 반대 방향으로 한 번 빗어 주고 털 결을 따라 다시 빗어 준다. 봄과 가을의 털갈이 시기에는 자주 빗질을 해 주어야 하며 장모종은 털이 엉키지 않도록 매일 빗질을 해 주는 것이 좋다.

발톱이 길면 걸려 넘어져 다칠 수 있기 때문에 1개월에 한 번 정도 애견용 발톱 깎기로 혈관 바깥쪽의 투명한 부분을 잘라 준다. 발톱에는 혈관이 있어 잘못 자르면 피가 날 수 있으므로 조심해야 한다.

토끼는 물을 싫어하고 습기에 약하며 스스로 손질을 한다. 그러나 몸이 더러워지면 수건에 따뜻한 물을 적셔서 부분적으로 닦아 주는 것이 좋고 목욕이 필요한 경우에는 3개월령 이후에 한다. 귀 손질은 1주일에 1회 정도 솜에 귀 세정제를 묻혀 귀 안쪽을 닦아 준다. 귀에서 냄새가 많이 나거나 염증이 생겨 부어 있으면 치료를 해야 한다. 토끼는 중치류(앞니가 이중으로 나 있음)이기 때문에 이빨이 빨리 자라며 갉아먹는 습성이 있다. 따라서 적당한 크기의 나무 토막이나 미네랄 스톤을 넣어 주어 이빨을 닳게 해 주어야 한다.

> **알아 두기 · · ·**
>
> **토끼가 자기 똥을 먹는다고요?**
>
> 토끼는 자기 똥을 먹는 식분증(Coprophagia)이라는 습성이 있다. 똥 속에 있는 완전히 소화 흡수되지 않은 영양분을 다시 한 번 먹어 흡수하는 행위다. 토끼는 똥을 누면서 아래로 떨어지지 않게 직접 항문에 입을 대고 받아먹는다.

4 햄스터를 이용한 매개활동

1. 치료도우미 햄스터의 이해

1) 햄스터의 형태와 특성

햄스터는 설치목 비단털쥐과에 속하며 초지나 들판과 같은 광활한 지역에서 사는 동물이다. 돌 틈이나 나무 울타리 속 또는 땅에 60~900cm의 굴을 파고 살며 굴 근처에서 모은 곡식을 굴 안에 모아 놓는 행동 때문에 햄스터라는 이름이 지어졌다. 특히 많은 음식을 저장할 수 있는 양옆의 볼록하고 귀여운 볼 주머니가 특징이다. 햄스터는 영국의 동물학자 워터하우스(J. Waterhouse)에 의해 1839년 중동의 시리아에서 최초로 발견되었다.

햄스터는 원래 야생의 상태에서 굴을 파거나 돌무더기 속에서 살던 습성이 있으므로 굴을 파고 숨거나 구멍 속에서 돌아다니는 것을 좋아한다. 혼자서 잠자

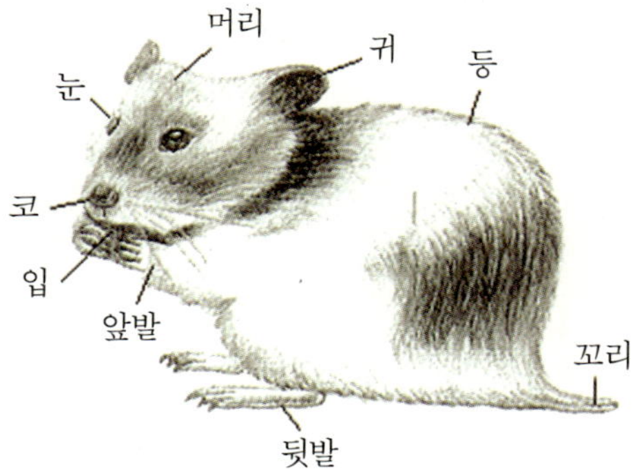

그림 7-24 햄스터의 외부 형태

리를 만들어 낮에는 굴속에서 잠을 자고 주로 밤에 먹이를 먹거나 활동한다. 예민한 후각과 청각을 가지고 있어서 체취와 음성으로 주인을 알아본다. 다른 동물과 달리 무리를 짓는 습성이 없어 혼자 생활하며 지내다가 번식기에만 암수가 만난다.

햄스터가 졸린 듯 하품을 하거나 기지개를 펴는 행위는 만족스러운 상태를 표현하는 것이며 앞발을 들어올리거나 배를 하늘로 향하는 것은 방어 자세다. 웅크리고 앉아 있는 자세는 냄새나 소리를 관찰할 때 보이는 반응이며 얼굴을 비비는 모습은 공포를 느낄 때의 반응이다. 또 낮은 자세로 바닥을 기어 다니는 것은 환경에 대한 불안감을 나타내는 것이다. 간혹 볼을 부풀리기도 하는데, 이는 겁을 주는 행동이며 서로 핥아 주는 것은 애정의 표현이다. 아주 기분이 좋을 때는 공중으로 뛰어오르기도 한다.

배변의 형태는 토끼의 똥보다 작은 콩알 같은 모양을 띠며 한 장소에서만 배설하는 습성이 있다.

2. 치료도우미 햄스터의 주요 품종과 선택

1) 치료도우미 햄스터의 주요 품종

(1) 골든 햄스터(golden hamster, 시리안 햄스터, 테디베어 햄스터)

표 7-16 골든 햄스터의 특징

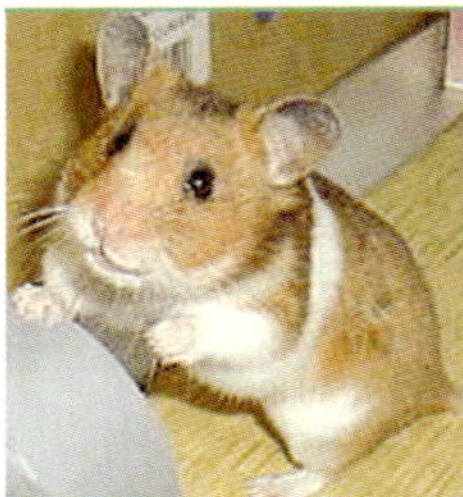
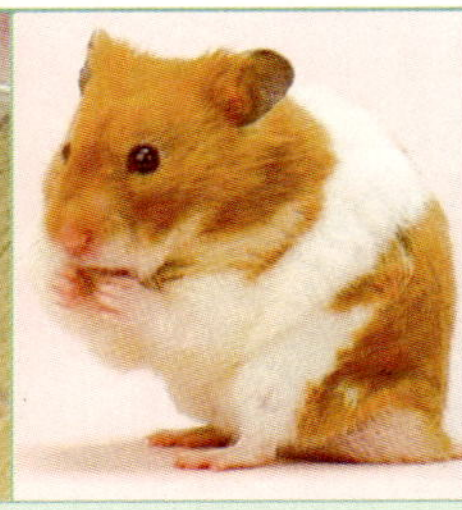

원산지	동유럽, 이란, 시리아
모 색	밤색, 검정색과 흰색의 혼합, 밤색, 흰색, 검정색, 회색, 진한 갈색 등의 단색
크 기	몸길이: 18～19cm 몸무게: 80～150g
특 징	• 일반적으로 단모종보다 장모종의 성격이 온순하다. • 드워프 햄스터에 비해 큰 편이며 가장 많이 보급된 햄스터다. • 같은 우리에 2마리 이상을 기르면 싸우므로 우리당 1마리씩 길러야 한다. • 긴 털(long haired) 시리안 햄스터는 테디베어 햄스터라고도 한다.

(2) 드워프 햄스터

드워프(dwarf)는 '난쟁이'라는 뜻으로 드워프 햄스터는 시리안 햄스터에 비

표 7-17 드워프 햄스터의 특징

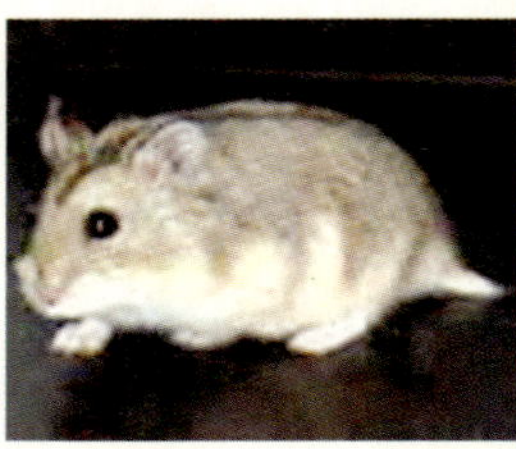

품 종	캠벨 러시안 햄스터(Campbell rusian hamster)
원산지	중앙아시아, 중국, 북러시아, 몽고
크 기	몸길이: 10～12cm, 몸무게: 20～50g
특 징	• 1963년 영국에 소개된 뒤 1970년부터 사육되었다. • 신경질적인 기질이 있다. • 잘 길들여진 러시안 햄스터는 사람을 물지 않는다. • 햄스터 중 쳇바퀴를 제일 좋아하는 품종이다.

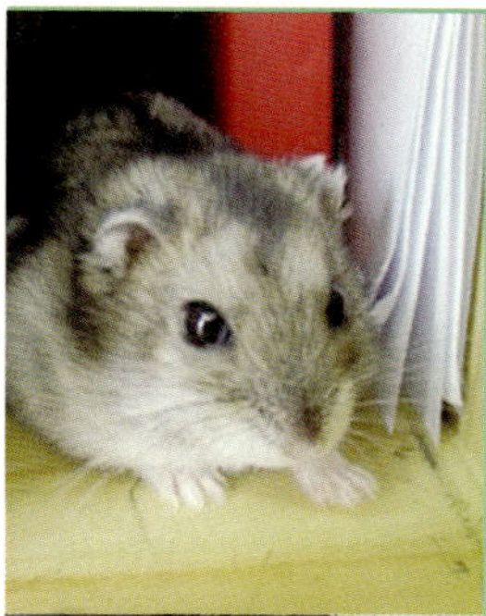

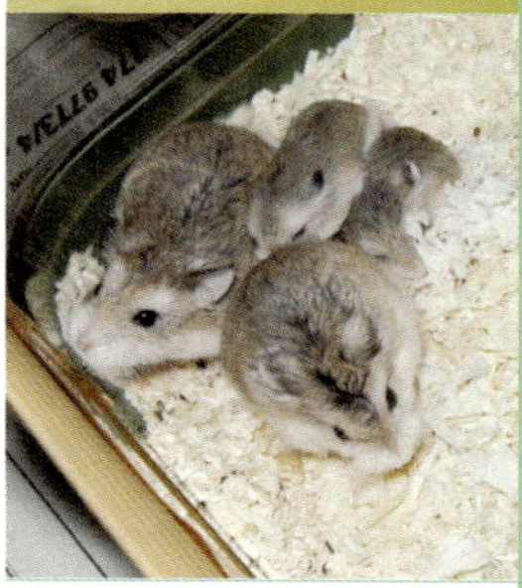

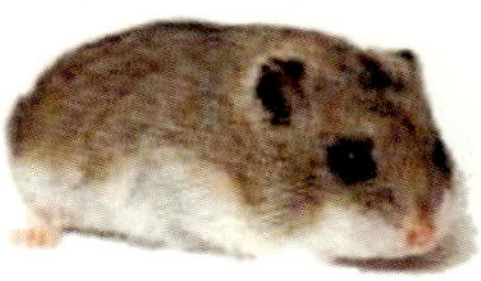

품 종	정글리안 햄스터(Pzangarian hamster, 시베리안 햄스터, 윈터 화이트 햄스터)
원산지	카자흐스탄, 시베리아
크 기	몸길이: 8~10cm, 몸무게: 30~45g
특 징	-봄, 여름에는 갈색, 황색이고 겨울은 흰색이 된다. -성격이 까다롭지 않아 사람과 잘 친해진다. -눈이 돌출되고 코가 오뚝하며 검은 등줄기가 있다. -스노우 화이트, 블루 사파이어 등으로 불린다.
품 종	로보로브스키 햄스터((Roborovski hamster)
원산지	러시아
크 기	몸길이: 약 5~7cm, 몸무게: 15~40g
특 징	-현재 시판되는 햄스터 중 가장 작은 햄스터다. -동그란 귀와 은색의 수염이 있고 성격이 예민하다. -금갈색(배는 흰색)이며 암수가 같이 산다. -냄새가 적게 나고 길들이기가 쉽지 않다.
품 종	차이니즈 햄스터(Chinese hamster, 중국 줄무늬 햄스터)
원산지	중국의 북서부와 몽골
크 기	몸길이: 약 8~12cm, 몸무게: 25~40g
특 징	-정글리안 햄스터보다 크고 등에 검은 선이 있다. -털이 없는 긴 꼬리가 있고 쥐와 흡사하다. -갈색, 회색 또는 두 색의 혼합색이다. -냄새가 거의 없어 키우기가 매우 쉽다.

해 상대적으로 크기가 작은 햄스터를 총칭한다.

(3) 유럽산 들 햄스터

유럽산 들 햄스터는 몸길이가 25~30cm로 골든 햄스터의 2배다. 이 햄스터는 투쟁심과 공격성이 있으므로 반려용으로 길들여지지 않는다. 털의 색깔도 짙고 특히 배가 검은 것이 특징이다.

2) 햄스터의 선택

햄스터를 구입하여 기르고자 할 때는 끝까지 기를 수 있는 마음가짐이 되어 있는가를 점검한 후 결정해야 한다. 처음에는 단순히 귀엽다고 기르다가 싫증이 나면 기르기를 포기하는 경우가 종종 있다. 또한 햄스터는 야행성이기 때문에 낮에는 주로 잠을 자므로 너무 귀찮게 하여 스트레스를 주어서는 안 된다. 그리고 오랫동안 집을 비울 때 보살필 수 있는 대책이 있는가를 유념해야 하고 방안을 자유롭게 돌아다닐 수 있도록 가족의 동의를 구할 수 있어야 한다. 집 안에 다른 반려동물을 기를 경우 이 동물에게서 안전하게 보호할 수 있는가도 생각해야 한다.

구입할 때는 건강한 햄스터인지 확인해 보아야 한다. 건강한 햄스터는 눈이 총명하고 눈곱이 끼지 않으며 콧등이 촉촉하고 콧물이 없으며 귀가 깨끗하다. 또한 움직임이 활발하고 털에 광택이 있으며 윤기가 난다. 치아가 가지런하고 잘 맞물려 있는 햄스터를 선택한다.

3. 치료도우미 햄스터의 번식

1) 햄스터의 발정과 교배

(1) 햄스터의 발정

햄스터는 일반적으로 생후 3～4개월령 이후에, 1년 중 봄과 가을 2회 정도 번식시키는 것이 적당하다. 연중 번식이 가능하므로 계획적인 번식이 필요하다. 햄스터의 발정 주기는 3～4일이며 발정 지속시간은 약 20시간이다. 암컷의 발정 증상은 다음과 같다.

- 움직임이 활발해지고 생식기가 충혈되고 흰 분비물이 나온다.
- 엉덩이를 누르면 가만히 있거나 쳐들어 수컷을 맞을 자세를 취한다.

• 암컷이 발정을 하게 되면 옆 칸에 있는 수컷이 흥분해서 이리저리 움직인다.

(2) 햄스터의 교배

교배를 할 때는 암수 모두 건강해야 하며 근친번식을 피하도록 한다. 조기에 번식을 시키게 되면 어미가 새끼 기르기를 포기하거나 자신이 낳은 새끼를 잡아먹는 경우가 발생하기도 한다. 햄스터의 교배는 움직임이 활발한 저녁 시간에 시키는 것이 좋다. 햄스터의 교배과정은 다음과 같다.

① 교배의 예비번식용 우리를 준비한다.
② 먼저 수컷을 우리에 넣고 냄새를 풍긴 후 암수를 번갈아 넣어 서로의 냄새를 풍긴다.
③ 우리의 가운데를 칸막이로 나누어 암수가 각각 자리 잡도록 한다.
④ 칸막이를 없애고 암수가 직접 만나게 한다. 이때 싸우면 즉시 떼어 놓는다.
⑤ 짝짓기가 끝나면 암컷을 원래의 상자로 옮긴다.

햄스터의 교배는 짧게 여러 번에 걸쳐 이루어지며 교배가 이루어지면 암컷은 수컷이 다시 접근하지 못하도록 한다. 이런 행동을 보일 때는 암컷과 수컷을 따로 분리해서 키우는 것이 좋다.

2) 햄스터의 임신과 분만 관리

(1) 임신과 관리

햄스터의 임신기간은 평균 20일(시리안 햄스터 17일, 드워프 햄스터 18일～21일, 로보로브스키 23～25일)이다. 햄스터는 임신을 하면 식욕이 왕성해지고 평소보다 잠을 많이 자며 수컷의 접근을 허용하지 않는다. 성격이 민감해져 손을 넣으면 물기도 한다. 분만이 가까워지면 체중이 현저히 증가되고 배가 불러오며 자리깃을 한쪽으로 모아 놓고 먹이도 따로 저장한다. 평소에는 잘 보이지 않는 젖꼭지가 뚜렷이 보이기도 한다.

임신한 햄스터의 먹이로는 인공사료, 마른 멸치, 치즈, 당근, 사과 등이 적합하며 해바라기 씨나 땅콩 등의 씨앗 종류는 지방분이 많으므로 조금씩만 준다.

(2) 분만 관리

분만이 가까워지면 집을 깨끗이 청소하고 깔짚을 갈아 주며 부드러운 천 조각을 넣어 준다. 우리는 신문지나 천 등으로 가려 주어 주위를 어둡고 조용하게 해 준다. 분만은 주로 밤에 이루어지며 보통 4~15마리의 새끼를 분만한다. 새끼는 생후 4일경에 털이 나기 시작하고, 7일경에 걷기 시작하며, 14일경에 눈을 뜨게 된다. 생후 3~4주경 젖을 떼고 5주경에 분양을 한다.

알아 두기 · · ·

엄마 햄스터가 새끼를 잡아먹었다고요?

1. 너무 어린 암컷(생후 4주 이하)이 분만했을 경우 어미가 새끼 기르기에 부담을 느낄 때 발생할 수 있다.
2. 어미의 건강 상태가 좋지 않거나 너무 많은 새끼를 낳아 새끼 기르기에 부담을 느낄 때 발생할 수 있다.
3. 주위의 소란으로 인한 놀람과 새끼를 손으로 만질 경우 신경이 예민해져 잡아먹는 경우가 생길 수 있다.

4. 치료도우미 햄스터의 관리

1) 햄스터의 먹이

(1) 채소나 과일 먹이

채소나 과일은 중요한 수분의 공급원이다. 식물성 사료를 줄 경우 잘 씻고 물기를 말린 후 먹기 좋은 크기로 썰어 주어야 하며 너무 많이 주면 설사를 하므로 주의한다.

햄스터의 먹이가 되는 채소와 과일은 알팔파(alfalfa), 양배추, 완두콩, 호박,

고구마, 감자, 샐러리, 무 잎, 토마토, 당근, 배추, 브로콜리, 시금치, 양상추, 딸기, 바나나, 포도, 귤, 사과 등이다.

(2) 곡류 먹이

호두, 잣, 땅콩, 아몬드, 호박 씨, 수박 씨, 해바라기 씨, 좁쌀, 수수, 밀, 쌀, 피, 보리 등이 있다. 호두와 해바라기는 껍질과 함께 주고 너무 많이 주면 비만이 된다.

(3) 동물성 먹이

동물성 먹이로는 마른 멸치, 우유, 치즈, 두부, 삶은 달걀, 닭고기 등이 있으며 이런 먹이는 고지방, 고열량으로 1주일에 한 번씩 소량으로 급여해야 한다.

(4) 인공 사료

햄스터나 마우스에게 주는 인공 사료는 건조사료(익스트루전)와 햄스터 믹스가 있다. 햄스터의 전용 고형사료는 영양분이 균형을 이루고 있는 사료로 산화나 부패를 방지하기 위해 개봉 후에는 밀폐 용기에 보관한다. 급여량은 햄스터 체중의 약 5～10% 정도로 보통 1일 10～15g 정도 급여하며 기타 사료는 5g 정도 준다. 급여시간은 활동이 활발한 저녁 무렵이 좋다.

알아 두기 • • •

피해야 할 먹이

생강, 양파, 부추, 마늘, 파, 아보카도, 사탕, 초콜릿, 커피, 탄산음료, 커피, 생 콩(알레르기를 유발), 생 감자(독소가 있음), 미나리(독소). 다른 반려동물의 먹이(특히 거북이, 어류 사료는 절대 주지 말 것). 사람이 먹는 음식 중 소금, 감미료가 들어 있는 것, 기름에 튀긴 것, 관엽 식물, 원예용 식물(꽃) 등은 중독을 일으킬 수 있다.

2) 햄스터의 관리

(1) 길들이기

야생의 습성이 남아 있는 동물을 길들이기까지는 충분한 시간이 필요하다. 처음부터 성급하게 생각하면 길들이기도 어렵게 되고 햄스터도 사람을 믿지 않고 두려워하게 된다. 집에 데리고 온 날은 편히 쉴 수 있도록 하여 환경에 적응할 수 있도록 한다. 먹이를 줄 때는 심리적인 안정을 찾고 친해질 때까지 우리 밖에서 주고 먹이를 잘 받아먹으면 우리에 손을 넣어 먹이를 주면서 햄스터가 다가오면 손바닥 위에 올려놓고 먹이를 준다. 이때 발톱을 세우면서 긴장하면 다시 집 안으로 넣어 준다.

손바닥에서 먹이를 먹게 되면 친해진 것이며 손 위에서 데리고 놀 수 있다. 그러나 햄스터가 자고 있을 때는 건드리지 않아야 한다. 배를 만지거나 누르는 행동과 뒤나 위에서 갑자기 손을 대는 행동을 싫어한다.

(2) 산책(운동) 시키기

햄스터의 산책은 햄스터를 우리에서 꺼내어 방바닥이나 책상 위에 놓아 이리저리 돌아다닐 수 있게 해 주는 것을 말한다. 햄스터는 좁은 곳에서 넓은 곳으로 나오게 되어 매우 좋아한다. 이때 방문은 꼭 닫고 장롱 밑이나 그 밖의 햄스터가 들어가 숨을 만한 곳은 막아 주어야 한다. 햄스터 산책은 매일 저녁 20～30분 정도 시키며 비만 예방과 스트레스 해소에 많은 도움이 된다.

3) 햄스터의 미용관리

(1) 햄스터의 털 관리

햄스터는 스스로 털 관리를 하기 때문에 반려견처럼 계속적인 털 관리가 필요없지만 햄스터와 친해지기 위해서는 가끔 털 손질을 해 주는 것이 좋다. 털 관리는 칫솔을 이용하여 털의 결을 따라 부드럽게 빗질을 하고 빗질이 끝나면 빠진 털이나 뭉친 털 등은 깨끗이 치워 준다.

(2) 발톱 깎기

햄스터의 길게 자란 발톱은 상처를 입힐 수 있으므로 주기적으로 발톱 손질이 필요하다. 발톱은 발톱 깎기로 혈관이 지나는 밑 부분까지 깎아 준다. 이때 혈관이 다치지 않게 조심해서 깎아 주어야 한다.

다른 방법은 종이 상자의 안벽에 사포(sandpaper)를 부착시킨 후 햄스터를 그 안에 넣어 주어 햄스터가 벽을 기어오르게 하여 발톱이 닳아 짧아지도록 하거나 초벌 구이한 기와나 도기 또는 화분 등을 우리에 넣어 주어 햄스터가 스스로 돌아다니며 노는 중 발톱이 조금씩 닳게 하는 방법이 있다.

(3) 목욕 시키기

햄스터는 목욕을 싫어하는 동물로 목욕의 횟수가 많아지면 병이 나거나 스트레스로 죽을 수도 있다. 특별히 목욕을 시킬 필요는 없으며 사육장을 청결히 청소해 주는 것이 좋다. 목욕을 시킬 때는 따뜻한 물에 수건을 적셔 조심스럽게 씻겨 주고 털을 완전히 말려 준다.

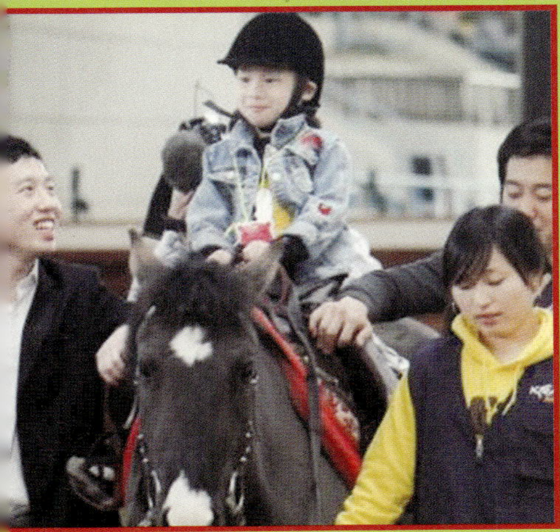

8장 동물사육 · 관리를 통한 매개활동 2

1 말을 이용한 재활승마활동

1. 치료도우미 말의 이해
2. 재활승마의 이해
3. 재활승마의 실제
4. 치료도우미 말의 사양 관리

2 관상어를 이용한 매개활동

1. 치료도우미 관상어에 대한 이해
2. 치료도우미 관상어의 수조 설치
3. 치료도우미 관상어의 관리

3 관상조를 이용한 매개활동

1. 치료도우미 관상조의 이해
2. 치료도우미 관상조의 사육

4 동물원 동물을 이용한 매개활동

1. 동물원의 현황과 기능
2. 동물원을 이용한 매개치료

5 곤충을 이용한 매개활동

1. 치료도우미 곤충과 색채치료
2. 치료도우미 곤충의 선택과 종류

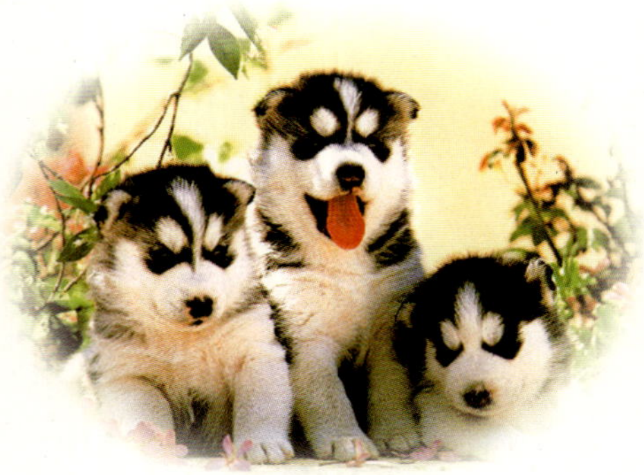

1 말을 이용한 재활승마활동

1. 치료도우미 말의 이해

1) 말의 형태적 특징

말은 다른 경제 동물에 비하여 비교적 체격이 크고 체중이 많이 나가는 대형 동물로서 평균 수명은 25～30세로 다른 동물에 비하여 길다.

(1) 두부

눈은 풀을 뜯을 때도 주위를 살필 수 있도록 미간이 넓으며, 시야가 350° 정도로 매우 넓다. 귀는 180° 범위 안에서 자유자재로 움직일 수 있고 청력이 매우 뛰어나서 1km 이상 떨어진 거리에서도 서로의 움직임을 감지할 수 있다.

콧구멍 주위에 입술에 많은 신경이 분포되어 있으며, 외부의 더듬이 털과 연결되어 이것을 통하여 물질이나 사료의 성질, 땅의 진동까지 감지하기도 한다.

(2) 다리와 발굽

말은 전속력으로 달릴 경우 체중의 8배에 달하는 충격이 가해지는데, 이런 충격을 다리와 말굽으로 완화시킨다. 말굽에서 귓속의 달팽이관으로 진동이 전달되면서 지면의 상태를 파악할 수 있도록 되어 있다. 일반적으로 포유동물은 4～5개의 발가락을 가지고 있는데, 말은 한 개밖에 없는 것이 특징이다.

말굽은 말 전체를 지탱하고 경주 시에 완충 작용을 하는 부위다. 경주마의 경우 운동능력 상향과 말굽 마멸의 방지, 그리고 말굽 질환 예상을 위하여 말굽에 편자를 달아 주는데, 이런 작업을 장제(裝蹄)라 한다. 말굽은 한 달에 9mm 정도 자라기 때문에 경주마는 한 달에 한 번 정도 굽을 깎은 후 새 편자로 갈아 주어야 한다.

2) 말의 감정 표현

말이 검정 표현을 하기 위해 가장 많이 이용하는 신체 부위는 귀와 꼬리다. 놀랐을 경우 머리와 꼬리를 높이 들고 콧구멍을 열어 큰 숨을 쉰다. 귀를 뒤로 눕히고 꼬리를 다리 사이에 넣으면서 눈을 피한다면 겁을 먹고 있는 상태다. 앞다리로 지면을 가볍게 파헤칠 경우 먹이나 물이 먹고 싶다는 의사 표현이다. 말이 이를 앞으로 드러내면서 귀를 젖히고 한쪽 뒷다리를 들거나 지면을 찰 경우에는 화가 난 상태이므로 접근하지 않는 것이 안전하다.

3) 말의 품종

원산지의 기후, 토양 등에 따라 외모와 습성이 다양하며, 많은 품종 개량이 이루어져 현재 약 200여 종이 있다. 주된 쓰임새에 따라 분류한 품종별 특징은 다음과 같다.

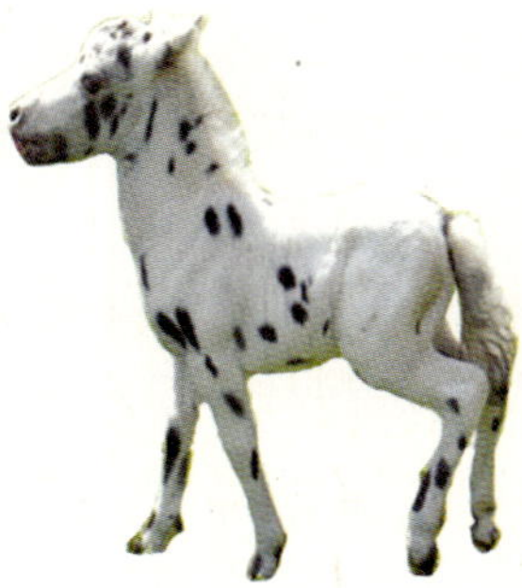

원산지: 아르헨티나, 체고: 65 ~ 70cm (최소형)
성　격: 사교적이며 영리하다.

팔라벨라(Falabella)

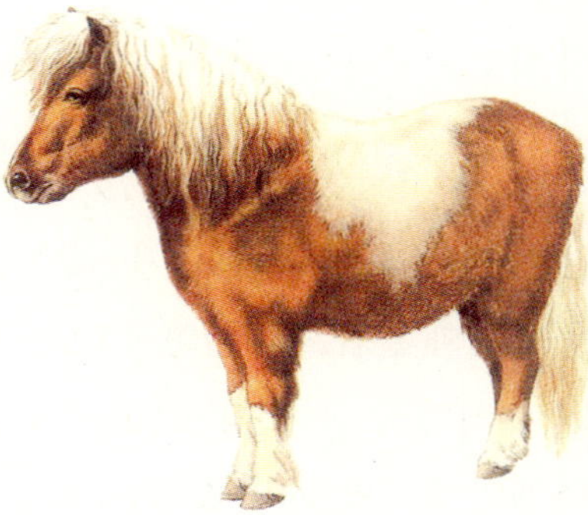

원산지: 스코틀랜드, 체고: 93 ~ 102cm
성　격: 활달하고 용감하다.

셰틀랜드 포니(Shetland pony)

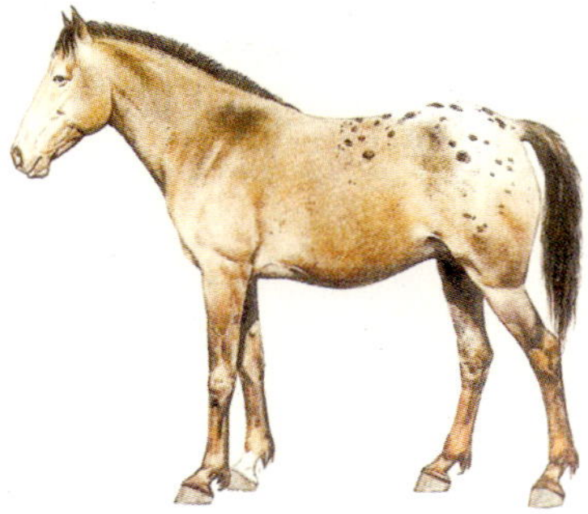

원산지: 미국, 체고: 142 ~ 152cm
성　격: 속력과 지구력이 좋고 매혹적이다.

애팔루사(Appaloosa)

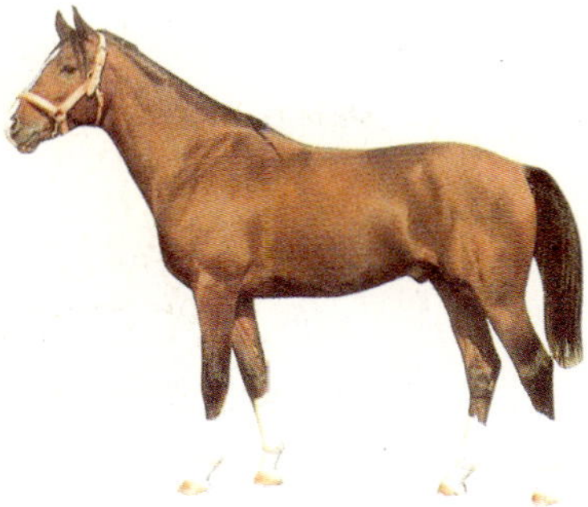

원산지: 아랍, 체고: 142 ~ 155cm
성　격: 총명하고 지구력이 강하다.

아랍(Arab)

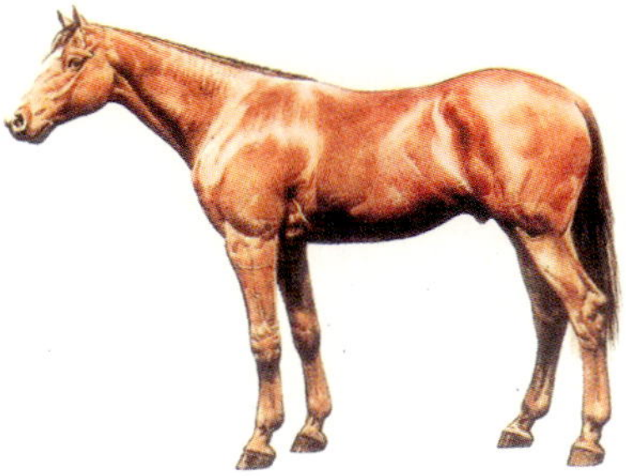

원산지: 영국, 체고: 150 ~ 173cm
성　격: 대담하고 활동적이며 용감하다.

서러브레드(Thoroughbred)

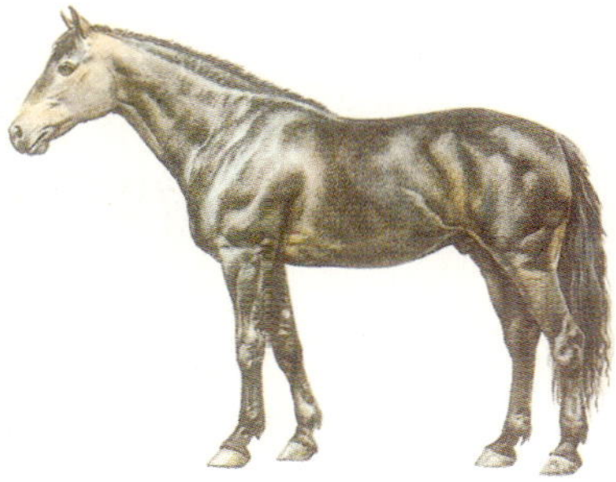

원산지: 프랑스, 체고: 155 ~ 165cm
성　격: 온후한 성격의 경주말이다.

프랑스 트로터(Trotter)

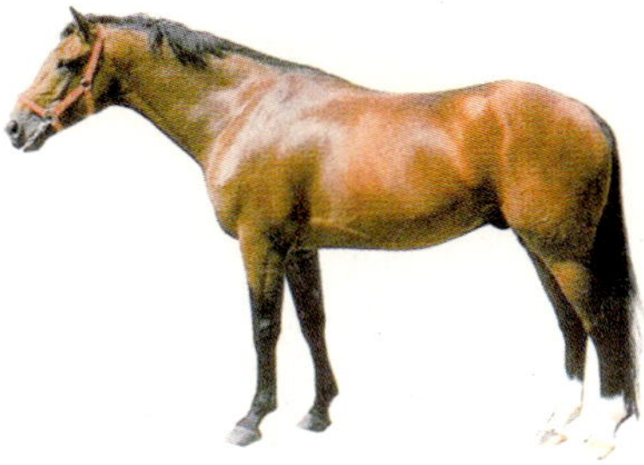

원산지: 프랑스, 체고: 155 ~ 165cm
성　격: 승용으로 장애자를 위한 활동으로 이용된다.

앵글로 노르만(Anglo norman)

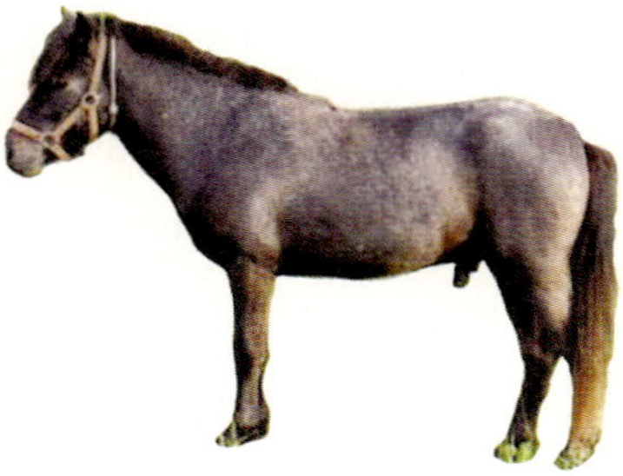

원산지: 제주도, 체고: 115 ~ 117cm
성　격: 온순하고 지구력이 좋아 최근에는 승마용으로 이용된다.

제주마(Cheju pony)

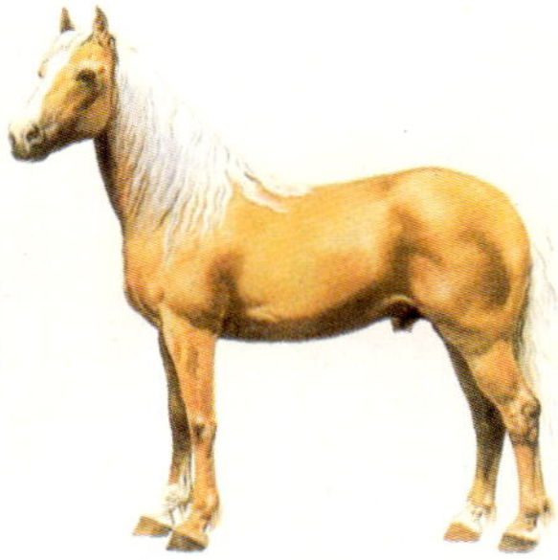

원산지: 미국, 체고: 145～162cm
성 격: 온화하고 순종적인 승용마다.

팔로미노(Palomino)

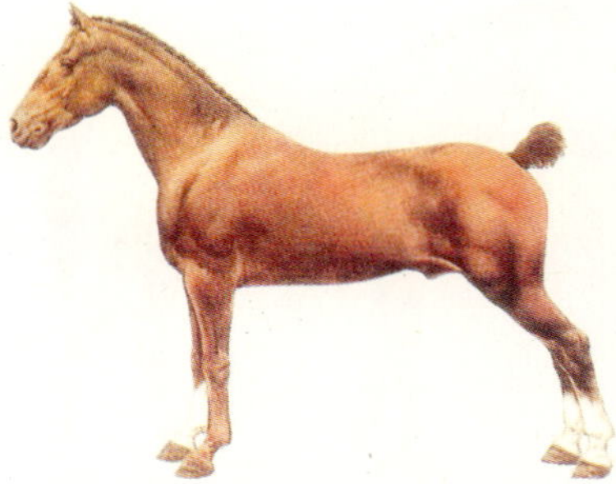

원산지: 영국, 체고: 150～160cm
성 격: 걸음걸이가 웅장하면서 기품이 있다. 경마용, 승용으로 이용된다.

해크니(Hackney)

그림 8-1 말의 품종별 특징

2. 재활승마의 이해

1) 재활승마의 정의

재활승마는 신체적 심리적 장애가 있는 사람들이 승마를 통하여 심신을 회복하고 건강한 사회생활을 할 수 있게 하는 재활치료 프로그램의 하나다.

재활승마(horse riding therapy)는 우리나라에서는 한국마사회와 삼성재활승마단 그리고 일부 승마클럽에서 실시하고 있으나 유럽 및 미국에서는 이미 정착되어 활성화되고 있다. 재활승마는 장애자 승마(riding for the disabled), 승마요법(horse therapy), 승마치료(hipotherapy) 등 다양한 용어로 불리고 있으나 영국의 장애자 승마협회(Riding for the Disabled Association-RDA)의 공식적인 명칭에서 'riding for the disabled' 은 치료적(therapy) 개념보다는 재활(rehabilitation)적인 개념이라고 볼 수 있다. 따라서 '재활승마' 가 적절한 용어일 것이다. 재활승마 치료는 전문적으로 일정한 지식과 응용기술을 가지고 있어야 한다. 즉, 말의 행동이해와 승마에 대한 기술, 장애인의 행동 특성에 대한 이해, 상담 및 재활에 대한 기초 지식, 다양한 장애 유형에 따른 재활승마 프로그램의 구안과 적용기술, 평가 및 추수지도 등의 능력을 갖추어야 한다.

2) 재활승마의 효과

재활승마는 어떤 의미에서 '말' 자신이 치료사다. 말은 재활승마에서 가장 중요한 역할을 담당하고 있다. 말이 규칙적 또는 불규칙적인 움직임은 기승자에게 적절한 긴장과 균형감각을 준다. 기승자에게 10분에 약 500~1,000회 정도의 전후, 좌우, 상하의 3차원적 신체반응을 주어 운동효과를 준다. 이는 장애인이 말을 타고 마치 걷는 것과 같은 효과를 얻게 된다. 재활승마의 효과는 다음과 같다.

(1) 정신적 효과

쉽게 접할 수 없는 대형동물과 접촉할 수 있다는 것만으로도 흥미와 자신감을 갖게 되고 동기부여, 판단력, 성취감, 집중력을 향상시키고 독립심을 고취시켜 일상생활을 적극적으로 하게 한다. 또한 살아 있는 말과 같이 한다는 점에서 정신적인 안정감을 주게 된다. 동물과의 대화를 통해 얻어지는 자신감으로 대인기피증에 효과가 있고 승마활동 과정에서 질서를 배우며 인내력을 배양할 수 있다

(2) 신체적 효과

승마는 전신 운동과 같은 운동효과를 기대할 수 있어 뇌성마비 환자와 신체적 지체 장애 및 기능이 약화된 환자의 보행 기능을 회복, 관절 움직임 향상, 균형감각 향상, 협응력 향상, 근력 강화, 지구력 강화, 근육 긴장도 정상화 등의 신체적 재활 및 기능을 회복시킨다. 또한 사람의 체온보다 높은 말의 체온으로 기승자의 긴장감을 줄여 주고 혈액 순환을 촉진하는 효과가 있다. 근육과 관절을 사용하는 전신운동으로 여러 부위의 신경을 자극하여 기능회복 및 균형감각, 속도변화에 대한 적응력 및 유연성이 향상된다.

(3) 사회적 효과

말은 자기에게 해를 가하지 않는 한 사람을 거부하거나 공격하지 않는 순종적인 동물이다. 따라서 승마를 통해 말과 동반한 사람들(지도자, 봉사자)과의 관계

를 통하여 의사소통 능력 향상 및 사회적응 능력을 향상시킬 수 있다. 큰 동물을 다루면서 느끼는 성취감과 생명의 존엄성을 느끼고, 적극성이 향상되어 대인관계가 향상된다.

이와 같은 말의 장점 때문에 재활 승마는 주로 신체장애자에게 많이 이용되는데 특히 뇌성마비, 시각장애, 청각장애, 뇌기능 손상, 척추손상, 근이영양증(muscular dystrophy), 간질, 자세 결함, 마비에 의한 불균형 등의 신체장애자에게 효과가 있으며 자세, 평형감각, 좌우의 균형 등 각부의 협동성이 좋아지는 등 다른 물리요법에 없는 이점이 있다. 재활승마에 사용되는 말은 대부분 현역에서 은퇴한 말로서 재활승마 치료센터 등에서 이용되고 있다.

3) 재활 승마의 주의점

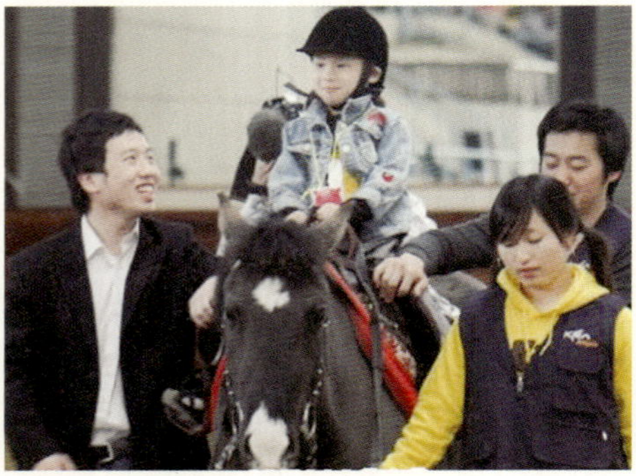

그림 8-2 소아암 어린이 재활승마 체험활동 (출처: 한국마사회)

말의 훈련 과정은 장기적이고 조직적이어야 한다. 말이 스트레스나 부상을 입지 않고 단계에 따라 점점 더 강해질 수 있도록 해야 한다. 기승자가 서두르거나 운동을 너무 과도하게 시키면 말이 반항하게 되고 정신적 · 육체적으로 손상을 입게 된다. 말의 훈련 기간은 3~4년 정도 걸린다. 훈련된 말을 타는 것보다 승마기술을 터득하여 살아 있는 동물과의 일치감을 맛보는 데에 기쁨을 느끼기 때문이다.

기승자는 다리와 앉은 자세를 통해 말을 제어할 수 있고 손은 과도하게 쓰지 않는다. 숙련된 기승자는 마구를 최소화시키고 재갈은 약한 것을 쓴다. 시간을 가지고 말이 점진적으로 향상될 수 있도록 한다.

우리나라는 재활 치료에 적합한 기질과 잘 훈련된 말이 많지 않은 실정이다. 처음 말을 타는 사람은 대형동물이므로 말에 대한 공포심을 가질 수 있고 동물털에 대한 알레르기 반응을 일으킬 수 있다. 재활승마 치료를 위해서는 넓은 공간이 필요하고 말을 사육할 수 있는 우리(마굿간)와 시설이 필요하다. 또한 말 사육에 필요한 사료비 등 비용이 많이 들고 재활승마 치료를 위한 보조인이 필요하다. 말 사육에 대한 많은 노력과 시간이 많이 소요되며 치료 중 사고가 발생할 경우 매우 심각한 위험이 있다.

3. 재활승마의 실제

우리나라의 승마장은 130개소로 알려져 있으며 승마인구는 약 2만 명으로 추산된다. 말은 860여 농가에서 1만 8,000여 두의 말을 사육하고 있으며 이 중 제주마가 1만 두, 경주마 8,000여 두를 사육하는 것으로 파악되고 있다.

1) 재활승마의 안전 수칙

마장에 들어갈 때는 미리 들어간다는 신호를 보내서 말이 갑자기 놀라는 일이 없도록 충분한 거리를 두고 마장에 진입해야 한다. 마장에 말을 끌고 들어가면 곧바로 중앙으로 가서 말 복대를 다시 조절하고 가장자리에 있지 말아야 한다. 마장의 가장자리 쪽은 기승자를 태운 말이 지나가는 통로다.

야외에서 말을 탈 경우에는 가급적이면 혼자 나가지 말아야 하고 마장에서 충분한 예비 운동을 하여 몸을 푼 후 말을 타야 한다. 말을 타고 진행하는 중에 지도자의 허락없이 발걸음을 바꾸지 말아야 한다. 말은 잘 훈련되어야 하고 사람은 물론 다른 말과도 친화력이 있어야 한다. 또한 낯선 물체나 주위의 소음에 민감한 반응을 보이지 않아야 한다. 갑자기 놀라서 이리저리 뛰게 되면 큰 사고의 위험이 있다.

2) 승마의 분류

오랜 역사 동안 도입 국가의 특성에 따라 변해 왔으며 참가자의 목적에 따라 치료 승마(hippotherapy), 여가 승마(recreational riding) 스포츠 승마(sports riding) 등으로 구분할 수 있다.

(1) 여가승마

여가승마는 일반적으로 신체적 · 심리적 장애가 있는 참가자들이 승마기술과 지식을 활용하여 신체적 상태나 일상 행동을 호전시키는 데 목적이 있다. 단순히 승마 기술을 익히는 것 외에도 기분 전환, 사교적 기술, 스트레스 해소, 자신감 향상 등의 효과가 있다. 여가 승마를 위해서는 같은 목적을 가진 참여자 혹은 비슷한 유형의 장애를 가진 참여자로 모임을 만드는 것이 효과적이다.

(2) 치료승마

치료승마는 전문 의료진의 처방을 받아 재활 치료를 하는 행위로서 치료 승마 치료사와 훈련된 말로 구성되어 진행된다. 치료 승마는 신체적 장애자의 근육 이완 및 근력 강화, 운동기능 회복 등의 치료목적과 감각 통합장애, 신체 부분 장애의 재활 등 작업 치료적 접근 및 호흡, 근육 강화뿐만 아니라 발성과 같이 언어 치료적 접근을 할 수 있다.

(3) 스포츠승마

스포츠승마는 승마경기 참가를 목적으로 고난이도의 기승 기술 연마를 요구하며 참가자에게 도전정신을 심어 줄 수 있다. 장애인 스포츠 승마는 마장마술 분야가 장애인 올림픽에 정식종목으로 정해져 있으며 뇌성마비, 사지 절단, 자폐증 등의 장애자가 승마경기에 참가하고 있다.

3) 재활승마의 구성 요소와 역할

세계적으로 재활승마 프로그램은 비영리 단체에서 사회 봉사적 차원에서의 장애인 복지개선을 위해 운영되고 있다. 재활승마의 구성 요소는 말(horse), 지도자(instructor), 진행자(leader), 보조자(side helper, side walker) 그리고 고지자(caller)로 한 팀을 이루어 실시된다.

또한 전문 의료진과 재활승마 치료사의 지도로 실시하는 것이 더욱 효과적이며 말에 대한 지식뿐만 아니라 참가자의 장애에 대한 폭넓은 이해를 가지고 안전하게 진행하는 것이 중요하다. 또한 자원 봉사자의 역할은 매우 중요한 부분을 차지한다.

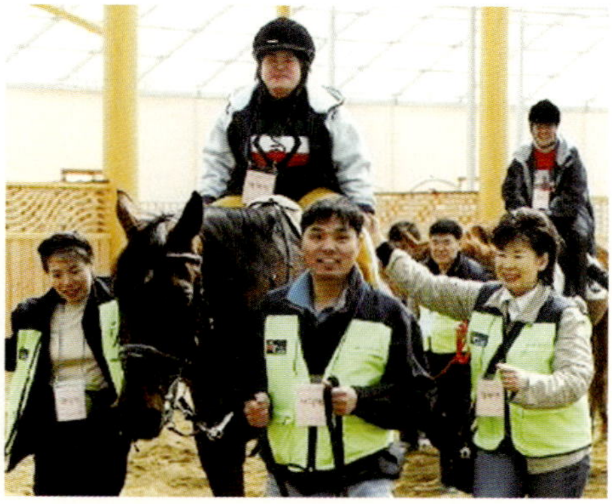

그림 8-3 정신지체아의 재활승마치료(출처: KT 사랑봉사단). 리더, 사이드 워커(좌우 양쪽), 기승자(환자)가 한 팀을 이룬다.

(1) 지도자(재활승마 치료사, 지도자)

지도자는 승마 치료의 총 책임자로 말과 승마에 관한 종합적인 지식뿐 아니라 대상자, 말, 진행자, 양측 보조자 등을 조직화하여 재활 승마 운영을 책임지는 연출로서 환자에 대한 정보나 기록도 가지고 있어야 한다. 그러나 지도자가 반드시 승마 치료사일 필요는 없다. 필요에 따라서 물리치료사나 의사의 도움을 받아 충분히 시행할 수 있기 때문이다. 지도자는 기승자(환자)와 가족과 친밀한 의사소통 기술과 책임감, 강한 의지, 유머 감각이 있어야 한다. 지도자의 역할은 다음과 같다.

- 대상자의 상태를 파악하여 진행자와 양측 보조자에게 전달한다.
- 말의 건강과 상태를 점검한다.
- 안전 장구 및 마구 착용 상태를 확인한다.
- 대상자의 행동과 이해 능력, 돌발성 질환을 확인한다.
- 말과 대상자의 긴장 상태를 점검한다.

(2) 진행자

진행자는 말을 끌 때 말의 고삐를 잡는 사람으로 말을 이끄는 법에 대하여 잘 숙지하고 기본적인 말의 성격, 습성, 말 손질법 및 관련 마구 착용법을 잘 알고 있어야 한다. 유사시 마필 통제 및 안정을 위해 말에 영향을 끼칠 수 있는 기승자의 특이한 움직임 및 행동에 대하여 사전 지식을 갖고 임해야 한다. 리더는 가능하면 말을 유도하지 말고 기승자가 자신의 힘으로 말을 이끌어 갈 수 있도록 하며 위험한 순간에는 말을 통제하고 마필 간의 안전거리를 유지하는 중요한 역할을 한다.

(3) 보조자

보조자는 말의 좌우에서 기승자와 가장 가깝게 붙어 다니는 사람으로 기승자의 균형과 자세를 보조하여 기승자가 자신의 능력을 최대한 발휘할 수 있게 기승자 앞에서 도와주는 자원봉사자를 말한다. 사이드 워커는 기승자를 태우고 내리는 것을 도와주고 기승자의 장애에 관한 정보와 재활 치료의 방향을 잘 알고 있어야 한다.

또한 기승자를 자립시키기 위해서는 단순한 보조자로서의 역할만 해야 한다. 기승자가 말 위에서 자세를 유지할 수 있는 상태가 되면 기승자에게서 완전히 손을 떼고 기승자의 옆에서 걷는다.

(4) 고지자

기승자가 시각장애자의 경우, 현재 위치를 확인시켜 주기 위해 고지자를 배치한다. 일반적으로는 마장의 각 표기에 고지자가 서서 말이 접근해 오면 외치는 역할을 한다. 고지자는 기승자의 얼굴을 향해 명확하게 발성해야 한다. 목소리가 작으면 들리지 않을 수 있고, 반대로 너무 크면 말을 놀라게 해 지도자의 지시를 들을 수 없게 되기 때문에 항상 적당한 목소리로 발성할 수 있어야 한다.

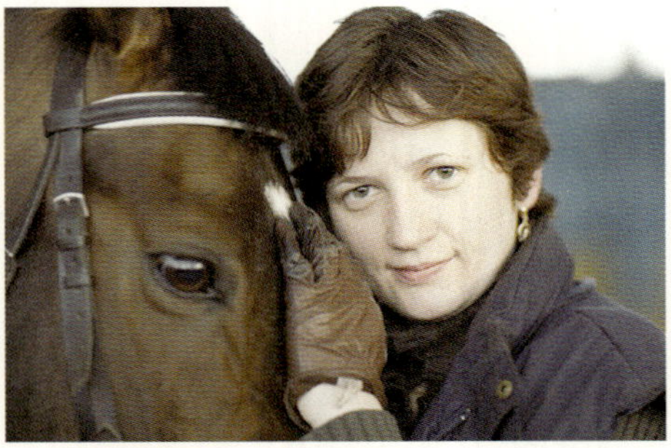

그림 8-4 말과의 친화

4) 재활승마의 진행

말은 겁이 많은 동물로 어떤 위험을 느끼면 방어하기 위해 날뛰거나 도망간다. 말은 거의 공격적이지 않다. 그러나 주인을 존중하는 것이 없다면 말은 다루기 힘들어진다. 기승자는 말을 단호하게 다뤄야 하지만 친근하고 사랑스럽게 대해야 한다. 거칠게 다루게 되면 기승자에게 반항하게 된다. 말과 훈련자의 사이가 나빠지면 훈련하기가 더 힘들어진다.

(1) 말을 끄는 방법

① 진행자는 마필의 좌측에서 말을 끌어 준다.

② 말을 사전에 운동시켜 순화시킨다.

③ 말을 정지하거나 대상자의 기승 및 하강 시 앞쪽에 서서 말을 잡아 준다.

④ 치료 중 먼저 구호를 보낸다(예: 출발합니다, 왼쪽으로 돕니다).

⑤ 대상자가 낙마할 경우 말을 대상자에게서 멀리 떨어지게 한다.

(2) 대상자 보조

① 보조자는 좌우 양측에 2명이 보조한다.

② 보조자는 대상자의 심리적 안정을 유도하고 안전에 유의한다.

③ 훈련 전 대상자의 상태를 파악하여 승마 치료사에게 전달한다.

④ 양측의 보조자는 대상자를 잡아 주는 위치가 동일해야 한다.

⑤ 대상자가 불편해하는 부위는 붙잡지 말아야 한다.

⑥ 대상자 스스로 중심을 잡도록 보조는 최소화한다.

⑦ 대상자 스스로의 의지와 노력을 북돋우고 신체의 유연성과 균형 감각을 익히는 데 역점을 준다.

(3) 말에 오르기

① 대상자가 스스로 말에게 걸어갈 수 있도록 한다.

② 승마전 말을 만지거나 쓰다듬게 하여 서로 교감하게 한다.

③ 왼쪽 보조자는 좌측 손으로 보조자의 양쪽다리 무릎을 받쳐서 감싸고, 우측 손으로 어깨와 등을 감싸서 받쳐 준다.

④ 말의 왼쪽에서 대상자를 들어 엉덩이가 마필의 등에 닿도록 한다.

⑤ 왼발을 등자쇠에 끼운 후 오른발을 등자쇠에 끼운다.

⑥ 대화를 통하여 긴장을 풀어 주고 편안한 자세를 취할 수 있도록 한다.

(4) 말에서 내리기

① 정확하고 안정되게 말을 정지시키고 하마 준비를 한다.
② 대상자 상체를 말 우측 갈기에 닿도록 엎드리게 한다.
③ 양쪽 다리를 말등 위로 들어 올려 모으게 하고, 오른쪽 보조자는 대상자의 중심이 움직이지 않도록 양쪽 어깨 부위를 감싸 안는다.
④ 대상자의 허리를 서서히 돌려 말등과 90° 가 되도록 상체는 오른쪽으로, 하체는 왼쪽으로 보조한다.
⑤ 오른쪽 보조자는 대상자의 양손을 마주잡고 왼쪽 대상자가 받아 주는 만큼 서서히 팔을 놓는다.
⑥ 대상자가 다리를 바닥에 놓으면 적절히 잡고 이동한다.

4. 치료도우미 말의 사양 관리

1) 말의 번식

성 성숙 시기는 품종, 기후, 풍토, 사양 관리, 개체에 따라 차이는 있지만, 대개 암말은 15～18개월령에, 수말의 경우에는 23～26개월령에 성 성숙이 일어난다. 성 성숙이 극히 빠른 말은 12～24개월 만에 임신이 가능하므로 생후 9개월령부터 암수를 분리하여 사육하는 것이 좋다. 암말의 생리적 번식 계절은 봄이며, 번식을 시키는 적정 나이는 사양 관리 등에 따라 다르지만 암수 모두 3세부터 16～18세까지 번식이 가능하다. 교배 계절은 봄에서 여름 사이인데, 우리나라의 경우 5월이 번식 왕성기로 수태율이 가장 높다. 말은 단태 동물이며, 임신 기간은 여러 가지 요소에 따라 차이가 있지만 평균 335일이며, 영양 불량, 초산, 기후 불순, 노령일 때에 다소 길어진다. 분만은 오후 4～11시경에 많이 이루어지며, 예비 진통이 시작된 후 약 1시간 만에 분만이 완료된다. 태어난 망아지의 체중은 45～50kg며, 생후 6개월 동안 발육이 가장 왕성하다.

2) 말의 육성

태어난 망아지는 초유를 충분히 먹여 키우는 것이 좋으며, 우유로 인공 포유할 경우에는 당분을 소량 첨가하는 것이 좋다. 생후 4개월령부터 건초나 곡류를 먹이고 보충 사료를 첨가하여 급여한다. 방목은 말의 육성상 가장 중요한 요건으로 보통 5월 상순부터 10월 하순까지 실시한다. 말굽 보호를 위해 말굽은 매일 물로 닦아 주어 청결하게 유지하고, 말굽 벽(제벽)과 말굽 밑(제저)에 제유(기름)를 충분히 발라 말굽의 건조를 방지한다. 혈액 순환을 위해 피부손질을 잘해 준다.

> **알아 두기 · · ·**
>
> **말과 친해지는 방법**
>
> 말은 매우 겁이 많은 동물이므로 시야가 미치는 거리에서는 소리를 부드럽게 내며, 왼쪽 어깨 주위로 천천히 접근하는 것이 바람직하다. 목을 가볍게 두드리거나 말이 좋아하는 당근, 설탕을 주면서 친근감을 나타내는 것이 좋다. 말과 신뢰감을 쌓기 위해서는 같은 행동을 반복하여 안정감을 주는 것이 중요하다.

2 관상어를 이용한 매개활동

1. 치료도우미 관상어에 대한 이해

1) 관상어 사육의 효과

관상어는 감상하며 즐기는 물고기로 금붕어, 비단잉어, 열대어 등이 있다. 관상어의 아름다운 형태와 색깔, 헤엄치는 모습을 감상함으로써 인간의 심성을 정화하는 등 그 효과가 입증되면서 가정, 학교, 병원, 관공서 등에서 수요가 증가되고 있다. 최근에는 우리나라 민물 토종 물고기를 관상용으로 개발하여 시판하고 있다. 관상어 사육에 대한 효과는 다음과 같다.

(1) 육체적 건강

우리나라의 주거형태가 단독 주택에서 아파트 및 연립 다세대 주택으로 변모해 가고 있다. 이들 주택은 시멘트로 건축되었기에 공기 중의 습기를 빨아들여 실내 공기를 건조하게 만든다. 특히 항상 문을 닫고 지내야 하는 겨울에 수족관은 가습기의 대용으로 매우 적절하다.

(2) 정신적 건강

현대 사회는 날이 갈수록 물질 만능주의와 개인주의의 팽대로 인간 상호 간에 애정이 상실되고 고립화되어 가고 있다. 가정에서 관상어에 애정을 가지고 보살피며 물고기의 아름다운 자태와 헤엄치는 모습을 관찰함으로써 심신의 안정을 찾게 된다. 또한 핵가족 시대 노인의 무료함을 달래 주고 소일거리를 제공함으로써 삶의 보람을 느끼게 한다.

(3) 자연과 접촉

건물의 숲속에 살고 있는 현대인은 자연과 접할 기회가 많지 않다. 그러나 수족관은 가정 내의 조그마한 자연이 되어 준다.

(4) 생명의 존중

관상어를 키우는 것은 생명을 다루는 일이다. 관상어를 아끼는 사람은 생명을 존중하는 사고를 함으로써 상대방을 이해하려는 노력을 하게 된다.

(5) 가족 간의 대화 매개체

가족 간의 공통 관심사를 만들어 주는 매개체 역할을 한다. 가정에 수족관을 설치해 온 가족이 함께 감상하면서 관상어에 대한 이야기를 함으로써 단절된 대화의 통로가 되어 가족의 화목을 도모할 수 있다.

2) 관상어의 종류

(1) 열대어

열대어란 열대지방의 강, 호수 등에서 살고 있는 민물 관상어를 말한다. 열대어의 원산지는 동남아시아, 아프리카, 인도, 남아메리카 등이다. 열대어의 분류는 다음과 같다.

현재까지 소개된 열대어는 2,000여 종이며 이 중 기르는 수는 1,000여 종으로 알려져 있다. 우리나라에 소개된 종류만도 100여 종 이상으로 계속 새로운 종류가 수입되어 소개되고 있다. 열대어의 이름은 인명(구피), 지명(스마트라, 백운산), 생김새(소드 테일), 습성(베타, 키싱 구라미), 학명(아스트로 노터스, 몬크호샤)의 일부를 따서 쓰고 있는 것이 많다.

1 시클리드과

가장 인기 있는 열대어다. 중남미, 아프리카, 인도 등에 많은 종류가 분포되어 있다. 식성이 초식, 잡식, 육식성 등 여러 가지며 크기와 색상도 다양하다.

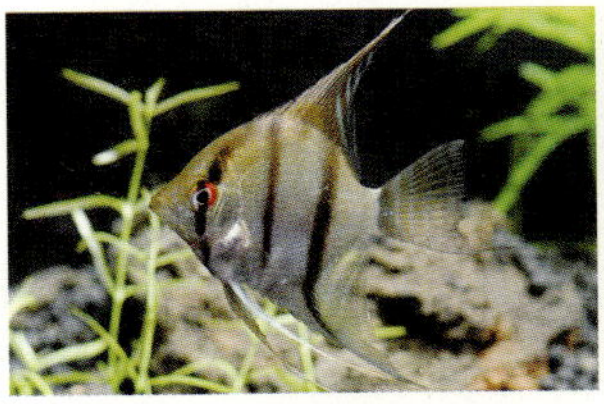

실버 엔젤 (Silver angel)

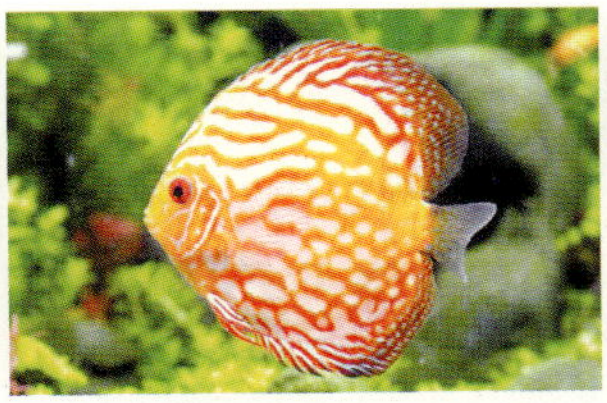

피존 블러드 디스커스 (Pigeon blood discus)

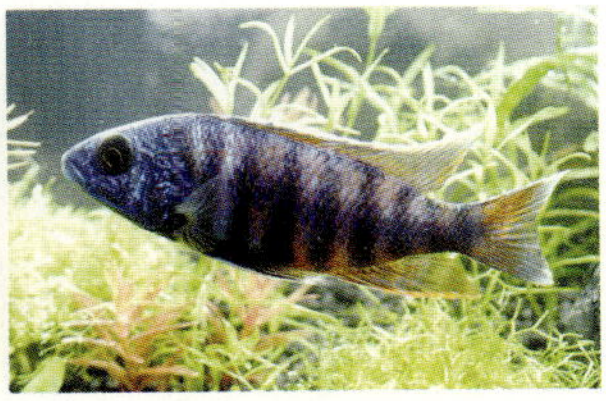

피콕 시클리드 (Peacock cichlid)

그림 8-5 시클리드과 관상어

2 난태생 송사리과

부화된 치어를 낳아 번식한다. 암컷은 한 번의 수정으로 4~5회 번식이 가능하다. 식성은 잡식성이나 초식성이고 온순하여 작은 고기와 혼영이 가능하다. 주로 표면에서 활동하기 때문에 물에 뜨는 먹이를 주는 것이 좋다.

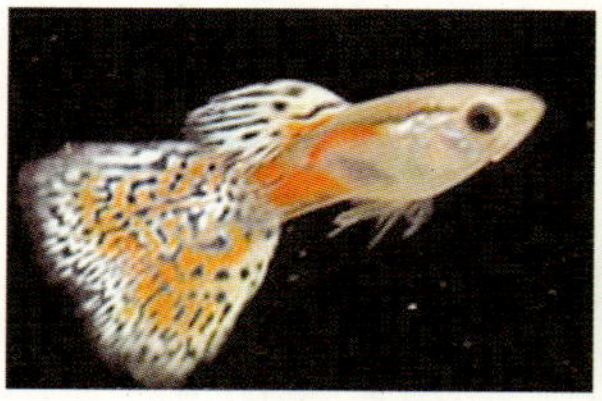

레드그라스 구피
(Redgrass guppy)

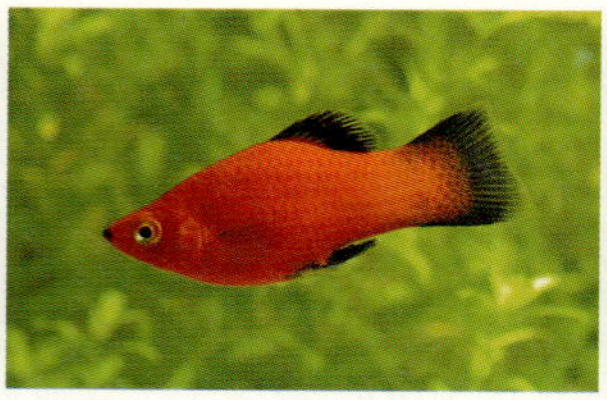

왁스 플레티
(Wax platy)

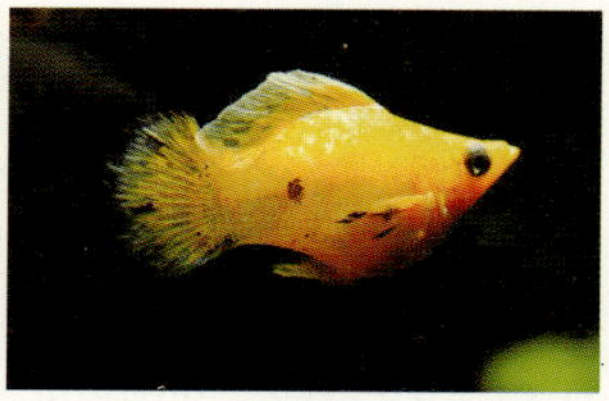

풍선 몰리
(Molly)

그림 8-6 난생, 난태생 송사리과 관상어

③ 난생 송사리과

난생 송사리는 전 세계에 걸쳐 분포되어 있다. 킬리는 색상이 화려하고 수명이 짧은 난생 송사리다. 건기와 우기가 뚜렷한 사바나 지역 원산의 일부 킬리 알은 물이 없는 진흙 바닥, 습지 등에서 수 개월간 생존이 가능하다.

④ 잉어과

전 세계에 분포된 어종으로서 우리 주변에서 흔히 볼 수 있다. 동남아산, 아프리카산 등 다양한 종류가 관상어로 이용되고 있다. 생명력이 강하고 특별한 관리가 없어도 건강하게 키울 수 있는 어종이다.

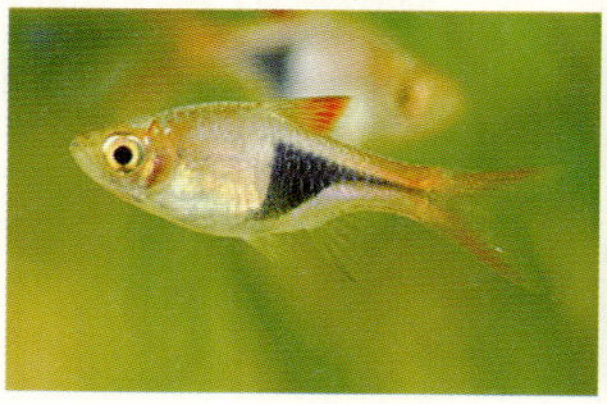

라스보라 헤테로 몰파
(Rasbora hetero morpha)

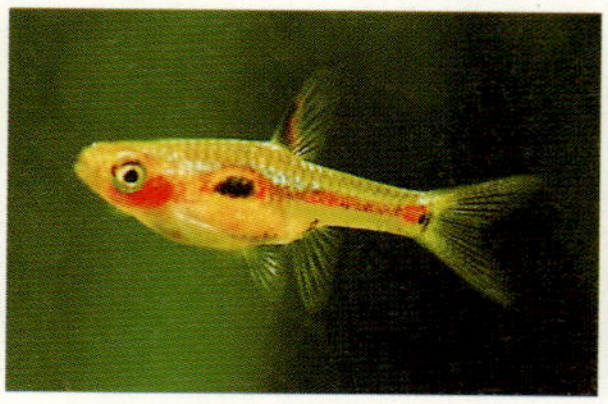

라스보라 머큐레이터
(Rasbora maculata)

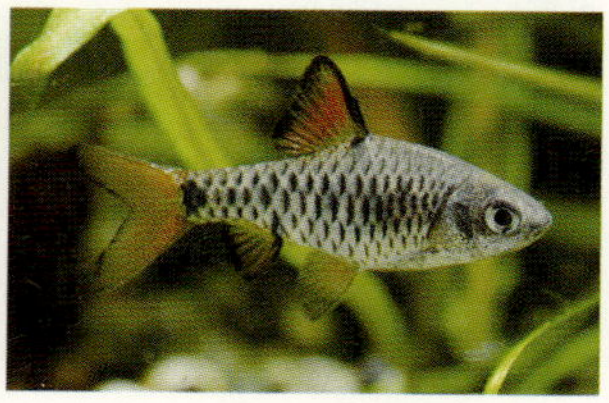

체크 바브
(Check barb)

그림 8-7 잉어과 관상어

⑤ 아나반티과

아나반티과는 지느러미가 길고 동작이 느리며, 베타의 경우 수컷 간에 투쟁성

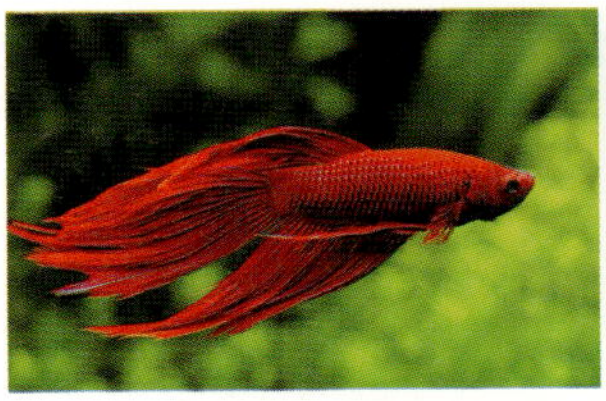

레드 베타
(Red betta)

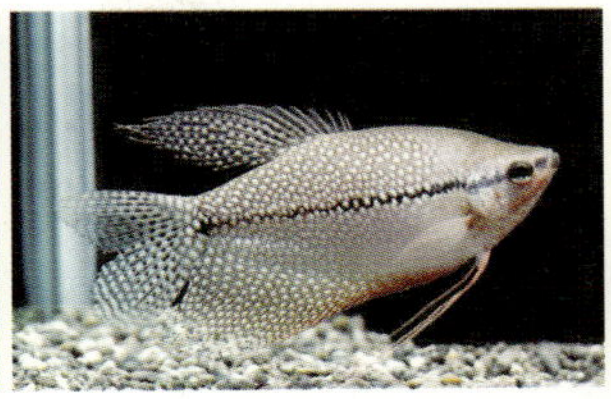

펄 구라미
(Pearl gourami)

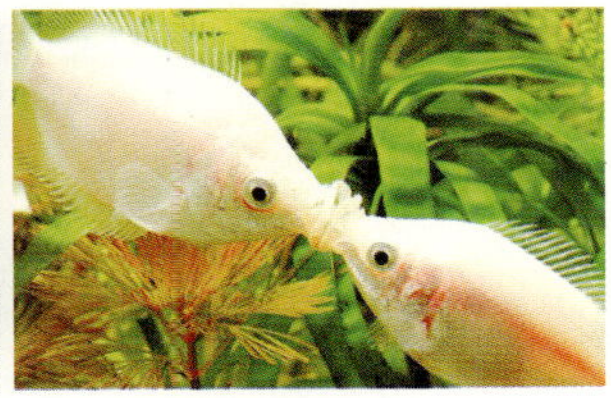

키싱 구라미
(Kissing gourami)

그림 8-8 아나반티과 관상어

이 있긴 하지만 대체로 온순하다. 물 흐름이 빠르지 않은 수면 부근에서 주로 활동하며, 수면에 알을 띄워 번식한다.

⑥ **카라신과**

카라신과는 중남미와 아프리카에 서식하고 화려한 색상을 가진 종이 많아 인기 있는 종으로 무리생활을 즐기고 약간 낮은 온도를 좋아하며 대부분 육식성이다. 몸은 암컷이 수컷보다 크며, 수컷의 아래 지느러미에 카라신 훅(hook)이 있다.

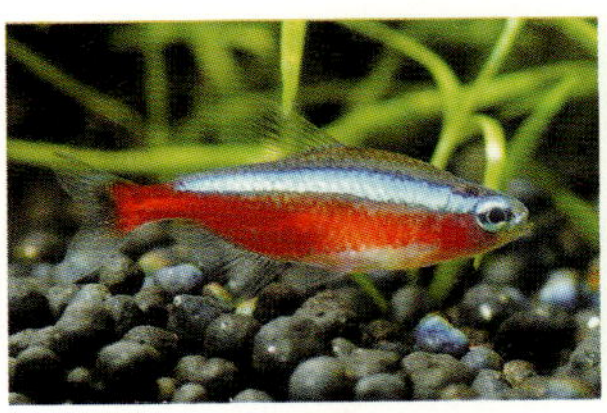

카디날 테트라
(Cardinal tetra)

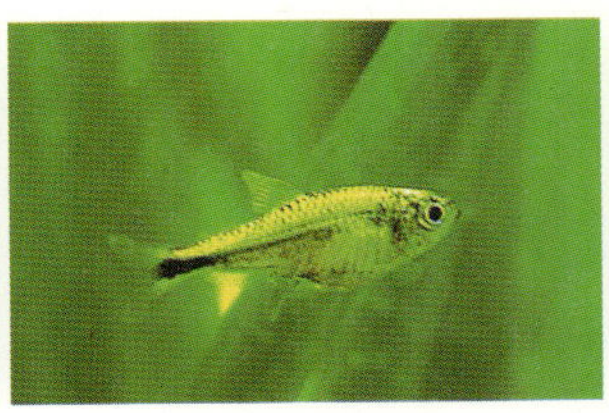

골든 테트라
(Golden tetra)

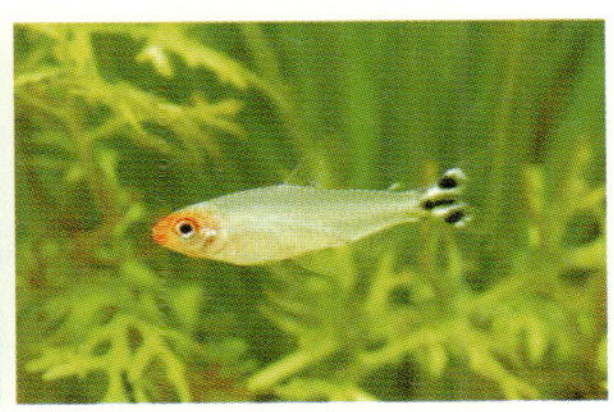

라미노즈 테트라
(Eammynose tetra)

그림 8-9 카라신과 관상어

(2) 비단잉어

비단잉어는 성장 속도가 빠르고 크게 자라기 때문에 정원에 인공 호수를 만들어 길러야 한다. 비단잉어는 잡식성으로 성장이 빨라 연간 15～40cm까지 크며 생존 수온이 0~30℃로 범위가 매우 넓다. 비단잉어의 수명은 길어 60~70년 정도다.

① **홍백**

하얀 바탕에 붉은색 무늬가 있으며 투명한 흰 몸체에 선명한 붉은색이 매우 아름다우며, 붉은 모양은 각각 독특하여 같은 모양이 없다.

② **대정삼색**

홍백에 검은 반점이 나 있는 잉어 즉, 흰 바탕에 붉은색과 검정색의 무늬를 가지고 있어 홍백, 소화삼색과 함께 3형제라고 불린다.

③ **소화삼색**

소화삼색은 소화 2년에 홍백과 황사를 교배하여 만든 품종으로 백, 홍, 흑의 3색이며 검은 바탕에 흰색과 붉은색의 무늬가 있다.

④ **황금**

몸 전체가 황금색으로 빛나는 것이 특징이며, 황금은 물의 온도가 높으면 색깔이 검어지는 단점이 있었지만 현재는 많이 개량되었다.

⑤ **단정**

흰 체색으로 머리에 빨간 점 한 개가 있는 것을 단정 또는 단정홍백이라고 한다. 흰 바탕에 선명한 붉은색의 무늬가 있다.

⑥ **백사**

검정색 바탕에 머리에 검은 무늬와 입 위의 검은 반점이 있다. 백영사와 홍영

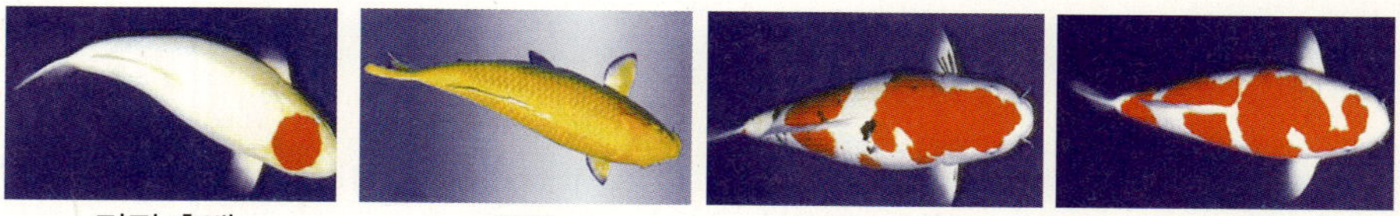

단정 홍백 황금 대정 삼색 홍백

그림 8-10 비단잉어의 종류

사 모두 얼룩이 없고 비늘 하나하나에 각각의 그림자가 있는 것이 좋은 품종이다.

(3) 금붕어

① 화금붕어(왜금): 체질이 강건하며 성장이 빨라 초보자가 기르기 쉬운 금붕어다.

② 유금붕어(유구): 몸이 짧고 둥글며 머리는 작으며 복부가 양쪽으로 퍼져 나와 있다.

③ 난주: 화금에서 개량한 품종으로 몸집이 작고 둥그스름하며 등지느러미가 없다.

④ 네덜란드(화란) 사자머리붕어: 머리에 혹이 잘 발달되어 있고 사자 머리라고 하며 체질이 강건하고 성장이 빠르다.

⑤ 동금붕어: 동금붕어는 일본에서 교배한 품종으로 화란사자머리붕어와 삼색 튝눈금붕어의 교배종이다.

⑥ 튝눈금붕어: 몸 모양이 유금에 가깝고 두 눈이 튀어나와 있다. 지느러미가 길다.

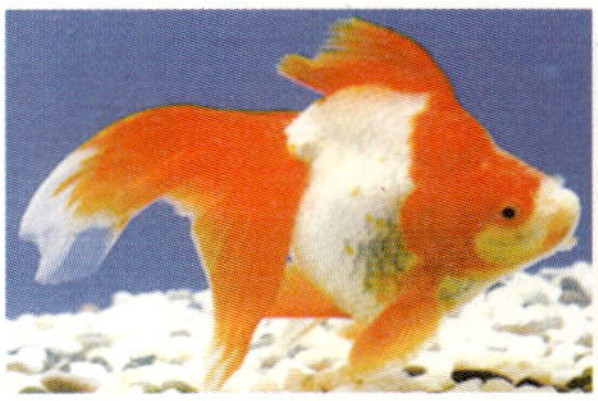
유금붕어

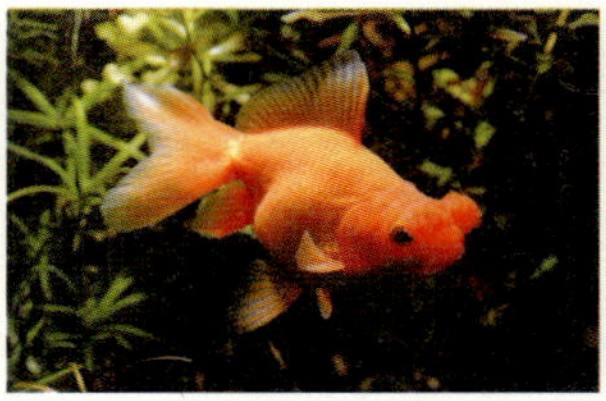
화금붕어

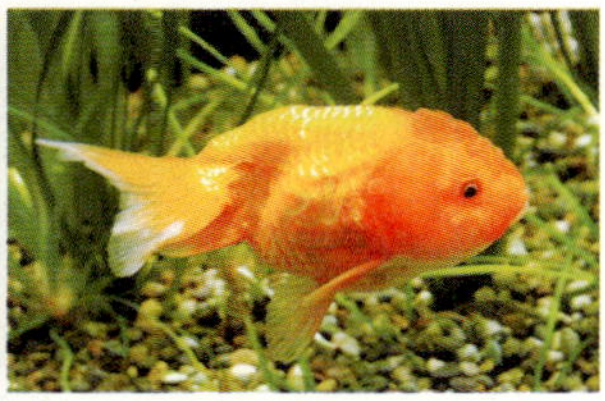
난주

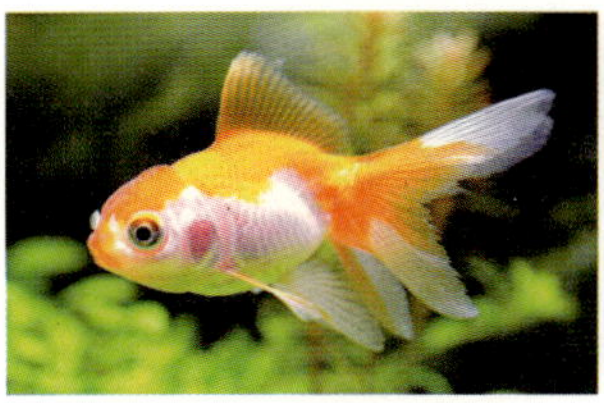
오란다

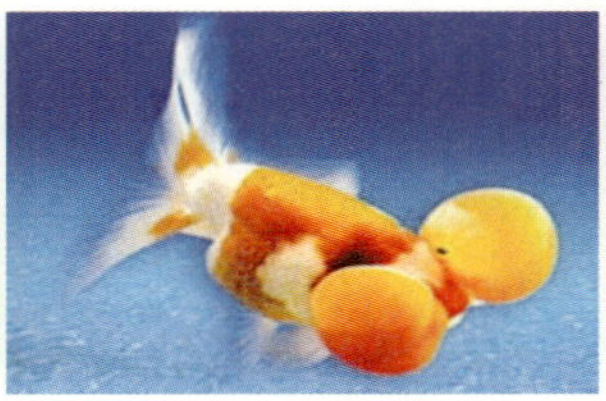
수포안붕어

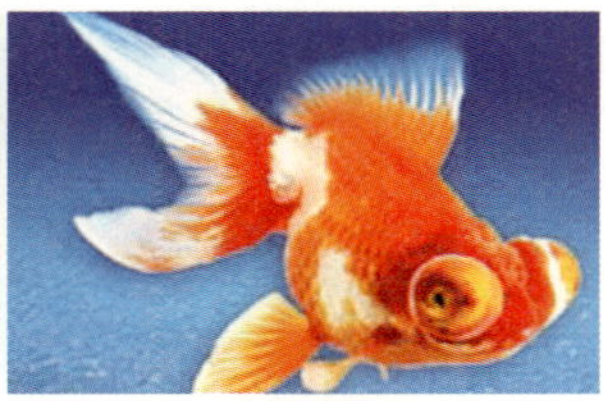
튝눈금붕어

그림 8-11 금붕어의 종류

⑦ 캘리코: 삼색 툭눈금붕어와 유금이나 화금을 교배시켜 생겨난 품종으로 그 빛깔이 얼룩 무늬여서 캘리코(calico)라고 부른다.

2. 치료도우미 관상어의 수조 설치

1) 수조의 선택과 설치 장소

수조의 설치장소는 전원이 가까우며 물갈이가 편하고 직사광선이 닿지 않는 곳으로 관상하기 좋은 자리가 알맞다. 가정에서 사용하는 수조의 크기는 60cm(길이)×36cm(높이)×30cm(폭)의 것이 적당하다.

알아 두기 · · ·

수조의 크기

열대어: 물고기 몸길이의 1cm당 25cm²의 공간이 필요하다.
민물고기: 물고기 몸길이의 1cm당 75cm²의 공간이 필요하다.
〈예〉 60cm×30cm×30cm의 어항은 수면의 넓이가 1,800cm²가 되므로 2.5cm짜리 민물고기 10마리를 키울 수 있다.

2) 백스크린 붙이기

백스크린은 수조 내부에 확실하게 고정시키는 것이 중요하다. 빈틈이 생기면 관상어가 틈새에 끼일 수 있으므로 자갈 등으로 꼭 눌러 줘야 한다. 단색 스크린을 붙이면 더욱 선명한 관상어를 감상할 수 있다.

3) 기구의 설치

(1) 여과장치

수조의 물은 관상어의 배설물, 먹이 찌꺼기 등에 의해 오염되기 때문에 여과

장치가 필요하다. 내부여과법은 저면식과 상면식이 있다. 상면여과기는 물을 모터로 빨아올리고 여과조로 다시 낙화시킨 뒤 수조로 되돌리는 반면 저면 여과기는 공기 거품의 부력에 의해서 물을 움직인다. 필터의 재료는 달라스 웰, 활성탄, 강모래, 바닷모래, 규사, 산호사, 쇄석, 옥석 등이 있다.

(2) 조명등

조명기구는 형광등이 좋으며 조도는 20W가 적당하고 관상어나 수초의 색이 가장 선명하게 보이는 앞면 윗부분에 설치한다.

(3) 에어펌프

에어펌프(air pump)는 수조 안의 물을 교환하면서 동시에 수중에 산소를 공급하는 기능을 하는 기구다. 에어펌프의 종류는 바이브레이터식과 모터식이 있다. 바이브레이터식은 전자석에서 생기는 진동을 이용하여 작은 고무주머니 속의 공기를 송출하는 장치로 소비전력이 적고 펌프의 가격도 저렴하기 때문에 가정용으로 많이 사용된다.

(4) 히터(자동 온도조절기)

히터(heater)와 자동온도 조절기는 보온에 중요한 기구다. 히터는 가늘고 긴 유리관 속에 니크롬선을 통한 것이 일반적이고 현수식과 투입식이 있는데 가온 효과는 투입식이 좋다.

4) 자갈 및 모래 넣기

수조를 꾸밀 때는 관상어가 원래 살던 곳과 흡사하게 꾸며 주는 것이 좋다. 모래의 크기는 3～5mm 정도의 것이 좋고 대형 수조일수록 모래알이 굵은 것으로 선택하는 것이 좋다. 모래를 넣을 때 오이소사, 규사, 산호사 등을 잘 나눠 사용하고 요철부분을 만들어 입체감과 원근감이 나도록 한다. 자갈을 넣기 전에 깨끗이 씻어야 한다. 자갈의 양은 수초를 심는 경우 4cm 이상의 두께로 깔아 준다.

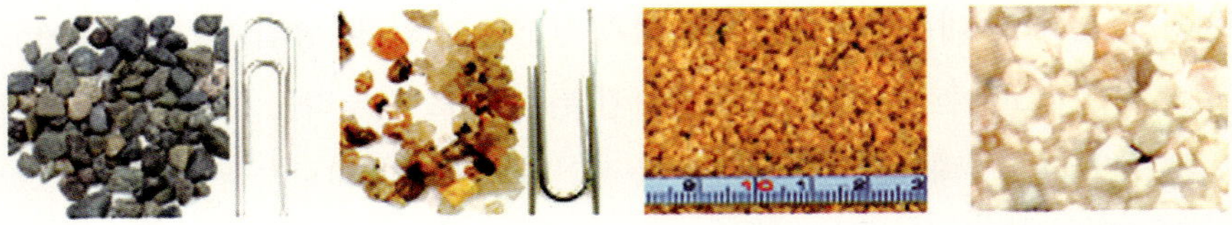

흑사 황사 금모래 산호사

그림 8-12 수조용 모래의 종류

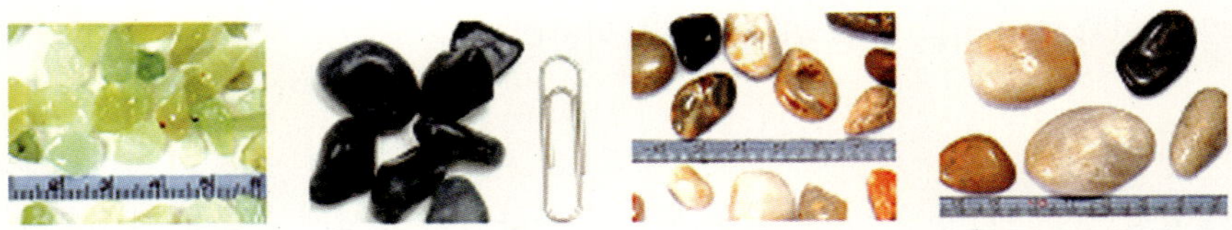

자갈(옥) 자갈(흑) 자갈(중) 자갈(대)

그림 8-13 수조용 자갈의 종류

5) 수초 심기

(1) 수초 심기의 의의

수조 설치 시 마음의 안정과 평온함을 느끼게 하는 정서적 안정 효과가 크다. 수초의 초록빛과 유유히 돌아다니는 관상어를 보면 마음이 편안해지고 스트레스도 사라진다. 아동에게는 관상어를 기르면 자연번식의 즐거움과 생명의 소중함 및 자연 생태 학습 효과를 기대할 수 있다. 또한 집 안에 설치할 경우에는 인테리어 장식효과를 고려하여 수조를 선택하는 것이 좋다. 관상어 사육은 고급화되고 전문화된 취미생활이다.

(2) 수초의 생육 환경과 선택

수초의 생육에는 염소를 제거한 수돗물이 좋으며 적당한 빛이 필요하다. 수초 생육에 알맞은 온도는 20～26℃다. 수초 바닥에는 3～5mm 크기의 모래가 적당하며 4～5cm의 두께로 심는 것이 좋다.

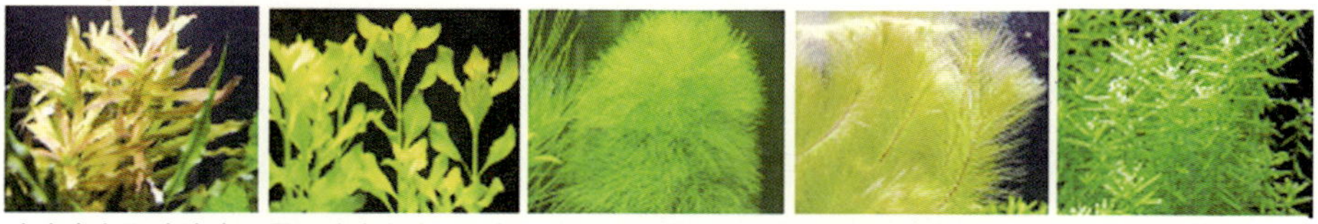
암마니아 글라실리스 루드위지아 팔스트리스 자이언트 암브리아 로탈라 왈리키이 그린 로타리

그림 8-14 후경수초

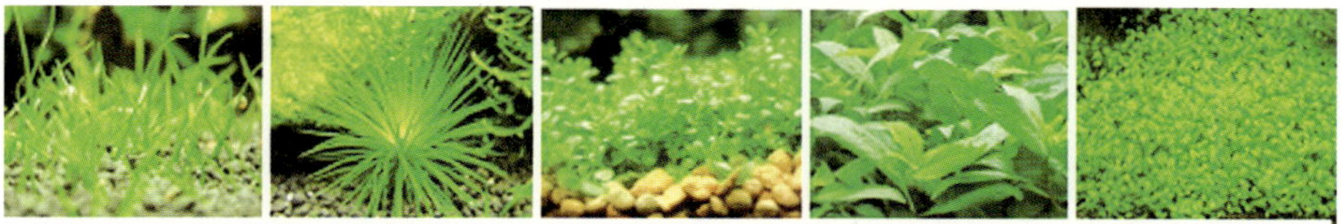
코브라 글래스 소곡정 쿠바펄 자이언트 글로소스티그마

그림 8-15 전경수초

수초를 선택할 때는 잎이 싱싱하고 색깔이 선명한 것을 선택한다. 잎의 끝이 끊어졌거나 상처가 있는 것은 피하고 뿌리가 끊어지지 않고 충분히 퍼져 있는 것이 좋다. 잎자루는 짧고 잎의 수가 많으며 포기가 싱싱한 것을 선택한다.

(3) 수초와 조명

수초는 광합성과 동화작용을 하여 관상어에게 산소를 공급해 준다. 또한 수초는 관상어의 배설물을 흡수하여 수질을 좋게 해 주는 역할을 하기도 한다. 강한 햇빛은 수초의 자람이 좋고 산소량을 증가시키지만 녹조류, 이끼류 등의 번식이 왕성해져 어항, 수석, 유목, 수초 등에 붙어 관상 가치를 해치고 수초의 발육을 저해한다. 또한 약한 햇빛은 수초를 황갈색으로 변하여 죽게 하며 모래나 장식품, 돌, 수초 표면에 남조류를 발생시켜 관상 가치를 떨어뜨린다. 조명 시간은 간접광선이나 형광등으로 8시간 정도가 적당하다.

(4) 수초 심기

수초는 심기 전에 소독을 해야 한다. 여러 가지 벌레나 병원체 또는 휴지기 상태의 미생물을 전파시킬 수 있으므로 물 1l에 작은 스푼 분량(5g)의 명반을 용해시켜 수초를 5분 동안 푹 담근 후 깨끗한 물로 헹구어 낸 후 심도록 한다.

수초를 심는 방향은 가장자리에서 시작하여 중심을 향해 심는 것이 능률적이다. 키가 큰 수초는 어항의 뒤쪽과 옆쪽에 심는 것이 좋으며 키가 작은 수초는 돌 앞쪽에 심으며 특이한 종류의 수초는 다른 무리의 수초와 떨어지게 심는 것이 좋다. 그리고 바닥에 깔리는 수초는 모래보다 약간 높거나 모래를 덮는 높이로 심는다. 만일 대형종을 키운다거나 바닥을 파헤치는 민물고기를 키우는 경우 바닥에 수초를 심고 수초 위에 작은 조약돌을 깔아 놓으면 물고기에 의해 뿌리가 뽑히는 것을 방지할 수 있다.

6) 물 넣기

수돗물을 사용할 경우에는 수돗물에 녹아 있는 염소성분을 중화시켜야 한다. 햇빛을 1～2일 쬐거나 물 10l에 중화제를 0.1g을 넣어 중화시킨 후 사용한다. 이때 중화제(하이포)를 규정량보다 많이 넣게 되면 물고기에게 심한 해를 입힐 수 있다.

7) 관상어 넣기

열대어를 구입하여 운반할 때는 물고기를 넣은 비닐봉지에 산소를 채우고 비닐봉지를 신문지 등으로 2～3겹 싸거나 단열상자를 이용하여 온도가 내려가지 않도록 하고 관상어 봉지를 30분간 수조에 띄워서 수조의 수온과 같아지도록 한 후 관상어를 넣는다.

3. 치료도우미 관상어의 관리

1) 먹이 주기

먹이는 관상어의 특성을 고려하여 선택해야 한다. 관상어의 색깔과 계절, 성장 단계에 따라 알맞은 먹이를 주어야 한다. 먹이의 양은 5～10분 내에 완전히 먹을 수 있는 정도가 좋다. 사료의 형태는 플레이크, 비트, 미니 비트, 기타 다양한 가공형태의 사료가 있다. 플레이크 사료는 먹이의 두께가 얇은 사료로 주로 열대어용, 고급 금붕어용으로 이용한다. 물 위에 떠 있다가 서서히 가라앉는 먹이로 어항 중간층 이상에서 생활하는 물고기에 적합하다.

비트 사료는 작은 입자로 만들어진 사료로 고급 어종이나 중·소형 물고기에 적합하다. 미니 비트는 송사리과나 카라신과의 작은 치어가 먹을 수 있도록 작은 알갱이로 만들어진 특수 사료다. 기타 펠릿, 분말, 큰 알갱이 사료가 있다.

2) 관상어 사육환경

(1) 물의 조건

관상어 사육에 가장 중요한 것은 물이다. 열대어의 적당한 수온은 24～26℃며 열대어는 용존산소량이 최소한 3ppm 이상이 되어야 한다. 어항의 온도가 높고 바닥 면적이 작고 깊을수록 산소량이 줄어들고 넓고 얕은 어항에는 용해되는 산소량이 많아진다. 가장 적합한 수소이온농도(산성도)는 pH 6.8～7.0이다. 알

알아 두기 · · ·

물의 경도

물의 경도는 칼슘이온(Ca^{++})이나 마그네슘이온(Mg^{++})의 함량에 따라 경수와 연수로 나누고 탄산염 경도는 중탄산염(HCO3)의 함량에 따라 경수와 연수로 나눈다.

- 경수를 연수로 만드는 법
  - 경수를 끓인다.
  - 이온 교환수지나 제오라이트층을 통과시켜 탈이온수로 만든다.
  - 경수의 물에 탈 이온수, 증류수, 빗물을 섞어서 연수로 만든다.
- 연수를 경수로 만드는 법
  - 연수에 굵은 소금을 넣어 준다.
  - 연수에 경수의 지하수를 섞어 준다.

칼리성인 물을 산성으로 만들 때는 제1인산소다(NaH_2PO_4)를 넣고, 산성의 물을 알칼리성으로 만들 때는 중탄산나트륨($NaHCO_3$)을 넣어 적당한 산도를 유지시켜야 한다. 열대어는 대부분 연수를 좋아하나 난태생 송사리과, 시클리드는 경수를 좋아한다.

(2) 이끼 방지하기

관상어를 기를 때 문제 중의 하나는 이끼가 끼는 것을 방지하는 것이다. 이끼는 조명이나 햇빛에 과다하게 노출될 때 많이 끼게 된다. 그렇다고 빛을 적게 쪼일 경우 수초의 생육에 지장을 받게 된다. 따라서 이끼가 과다하게 끼는 것을 조절하기 위해서는 태양 광선을 과다하게 노출시키지 않아야 한다. 조명은 하루에 10시간 이상 노출시키지 않는 것이 좋다. 또한 수초를 충분히 심는 것도 한 가지 방법이다.

돌이나 수초, 장식물 등에 이끼가 발생했을 경우에는 솔로 깨끗이 세척해 주고 이끼 먹는 관상어를 함께 기르면 효과적이다. 먹이 찌꺼기나 분변으로 인해 질산염 수치가 증가되면 1주에 1/4씩 부분 물갈이도 효과적이다. 최근에는 이끼 제거 약품을 많이 사용한다.

(3) 부분 물갈이

수조의 물은 주기적으로 신선한 물로 교환해 주어 수질악화를 막아야 한다. 물갈이의 주기는 여과 상태나 수조의 크기에 따라 다소 차이가 있다. 소형의 수조는 매주 1회, 20%의 물을 갈아 주고, 중형의 수조는 매월 1회, 20～30%의 물을 갈아 주며 대형의 수조는 3～6개월에 한 번씩 20～30%의 물을 갈아 준다.

수조에서 물을 뺄 때는 썩은 수초나 바닥에 쌓인 먼지, 먹이 찌꺼기 등을 사이펀을 이용하여 전체의 20～30%의 물을 빨아 낸 후 신선한 물을 보충해 준다. 수돗물을 이용할 경우에는 2～3일 전에 물을 받아 놓아 염소를 증발시키거나 중화제(물 20l에 중화제 2알[0.2g])을 넣어 중화시킨 후 사용한다. 이때 물고기에게 스트레스를 주지 않도록 주의한다.

(4) 전체 물갈이

수조를 설치한 후 한 달 정도 되면 수조를 깨끗하게 청소해 주어야 한다. 전체 물갈이는 다음과 같은 방법으로 실시해야 한다.

① 모든 전원을 끈다.

② 히터를 꺼낸다.

③ 호스를 사용하여 탁하지 않은 위쪽의 물을 양동이에 옮긴다.

④ 유목, 바위는 신문지에 놓고 수초는 물에 씻은 뒤 양동이에 넣는다.

⑤ 관상어를 꺼낼 때는 뜰채 2개를 이용하여 몰아들이면 쉽게 꺼낼 수 있다.

⑥ 관상어는 공기를 주입하며 겨울에는 따뜻한 방에 놓고 관리한다.

⑦ 스폰지로 유리 이끼를 제거한다.

⑧ 수조의 자갈을 섞어서 먼지나 찌꺼기를 뜨게 한다.

⑨ 호스로 더러운 물을 빨아낸다.

⑩ 여과기 안의 여재를 대야 등으로 옮긴다.

⑪ 여재를 간단하게 씻는다. 이때 여과 박테리아가 제거되지 않도록 유의한다.

⑫ 정기적으로 부분 물갈이를 해 주어야 한다.

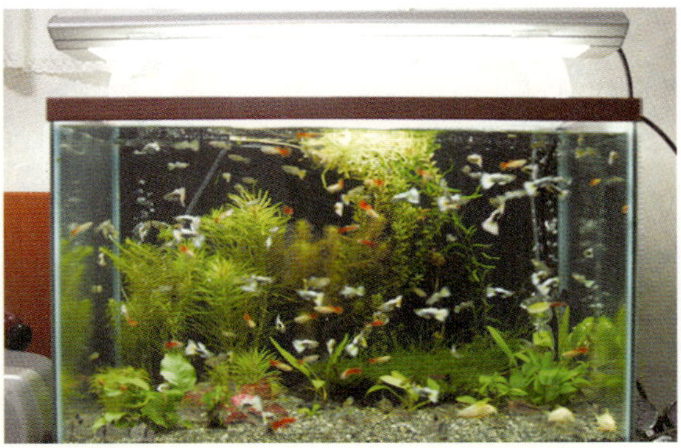

그림 8-16 완성된 수조의 모습

3 관상조를 이용한 매개활동

1. 치료도우미 관상조의 이해

1) 관상조의 역사

조류의 인공사육은 약 3,000～4,000년 전 청동기시대부터 시작된 것으로 추정되며 근대적인 새장(cage) 사육은 14세기 이후 상선무역이 활발했던 시기에 선원들에 의해 시작되었다고 한다. 우리나라도 오랜 옛날부터 왕실이나 세도가의 정원에 새장을 지어 관상조류를 사육했으며 주로 대형조류를 사육했던 것으로 추측된다. 이후 경제적 여유와 심리적 안정과 위안을 얻고자 취미로 새를 키우는 애호가에게 많은 사랑을 받고 있다.

2) 관상조 사육의 효과

인간이 새를 사육하는 목적은 새의 아름다운 색깔이나 즐거운 노래 소리, 귀여운 동작을 통해서 정서적인 안정과 순수한 감정을 느끼게 하는 데 있다. 관상

표 8-1 관상조의 구분

구 분	품 종
소리가 아름다운 새	카나리아, 십자매
색채가 아름다운 새	카나리아, 문조, 사랑새, 금화조, 호금조, 앵무류, 꿩류(금계, 은계, 백한, 황금계)
흉내를 잘 내는 새	사랑새, 앵무류, 구관조
손 노리개용 새	문조, 사랑새, 모란 앵무, 왕관 앵무

조는 색깔과 지저귀는 울음소리가 아름다울 뿐만 아니라 나는 동작과 먹이 쪼는 모습, 서로 사랑을 속삭이는 모습, 사람의 목소리를 흉내 내거나 재롱을 부리는 모습 등을 보면서 즐거움을 느끼게 된다.

3) 주요 관상조의 품종

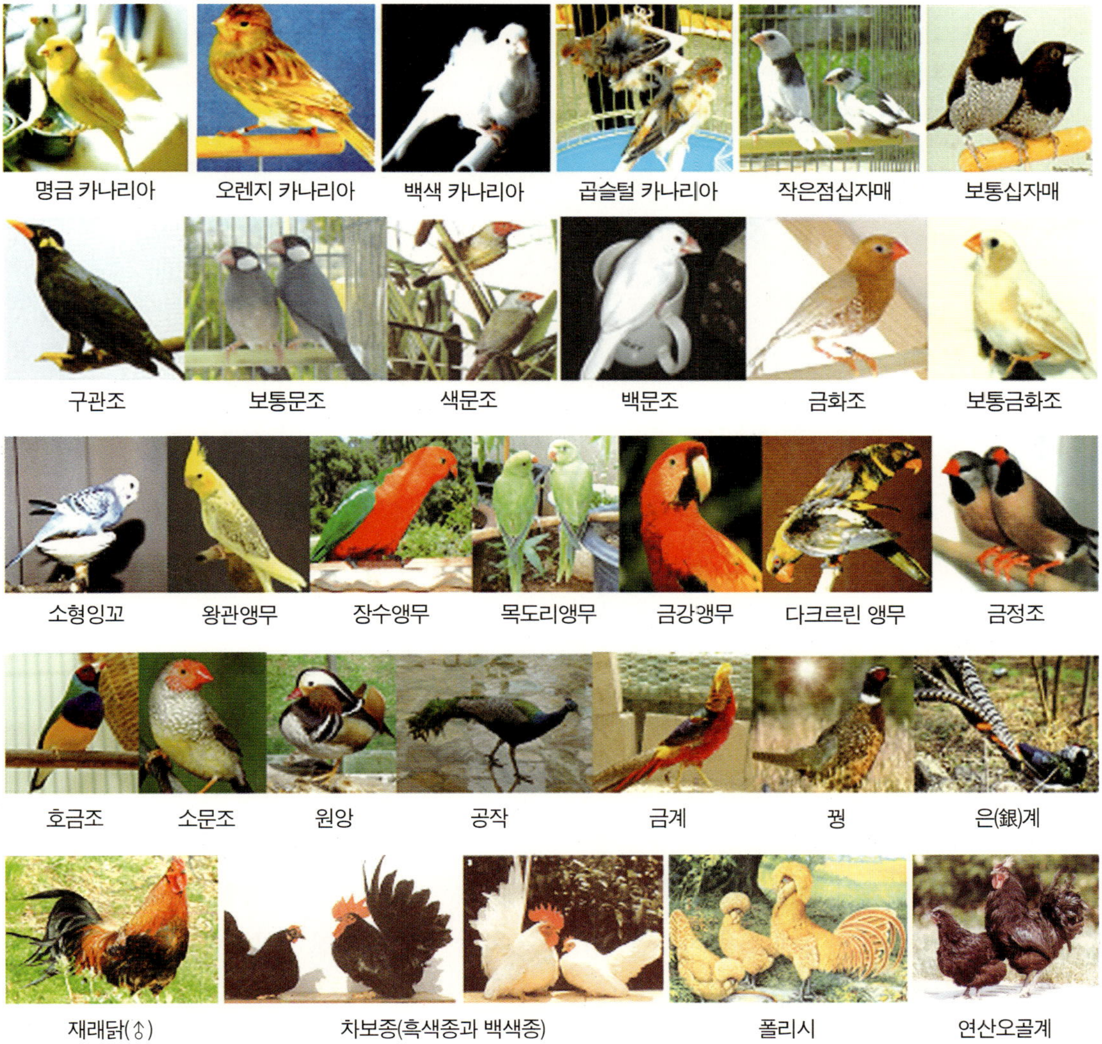
명금 카나리아
오렌지 카나리아
백색 카나리아
곱슬털 카나리아
작은점십자매
보통십자매
구관조
보통문조
색문조
백문조
금화조
보통금화조
소형잉꼬
왕관앵무
장수앵무
목도리앵무
금강앵무
다크르린 앵무
금정조
호금조
소문조
원앙
공작
금계
꿩
은(銀)계
재래닭(♂)
차보종(흑색종과 백색종)
폴리시
연산오골계

그림 8-17 주요 관상조

4) 주요 관상조의 특징

(1) 십자매

원산지는 중국 남부, 말레이시아, 대만 등이다. 십자매는 여러 자매가 어울려 사이좋게 지내는 성질이 온순한 새라는 뜻으로 붙여진 이름이다. 품종은 보통십자매, 백십자매, 삼색십자매, 작은점십자매, 도가머리십자매, 갈색십자매, 곱슬털십자매 등이 많이 사육되고 있다. 십자매의 암수 감별법은 다음과 같다.

표 8-2 십자매의 암수 감별법

감별 요인	암 컷	수 컷
울음소리	• 어린새끼는 울음소리가 '쭈루룩 쭈루룩' 하며 탁한 소리를 낸다.	• 성조는 매우 긴 소리를 낸다. • 어린새끼는 '삐이 삐이' 하며 높은 소리를 낸다.
몸동작	• 발정이 되면 자세를 낮추고 꼬리를 파르르 떤다.	• 몸 전체에 깃털을 부풀리고 횃대 위를 깡충깡충 춤을 추며 목을 길게 뺀는다.

(2) 금화조

금화조의 원산지는 오스트레일리아며 십자매보다 체구가 작고 수컷의 앞가슴에 검은 가로줄무늬가 뚜렷하며 색채가 아름답고 인상적이다. 품종은 보통금화조, 백금화조, 고대금화조, 펭귄금화조, 마크화이트금화조 등이 있다 암수 감별은 보통금화조와 고대금화조의 수컷은 앞가슴에 가로줄무늬가 있고 암컷은 없다. 백금화조는 수컷은 부리가 진홍색이고 암컷은 선홍색이다.

(3) 사랑새(잉꼬)

사랑새(Budgerigar)는 우리나라에서도 오래전부터 기르게 되어 많은 사랑을 받아 왔으며 일본 이름인 '잉꼬' 로 가장 널리 알려진 새다. 이 새는 체질이 튼튼하고 환경 적응력이 강하며 색채가 아름다워 관상용, 번식용의 목적으로 많이 사육되고 있다.

사랑새의 원산지는 오스트레일리아다. 잉꼬의 종류는 녹색잉꼬, 황색잉꼬, 청색잉꼬, 하늘색잉꼬, 보라색잉꼬, 켄손, 할리퀸, 백색 할리퀸, 오파린, 기타 파스텔색 오팔린, 무지개 하늘색, 파스텔계 무지개 하늘색, 흰 날개 청색, 노란 날개 자색, 도가머리 켄숀, 도가머리 황색 등이 있다. 잉꼬의 암수 감별은 콧구멍 주위 납막의 색깔로 한다. 부화 후 4～6개월령의 성조로 감별하여야 확실히 할 수 있다.

표 8-3 잉꼬의 암수 감별

감별 요인	암 컷	수 컷
보통 잉꼬의 납막 색	• 엷은 갈색 또는 담갈색이다.	• 청색을 띠고 있다.
고급 잉꼬의 납막 색	• 납막이 엷은 갈색이지만 수컷보다 흐리다.	• 엷은 갈색이고 약간 광택이 있다.

알아 두기 • • •

앵무새와 사랑새(잉꼬)는 어떻게 다른가?

• 앵무새와 잉꼬의 구별법

사랑새는 분류상 앵무새목 잉꼬과에 속하며 보통 잉꼬라고 부른다. 잉꼬는 소형이며 크기와 관계없이 온몸에 초록색이나 붉은색이 풍부하며 꼬리가 긴 것이 특징이다. 반면 앵무새는 대형 또는 중형의 크기로서 꼬리가 짧고 깃이 발달해 있다. 앵무새의 종류는 20종이 채 안 되지만 사랑새의 종은 매우 많다.

• 앵무새가 사람 말을 흉내 내는 이유는?

새끼 때부터 어미 곁을 떠나 사육된 앵무새는 사람의 말을 흉내 낸다. 앵무새가 사람 말을 흉내 내는 것은 사교성이 만족되지 않기 때문이다. 즉, 무리를 이루고 생활을 하면 서로 소리를 내며 지저귀지만, 홀로 사람에 의해서 사육되면 사교성이 만족되지 않기 때문에 사람을 '우는 상대'로 여기고 말을 흉내 내게 되는 것이다.

(4) 왕관 앵무

왕관 앵무는 원산지가 오스트레일리아며 전 세계적으로 분포되어 있다. 머리에 우관이 있으며 수명도 20년 정도로 긴 편이다. 성격이 온순하여 사람을 잘 따르고 울음소리가 좋다. 왕관 앵무의 품종은 노르말, 루티노, 시나몬, 펄, 파이드, 알비노, 회이트페이스 등 다양하며, 성조가 된 부화 10개월령에 감별과 번식을 할 수 있다.

표 8-4 왕관 앵무의 암수 구별

감별 부위 및 요인	암 컷	수 컷
머리의 색	• 황색 반점과 줄무늬가 있다.	• 노란색을 띠고 있다.
꽁지 밑	• 황색의 반점과 줄무늬가 있다.	• 회색이다.
울음소리	• 울음소리가 짧고 소리는 낮다.	• 울음소리가 길며 소리 높여 지저귀며 날개를 펴서 과시한다.

(5) 금정조

금정조의 원산지는 오스트레일리아 북동부다. 성질이 까다로우나 색채가 고상하고 행동과 울음소리가 조용하여 관상용으로 좋다. 금정조는 긴꼬리 금정조, 빨간부리금정조, 노란부리금정조, 검은부리금정조, 갈색금정조, 백색금정조가 있다. 금정조는 암수가 똑같은 색깔을 하고 있어 구별이 어렵다.

표 8-5 금성조의 암수 구별

감별 부위 및 요인	암 컷	수 컷
울음소리	• 울음소리가 약하다.	• 울음소리가 강하다.
부리의 색	• 부리의 붉은색이 연하다.	• 붉은색이 짙다.
목 부위	• 목 밑의 검은 점이 좁고 작다.	• 목 밑의 검은 점이 넓고 크다.

(6) 문조

문조는 말레이 반도, 수마트라, 보르네오, 중국 남부, 인도가 원산지로 체질이 튼튼하고 번식도 잘하지만 성질이 날카롭고 짓궂은 면이 있다. 문조는 보통 문조, 백문조, 색문조, 갈색문조가 있다.

(7) 소문조

소문조는 오스트레일리아 남부가 원산지다. 몸체가 가늘고 깃털이 몸에 착 붙어서 십자매보다 작고 등은 올리브색, 배는 황백색, 가슴은 연한 회색을 띤다. 머리와 얼굴 및 부리는 붉은색인데 머리부터 가슴까지 흰색 반점이 있어 인상적이다. 얼굴에서 머리 가까이까지 빨간색인데 암수가 같은 색으로 비교적 구별이 어렵다. 수컷은 빨간색이 넓게 퍼져 있으나 암컷은 좁다. 또 성조가 되면 수컷은 암컷보다 색깔이 선명하다.

표 8-6 문조의 암수 감별

감별 요인	암 컷	수 컷
울음소리	• 낮은 소리로 짧게 운다.	• 높은 소리로 길게 운다.
부리의 색과 모양	• 적홍색이 약간 연하다. • 부리의 위쪽이 편편하고 길죽하다.	• 부리는 적홍색이 진하다. • 부리의 위쪽이 두껍고 도톰하게 올라와 있다.
크기 및 동작	• 동작이 느리고 온순하다. • 몸을 낮게 하여 교미할 자세를 취한다.	• 암컷보다 몸체가 크고 날씬하며 동작이 활발하다. • 발정기가 되면 고개를 쭉 빼고 높은 소리로 울면서 횃대 위를 깡충깡충 뛴다.

(8) 카나리아

카나리아의 원산지는 아프리카 북서부, 모로코 카나리아섬, 마데이라섬, 아조베스 군도 등이다. 청아한 울음소리와 빼어난 자태, 색채의 화려함 때문에 인기가 많다. 따라서 14세기부터 가장 오랫동안 길들여지고 개량되어 왔다. 깃털이 곧은 새를 카나리아라 하고, 털이 말린 변종을 팬시(곱슬털) 카나리아라고 한다. 또한 털 색깔에 따라 흰카나리아, 붉은카나리아, 노랑카나리아로 나누고 울음소리 위주로 개발한 롤러 카나리아가 있다. 이 외에 호소 카나리아, 노위치 카나리아, 요크셔 카나리아 등이 있다.

카나리아의 종류는 현재 약 20여 종이 있으나 흔히 볼 수 있는 것은 붉은 카나리아, 후릴드 카나리아, 롤러 카나리아, 스타일 카나리아 등이다. 수컷은 높은 목소리로 지저귀지만 암컷은 가끔씩만 운다. 수컷은 몸이 날씬하고 다소 길쭉하나, 암컷은 둥글고 통통하다.

(9) 모란앵무

모란앵무류는 앵무새 중 작은 크기로 15~16cm 정도다. 서식처는 사하라사막 남쪽에서부터 동남 해안의 마다가스카르 섬까지 분포되어 있다.

품종은 검은머리모란앵무와 그 변종으로 청모란앵무, 백모란앵무, 황모란앵무 등이 있으며 빨간머리모란앵무, 분홍머리모란앵무, 흑모란앵무는 원종의 색깔이다. 따라서 머리가 검고 목 뒤에서 앞가슴까지는 황색의 띠가 있으며 하반신과 날개는 초록색이다. 특히 눈 주위에 하얀 테두리를 둘렀으며 부리는 붉은 색깔이다. 모란앵무류는 털색의 아름다움이 매력적이며, 암수의 사이가 매우 좋다. 동작도 조용하며 체질이 튼튼해서 기르기 쉽다. 또한 손 노리개로 재주를 가르치면 흉내도 잘 낸다.

(10) 호금조

호금조의 원산지로는 오스트레일리아 북부 및 서부다. 핀치(pinch)류의 새 중에서 색깔이 가장 아름다우며 털색이 진하고 뚜렷하여 아주 강한 인상을 준다. 호금조는 어릴 때 다소 허약감이 있으나, 성조가 되면 체질이 튼튼하여 기르기가 쉽고 환경에 잘 적응한다. 반드시 가모(다른 알을 품어 주는 새)를 이용하여 부화시켜야 한다. 호금조의 종류는 적호금조, 황호금조, 흑호금조, 흰가슴호금조 등이 있다.

호금조의 수컷은 앞가슴이 짙은 보라색이고 암컷은 연한 보라색이다. 수컷은 체형이 날씬하고 동작이 민첩하다. 반면 암컷은 몸체가 둥근 편이고 동작이 둔하다. 그리고 새끼의 앞가슴 털 3~4개를 뽑은 후 1주 가량 되어 새로 나온 털색이 진하면 수컷이고 흐리면 암컷이다.

2. 치료도우미 관상조의 사육

1) 사육시설 및 기구

(1) 새장(금사)

새장은 새의 종류와 기르는 목적에 따라서 적당한 것을 선택해야 한다. 재료에 따라 금속제, 플라스틱제, 대나무제가 있고, 모양에 따라 둥근 것, 모난 것, 아치형, 집 모양, 공 모양 등으로 나눈다. 둥지용으로는 둥지 선반과 먹이 틀이 달린 금속제와 목제가 있다. 기타 옥외용의 금사와 운반용으로 나누기도 한다. 새장으로 갖추어야 할 조건은 다음과 같다.

- 더운 햇볕과 추위를 막아 줄 수 있는 구조가 좋다.
- 청소하기가 쉬워야 한다.
- 물이나 모이 주기가 쉬워야 한다.
- 산란 및 포란할 때는 가려 줄 수 있는 구조가 좋다.
- 나무 새장을 주로 사용하고 관상용은 금속제나 플라스틱 종류가 많이 사용된다.

(2) 홰

홰는 새장 안에 새가 앉을 수 있게 설치한 나뭇가지를 말한다. 홰는 새의 발육에 영향을 끼칠 뿐만 아니라 번식에 큰 영향을 준다. 홰는 새의 앞 발가락과 뒤 발가락 사이에 약간의 공간이 생기는 정도의 굵기가 알맞으며 직선인 것이 좋다. 설치 개수는 새장의 크기에 따라 알맞게 흔들리지 않도록 고정시킨다.

(3) 모이 그릇

모이 그릇은 주식용과 보조용이 있다. 피, 좁쌀, 수수 등을 담는 주식용은 물,

채소, 보릿가루 등을 담는 보조용보다 커야 한다. 새의 종류와 새장의 크기에 따라 크기와 개수를 결정한다. 모이 그릇은 항상 깨끗하게 관리해야 하고 며칠간 외출할 경우 자동 급이기나 큰 그릇을 사용하는 것이 좋다. 새가 목욕 시 모이 그릇이 오염되지 않도록 한다.

(4) 물통

플라스틱제와 도자기제 등이 있고 자동 급수기와 같은 탱크식이 있다. 물통 속에 모이나 오물이 떨어져 썩기 쉬우므로, 매일 신선한 물을 마실 수 있도록 갈아 주어야 한다.

(5) 목욕 용기

물통과 겸용하는 경우가 많은데 위생상 좋지 않다. 가능하면 다른 도자기제 용기를 사용하는 것이 좋다. 새는 아침에 목욕을 하므로 목욕 후 새로운 물로 갈아 주도록 한다.

(6) 베스 커버

목욕 용기를 넣어 물이 튀는 것을 방지하기 위한 것이다. 새장이 젖으면 기생충이 생기는 등 위생상 좋지 않다. 베스 커버는 플라스틱제가 좋다.

(7) 새 둥지

새의 종류에 따라 각각 다른 것을 사용한다. 일반 핀치류는 항아리형, 볏짚둥지를 소형 잉꼬류와 문조류는 나무상자를 사용하는 것이 좋다. 번식용은 볏짚 접시형 둥지를 사용하는 것이 좋다.

2) 관상조의 먹이

(1) 주식

낟알로 뿌려 주는 먹이와 생선 등 빻아서 주는 먹이로 구분된다. 뿌려 주는 먹이는 피, 조, 수수를 배합한 것으로 배합비는 새의 종류에 따라 다르다. 카나리시드는 카나리아가 매우 좋아하는 먹이로 앵무새류나 핀치류 등 다른 새도 잘 먹는다. 영양분이 많아 산란기의 어미 새와 식욕이 없거나 병을 앓고 있는 새에게 좋으며 새끼에게 주면 성장이 빨라진다.

(2) 영양 사료

관상조에게 비타민을 공급해 주기 위해서는 채소류(유채, 배추, 상추, 오이 등)를 잘게 썰어 급여하며 뼈의 발육과 소화를 촉진시키기 위하여 조개, 굴껍질 가루(패분), 뼈가루(골분) 등을 급여한다. 또한 칼슘과 염분, 철분 등의 공급을 위해 숯가루와 소금, 유황을 주어야 한다.

야생의 들풀 씨앗은 새가 즐겨 먹는 먹이다. 산란기에는 산란촉진을 위해 삶은 달걀을 으깬 후 조나 쌀을 섞어서 급여하면 효과적이다. 그러나 너무 과식하면 비만이 될 수 있으므로 조금씩 제한해서 준다.

3) 관상조의 선택

건강하고 충실한 새를 선택하는 것은 매우 어렵고 중요한 일이다. 새의 외모와 체형의 상태를 보고 선택하는 요령은 다음과 같다.

표 8-7 건강한 새의 구별법

구분	건강한 새	허약한 새
볏	선홍색으로 크게 잘 발달되어 있다.	위축, 퇴색되어 있고, 비듬이 있다.
눈	맑고 총명하며 활기가 있다.	눈이 흐릿하거나 감기고 있다.
깃털	윤기가 나고 가지런하다.	부풀어 있고 거칠다.
항문	깨끗하다.	설사 흔적으로 지저분하다.
동작	부지런히 움직이고 날개 짓이 경쾌하다.	동작이 느리거나 한곳에 쪼그리고 있다.
울음소리	맑고 아름답다.	울음소리가 없다.
체형	날씬하고 정상이다.	부리나 발가락이 비정상이다.

4) 관상조의 관리

(1) 구입 후 적응시키기

새를 구입하여 새로운 환경에 적응시키는 일은 매우 중요하다. 새로운 환경에 잘 적응시키고 스트레스를 줄이는 방법은 주변을 조용하게 하고 새와 함께 많은 시간을 보낸다. 새로운 사물에 공포감이나 저항감 없이 받아들일 수 있도록 충분한 시간을 주고 시끄러운 소음과 급작스러운 행동을 최소화해야 한다. 또한 중독을 일으킬 수 있는 향수나 독성 물질을 가까이 두지 말아야 하며 페인트 냄새, 연기, 수증기, 화학 물질은 위험하다. 새가 새장에서 나와 날아다닐 때 물에 빠지지 않도록 화장실 문을 잠그고 싱크대 물은 모두 빠지게 한다. 새장의 먹이와 온도, 질병 감염 등을 잘 점검해야 한다. 새를 구입하여 처음 몇 주 동안에 주인과 상호관계를 형성하게 되므로 이 기간에 새가 좋은 습성을 익히도록 하는 것이 중요하다. 새가 새로운 사람과 환경에 적응하려면 30일 정도가 필요하다.

(2) 일상 관리요령

새를 건강하게 기르려면 새에 대하여 많은 애착을 갖는 것이다. 새를 바라보는 따뜻한 눈길과 마음, 여유 있는 손길이 새를 쾌활하고 건강하게 만드는 것이다. 우선 아침에는 새장을 청소하고 물그릇을 깨끗이 씻고 물을 갈아 준다. 더러운 물은 질병의 원인이 되며, 새는 목욕을 좋아하므로 자주 갈아 주어야 한다. 새는 하루를 굶으면 죽을 수 있으므로 모이를 매일 주어야 한다. 그릇에 모이가 있는 것처럼 보여도 껍질만 남아 있는 경우가 있다.

새끼를 기르고 있을 때는 반드시 채소를 주어야 한다. 채소는 새의 몸 상태를 좋게 하고 깃털을 윤기나게 한다. 또한 새는 계절의 변화에 민감하므로 적절한 관리가 요구된다. 여름에는 더위와 해충에 유의하며 통풍이 잘되게 하고 겨울에는 보온을 해 준다. 새끼를 기르는 동안은 충분한 영양식을 공급하고 운동을 할 수 있게 해 주어야 한다. 또한 알을 품는 동안은 먹이를 잘 먹지 않고 계속 알을 낳게 되면 허약해질 수 있으므로 적절히 제한시켜야 한다. 새를 지나치게 사랑하는 것도 금물이다. 새는 자연조건과 비슷한 환경이 가장 좋으므로 너무 귀찮게 하지 않아야 한다.

5) 관상조의 번식

새의 부화는 종조(진짜 어미)를 이용하는 방법과 십자매 등 가모(남의 알을 품어 주는 새)를 이용하는 방법이 있다. 모든 새는 자기가 산란하고 부화하여 기르는 것이 가장 이상적이다. 그러나 고급 핀치류를 능률적으로 번식하기 위하여 가모를 쓰기도 한다. 새는 낳은 알을 꺼내면 계속 산란하여 많은 알을 얻을 수 있다. 고급 핀치류는 십자매에 부화시키면 번식시킬 수가 있다. 다른 과의 새는 포란 및 부화까지는 가능하나 모이 먹이는 방법이 틀리므로 기를 수는 없다.

(1) 산란 촉진

새의 산란을 촉진시키기 위해서는 온도, 일조량, 적당한 영양상태를 조절해 주는 것이 필요하다. 먹이는 계란 좁쌀과 보리 가루를 주고 목욕할 물을 자주 갈아 준다. 또한 서로 애정이 좋은 암수를 짝 지어 준다.

(2) 둥지 짓기

둥지를 짓기 쉽도록 지푸라기, 풀뿌리 등을 넣어 주면 발정한 새는 이것을 하나씩 물어다가 집을 짓는다. 잉꼬류는 가는 나뭇가지를 쪼아서 둥지를 만든다.

(3) 산란 및 부화

암컷이 둥지 속에서 잘 나오지 않다가 보통 때보다 굵고 큰 똥을 누면 산란을 한 것이다. 부화 기간은 평균 14일이다. 이 기간에는 둥지 안을 자주 들여다보지 않도록 주의하고 둥지 앞을 가려 주는 것이 좋다. 새끼가 부화하면 가능한 한 오랫동안 어미새와 함께 생활하도록 한다. 부화 후 한 달쯤 지나면 스스로 모이를 먹게 된다.

6) 왕관 앵무(사랑새)의 손 노리개

손 노리개 새를 기르기 위해서 겨울은 부화 후 15~20일경, 그 외에는 부화 후 12~17일경에 분리한다. 분리 시기가 너무 빠르면 영양실조가 되며 너무 늦으면 사람을 잘 따르지 않는다. 분리한 새끼는 작은 박스나 채집통에 톱밥이나 헝겊을 깔고 2~4마리 정도 키운다. 분리는 아침보다는 저녁때 하는 것이 좋다.

첫 이유식을 할 때 잘 먹지 않으면 억지로라도 먹여서 잘 받아먹도록 해야 한다. 이유식은 보통 3~4시간에 한 번씩 먹인다. 날개짓을 할 무렵에 서서히 일반 모이로 바꾸어 준다. 이때 날개를 잘라 주어 날아가지 않도록 한다. 날개 자르기는 3중 날개 중 중간층을 기점으로 가위로 잘라 준다.

(1) 이유식 만들기

이유식은 삶은 계란 노른자 가루와 멸치가루를 넣고 배합하여 따뜻한 물로 2~3분 정도 불린 후 작은 숟가락으로 먹인다.

(2) 손 노리개 훈련법

손 노리개 새가 일반 모이를 잘 먹으면 날개를 자른 후 서서히 길들이기를 시작한다.

1 사람 따르기

갓 이유식이 끝난 새의 손 노리개 길들이기는 어루만져 주고, 먹여 주고, 놀아주면 된다. 노력과 시간의 정도에 따라 단순히 손만 타는 새가 될 수도 있고 말을 하거나 부르면 손이나 어깨에 날아오거나 달려올 수도 있다.

2 손가락에 올리기

검지를 펴서 새의 가슴에 대어 본다. 피하거나 무관심하면 살짝 밀어 본다. 손에 올라 타면 어루만져 주고, 상으로 모이를 조금만 준다. 이 과정을 반복하면서 손에 머무는 시간을 점점 늘려 준다. 새장에 먹이통을 빼내고 먹이를 조금씩 손바닥에서 먹이게 되면 금방 익숙해져 손에 오른다.

(3) 흉내(말) 가르치기

대형 앵무에 비해 대단히 어려운 훈련이다. 끈기 있게 시도하면 '안녕하세요' 정도는 할 수 있다. 말 가르치기에 유리한 조건은 다음과 같다.

- 암컷보다는 수컷이 좋다.
- 이유식을 끝낸 어린 새가 좋다.
- 말을 가르치는 녹음기를 사용하는 방법과 직접 가르치는 방법, 두 가지를 병행하는 방법이 있다. 제일 좋은 방법은 아침과 저녁으로 5~10분 정도 새와 눈을 마주보고 직접 가르치는 것이다.

4 동물원 동물을 이용한 매개활동

1. 동물원의 현황과 기능

1) 동물원의 현황

살아 있는 동물을 수집, 사육하고 번식시켜 이를 교육 및 여가 등을 위해 일반인이 관람할 수 있도록 마련한 대규모 시설을 동물원이라고 한다. 동물원의 역사는 왕후나 귀족이 진귀한 동물을 모아 사육하고 이를 보고 즐기기 위해 만들어 졌으며 고대 이집트, 중국, 유럽, 멕시코 등에서 실시한 것으로 알려져 있다.

우리나라의 최초 동물원은 1909년에 개원한 창경원 동물원이다. 창경원은 원래 수강궁이라 하여 1419년(세종 1년)에 상왕인 태종이 한동안 살았던 곳인데, 1483년에 세조비인 정희대비와 소혜왕후, 안순왕후의 처소로 중건된 후 창경궁으로 명칭이 바뀌었다. 이 궁궐에 일제 강점기인 1909년 동물원과 식물원을 개원하였다. 이때 전시된 동물은 70종 500여 개체에 이른다. 1984년 창경궁 복원과 동시에 동물을 서울대공원으로 옮겼다. 우리나라의 주요 동물원은 다음과 같다.

표 8-8 우리나라의 주요 동물원

동물원명	주요 내용	
서울대공원	소재지	경기도 과천시 막계동
	규 모	1984년도 개원 900ha, 380종 3,300개체
	활 동	오락, 휴식, 연구, 자연 학습, 어린이 동물교실 운영 (방학 중 1일 2회 200명)
어린이 대공원	소재지	서울특별시 광진구 능동
	규 모	1973년도 개원, 59ha 108종 1,552개체
	활 동	놀토 동물학교, 방과 후 교실, 체험학습, 동물학교, 에코스쿨, 영어동물학교 운영
전주 동물원	소재지	전북 전주시 덕진구 덕진동
	규 모	1978년 6월 10일 개원 10만 평, 101종 690개체
	활 동	맹수류와 희귀동물인 반달가슴곰, 얼룩말, 재규어 등 동물을 전시
청주 동물원	소재지	충북 청주시 상당구 명암동
	규 모	1997년 개원
	활 동	「조류테마공원」을 조성하여 친환경적인 동물원 운영, 체험 관람, 어린이 동물학교 운영
광주 우치공원(동물원)	소재지	광주광역시 북구 생용동
	규 모	1992년 개원, 35,000평, 120종 600개체
	활 동	공원 내 동물원 및 식물원을 운영 전시동물을 입식, 보양, 교환
에버랜드	소재지	경기도 용인시 처인구 포곡읍
	규 모	국내 최대의 종합 관광 단지
	활 동	주토피아 동물 체험프로그램 운영, 동물 사랑단, 가족동물 아카데미 운영, 동물공연
대전 동물원(주랜드)	소재지	대전 중구 사정동
	규 모	17만 4,000평, 호랑이 등 132종 594개체
	활 동	동물학교(어린이 동물원, 아기 동물나라), 동물 이벤트 (동물 먹이주기, 동물과 시진 찍기)

대구 달성공원(동물원)	소재지	대구광역시 중구 달성동
	규 모	포유류 93, 조류 337, 어류 837 천연기념물 28 개체
	활 동	사적지와 동물원, 수목원이 있어 어린이와 청소년의 산 교육장으로 이용
진양호 공원사업소 (동물원)	소재지	경남 진주시 판문동
	규 모	1986년도 개원, 47종 316개체 사육
	활 동	조류 위주의 가족 동물원 운영
국립 수목원(산림동물원)	소재지	경기도 포천시 소흘읍
	규 모	1991년 동물원 개원, 100ha, 15종 사육
	활 동	호랑이, 반달곰, 독수리 등 멸종 위기동물의 증식, 보급하며 5월~11월까지 1일 2차례 관찰 및 견학장소 제공
(주)제주 동물테마파크	소재지	제주특별자치도 제주시 조천읍
	활 동	제주생태동물원, 생태체험학습장, 곤충체험학습장, 역마차, 승마장, 제주 재래가축사육, 곤충체험학습장 운영

2) 동물원의 치료적 기능

동물원 매개치료는 외국에서 도입된 여러 종류의 동물과 친근감이 있는 동물과 더불어 야생동물까지 포함하고 있다. 그러나 대부분 가정에서 키우는 친근한 동물을 이용하는 것이 안전하다. 야생동물이나 외국에서 도입된 동물을 이용할 경우에는 특별한 자격증을 소지한 전문 관리사가가 반드시 참여해야 한다.

이 프로그램은 사람과 동물 그리고 자연을 연결시켜 주는 것으로 동물보호와 자연친화적인 생활을 유도하고 동물과의 상호작용을 통하여 도덕성과 사회성을 함양하고 심신의 안정과 즐거움을 갖게 하는 데 목적이 있다. 동물원 동물매개치료 프로그램의 기능은 다음과 같다.

(1) 교육적 기능

동물원이 교육의 장이라는 것은 BC 4세기 무렵 그리스의 동물원이 교육목적으로 이용되었다는 기록에서도 알 수 있다. 동물원에서의 교육은 동물이 교재이고 직접 동물과 체험할 수 있는 기회를 제공하는 점이다. 동물을 직접 관찰하고 다루어 봄으로써 양육성, 사회성, 협동성을 길러 주는 교육적 가치가 있다.

(2) 여가 기능

동물원의 중요한 사회학적 역할이다. 인간생활이 기계화되고 자연과 멀어질수록 사람들의 자연에 대한 추구는 커지며, 따라서 시민의 가까운 자연으로서 여가를 선용할 수 있는 동물원이 필요하다.

(3) 환경보전 기능

인류에게 환경보전은 중요한 과제다. 동물원이 수행하는 역할은 동물보호활동과 멸종위기에 있는 동물에게 최후의 안식처를 제공해 주는 일이다. 적극적 대책으로 멸종위기에 있는 동물을 인공적으로 증식시켜 다시 야생으로 복원하는 일도 중요하다.

(4) 인간성 회복과 심신 치유 기능

동물을 다루는 법과 동물과 인간의 상호작용의 규칙은 인간의 도덕성을 배우게 한다. 어린이, 청소년에게 동물을 직접 만지고, 관찰하고 체험하게 함으로써 정서적인 심성을 북돋우며 아름다운 마음씨를 가지게 한다. 또한 산업화 핵가족화에 따른 인간 소외감과 고독감을 달래 주고 인간의 심성을 정화시키는 기능을 가진다.

2. 동물원 동물을 이용한 매개치료

1) 동물원을 이용한 매개치료 전망

현대 인간생활에서 동물원의 필요성과 중요성이 새롭게 인식되고 있다. 그러나 동물원을 설립하고 운영하는 데는 막대한 경비와 운영자금이 소요된다. 따라서 식물원 또는 농원과 같이 쉽게 설립할 수 없다는 단점이 있다. 그러므로 중 · 소형 동물을 중심으로 테마 동물원의 형태로 운영되는 것이 바람직하다. 예를

표 8-9 동물체험 프로그램 운영장

동물원	활동 내용	비 고
해피 쥬	이동 동물원(학교, 단체, 행사장 방문 프로그램) 운영	유아원, 초등학교
테마동물원 쥬쥬(고양)	동물체험, 동물공연, 동물타기 체험학습	서울시교육청 지정
원숭이학교(부안)	악어, 원숭이 공연 테마파크 운영	
대한민국 동물학교	포유류, 영장류, 파충류, 관상조 등의 쇼	
성지곡 동물원(부산)	조류, 포유류, 파충류 사육, 찾아가는 동물원 운영	부산시교육청 지정
에니킹덤	관찰, 체험, 사진 찍기, 동물교실 운영	

들면 영장류 동물원, 조류 학습 체험장, 관상어나 곤충류 체험장 등 소규모로 운영되는 동물원이 많이 보급될 것으로 판단된다.

또한 유치원이나 초등학교를 주기적으로 방문하는 '이동 동물원' 형태로 운영될 수도 있을 것이다. 우리나라에서 소규모의 테마 동물원과 이동 동물원을 운영하고 있는 곳은 다음과 같다.

2) 동물원 매개치료 프로그램 운영

(1) 매개치료에 이용되는 동물

동물원에서 매개치료에 이용되는 동물은 모든 동물이 대상이 되는 것은 아니다. 동물의 크기나 습성을 고려하여 적정한 동물을 선택하여 이용해야 한다. 키가 큰 기린이나 체형이 큰 코끼리, 맹수인 사자나 호랑이, 고릴라 등은 다루기 힘들고 사람을 위해해 큰 사고가 발생할 수 있다. 따라서 매개치료에 활용되는 동물원 동물은 사람과 친숙하여 다루기 쉽고 잘 따르는 동물이어야 한다. 사람과 친숙한 동물은 토끼류, 관상조, 작은 염소나 양, 기니피그, 햄스터, 미니 돼지, 관상어, 훈련된 말, 돌고래 등이 있다.

(2) 매개치료 프로그램 작성

동물원 동물을 이용한 교육적, 치료적 목적의 동물매개치료 프로그램에 포함될 내용은 다음과 같다.

- 과제 수행을 적절히 조정하고 격려해 준다.
- 주의력을 집중하고 안정감을 유지하도록 한다.
- 과제를 완수하여 성취감과 책임감을 갖도록 한다.
- 동물에 대한 두려움을 극복하고 자신감을 심어 준다.
- 동물사육 기술을 습득시켜 양육 능력을 길러 준다.
- 동물과의 대화를 통해 자신과 타인에 대한 표현능력을 향상시킨다.
- 그룹 활동을 통해 사회성, 협동성을 향상시킨다.
- 동물사회를 관찰함으로써 긍정적 사고와 희망을 심어 준다.
- 동물과 상호작용을 통해 도움을 주고받을 줄 알게 한다.
- 활동 내용을 기록하고 발표하게 함으로써 읽기와 쓰기 능력을 향상시킨다.

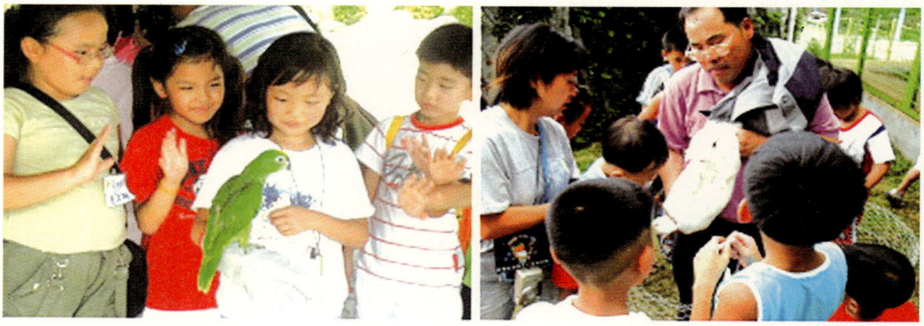

그림 8-18 동물원 동물을 이용한 체험활동(출처: 청주동물원 어린이 동물교실)

5 곤충을 이용한 매개활동

1. 치료도우미 곤충과 색채치료

1) 곤충과 인간

20세기에 발달한 현대의학은 각각의 개인별 인성의 차이로 인한 주변 환경에 대한 개인적 반응으로부터 발생되는 질병과 내재적인 마음에서 발생하는 질병은 종종 무시되어 개인적 특성에 맞는 치료법을 해결하지 못하였다.

현대인은 많은 정보를 공유하게 되면서 스스로에게 맞는 자기 몸의 건강관리법을 여러 가지 방법으로 다양한 각도에서 찾고 있다. 그와 같은 방법 중에 요가요법, 지압요법, 아로마 테라피 등 다채로운 보완 또는 대체 치료법이 연구되어 발전하고 있다. 또한 색 전문연구가인 독일의 심리학자 '헬러(E. Heller)' 의 『색이 감성과 이성에 영향을 미치는 방식』이라는 책이 발간되면서 색을 이용하여 질병의 원인을 진단하고 치료에 도움을 주는 새로운 대체 · 보완의학인 색채치료(color therapy)의 인식과 연구가 발전하였다. 이에 따라 개인 감성에 따른 질병의 원인과 치유가 가능한 색이 매우 다양하게 개발되고 있다. 모든 동물과 마찬가지로 사람도 살아가면서 사고로 다치거나 질병에 걸려 아프기도 하면서, 특히 생로병사에 대한 두려움과 외부적 환경에 대한 두려움을 가지고 있다. 이로 인해 고등한 동물일수록 심리적 · 육체적 질병이 많이 생긴다. 이런 부분에서 정신적으로 맑고 육체적으로 건강한 삶을 누리기 위해서 마음을 다스리는 것이 필요하며, 이를 보조하기 위한 보조 및 대체처방이 필요하게 되는데, 그중 하나가 곤충을 이용한 동물매개치료다.

2) 곤충과 색채치료

색은 밝고 어둡뿐만 아니라 차갑고 따뜻하며, 정열적이기도 하고 냉소적이 기도 하다. 사람들은 이런 색이 가지고 있는 기능을 이용하여, 감정을 표현하고 있다. 그림, 건축물 모든 곳에 색깔이 적용되지 않는 것이 없는 가운데, 최근 색이 가지고 있는 사람들의 반응에 대한 연구가 더욱 구체화됨으로써 정신적 변화를 줄 수 있는 색채치료가 발전하고 있다.

곤충은 몇 억 년 동안 자연계에서 각자의 독특한 문양과 색채를 발달시켜 왔다. 그것들은 보호색 또는 경계를 하거나 서로의 짝을 찾기 위한 수단으로 발달되어 오는 가운데 곤충이 가지고 있는 색의 조화는 매우 안정적으로 잘 이루어져 있다. 곤충은 명도와 채도, 보색대비, 광택과 무광택 그리고 독특한 문양까지도 갖추고 다양성을 확보할 수 있는 자연계에서 가장 완벽한 색채치료의 요소다.

색은 매우 전문적인 과학으로 명도와 채도의 균형을 잘 선택하고 혼합하여야만 원하는 색의 조화를 이루어 낼 수 있다. 따라서 보는 사람으로 하여금 목적을 유발하려면 매우 전문적이 되어야 한다. 색의 조화는 매우 전문적일 뿐만 아니라 예술이 첨부된 과학이기 때문이다. 따라서 안정된 색과 무늬를 가지고 있는 곤충을 이용한다면, 색에 대하여 전문적으로 공부하지 않고도 손쉽게 곤충을 매개로 한 색채치료를 활용할 수 있다.

2. 치료도우미 곤충의 선택과 종류

1) 곤충의 선택

모든 곤충이 치료용으로 이용될 수 있는 것은 아니다. 사람에게서 사랑을 받게 될 곤충은 다음과 같은 요건을 갖추어야 한다.

- 위험하지 않아야 한다.
- 고약한 냄새가 나지 않아야 한다.

- 질병을 전파하는 등 위생을 해치지 않아야 한다.
- 생김새가 혐오감을 주지 않아야 한다.
- 위협을 주는 너무 강렬한 색을 가지지 않아야 한다.
- 사육 및 관리가 용이해야 한다.

2) 곤충의 종류

일반적으로 곤충은 나비류와 갑충류로 나눌 수 있는데 호랑나비와 왕오색나비 등 그냥 보고만 있어도 좋은 아름다운 색을 지니고 있는 나비류와 독특한 모양과 활동적인 건강함, 그리고 사육과 번식이 쉬운 장수풍뎅이와 사슴벌레, 꽃무지 등이 속하여 있는 갑충류가 최근 반려동물인 곤충으로서 자리매김하게 되었다

지금까지 곤충은 비단을 생산하는 산업곤충, 천적을 이용한 방제곤충, 약재곤충, 식용곤충, 환경자원으로의 곤충 등 용도에 따라 분류되어 왔다. 매개치료에 이용되는 곤충은 다음과 같다.

(1) 장수풍뎅이

전 세계적으로 풍뎅이류에 속하는 딱정벌레는 약 1만여 종이 있으며, 장수 풍뎅이의 종류는 수백여 종에 달한다. 그중 우리나라의 대표적 애완곤충인 장수풍뎅이(*Allomyrina dichotoma*)를 비롯하여 세계에서 사육하는 장수 풍뎅이류는 60여 종에 이른다. 우리나라에서는 서부와 남부, 제주도에 분포하는데, 최근에는 강원도의 산림지역에까지 서식하는 것으로 알려져 있다. 장수풍뎅이의 유충은 부엽토를 먹고 성장하는데 사람들이 산림에 있는 죽은 나무나 낙엽을 땔감으로 이용하지 않으면서 부엽토가 많이 만들어지게 되어 장수풍뎅이의 생활 여건은 그 어느 때보다도 좋아졌다고 할 수 있다.

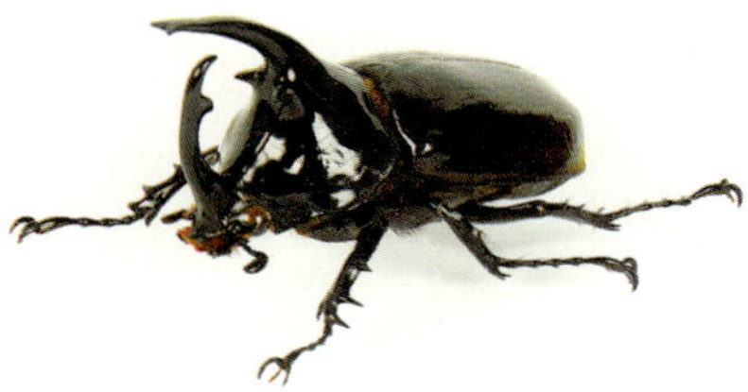

그림 8-19 장수풍뎅이

성충은 7월부터 9월까지 가장 많이 출현하고 성충의 수명은 약 3개월이다. 풍뎅이무리 중 가장 크고 힘이 세다. 수컷의 머리에 있는 긴 뿔이 마치 장수의 투구를 연상시켜, '장수풍뎅이' 라 이름 불리게 되었다. 참나무류와 밤나무의 수액에 잘 모여들며, 불빛에 잘 날아든다.

(2) 사슴벌레

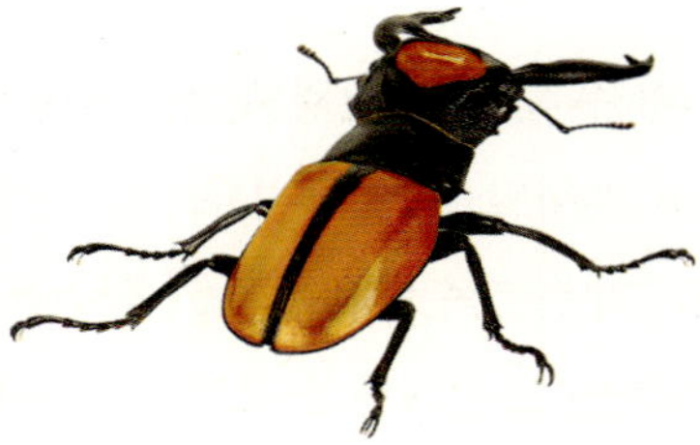

그림 8-20 노랑머리멋쟁이사슴벌레

전 세계적으로 사슴벌레는 약 1,200여 종으로, 그중 애완용으로 사육되는 사슴벌레는 약 100여 종에 이르며, 생활사의 발견과 사육법의 발달로 그 종류는 더욱 많아지고 있다. 우리나라에는 약 14종의 사슴벌레가 알려져 있는데, 몇 종을 제외하고는 놓고는 모두 사육되고 있다. 그중에서도 성격이 온순하고 성충의 수명이 3년 이상인 왕사슴벌레의 인기가 가장 높다.

왕사슴벌레는 생활하고 있는 지역의 먹이 여건과 온도, 표고에 따라 같은 종이라 하더라도 형태가 다른데, 특히 큰 턱의 모양에서 차이를 보인다. 각각의 사육법에 따라 형태가 달라져 나만의 애완 곤충이라는 애정이 싹트게 될 수 있는데, 이것이 큰 장점이라 할 수 있다.

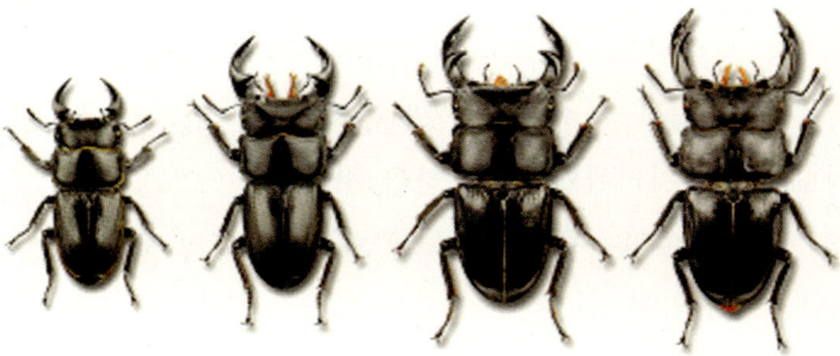

그림 8-21 왕사슴벌레 큰 턱의 변화

(3) 꽃무지 풍뎅이

전 세계적으로 풍뎅이류는 약 2만여 종으로 장수풍뎅이와는 다른 꽃무지과의 꽃무지풍뎅이는 관상용으로 수백 종이 있다. 그중 사육되는 꽃무지의 수는 약 80여 종에 이르며, 생활사의 발견과 사육법의 발달로 그 종류는 더욱 많아지고 있다. 우리나라에는 약 30종의 꽃무지가 알려져 있는데, 몇 종을 제외하고는 크기가 작아 큰 인기는 얻기 못하고 있다. 사육된 꽃무지는 약용으로 이용되다가, 최근 관상가치와 반려동물로서의 사육이 발전되고 있다. 꽃무지는 특히 성격이 온순하고 위험이 없으며, 아름다운 무늬와 색채가 다양하여 차기의 반려곤충으로 부각될 가능성이 매우 크다.

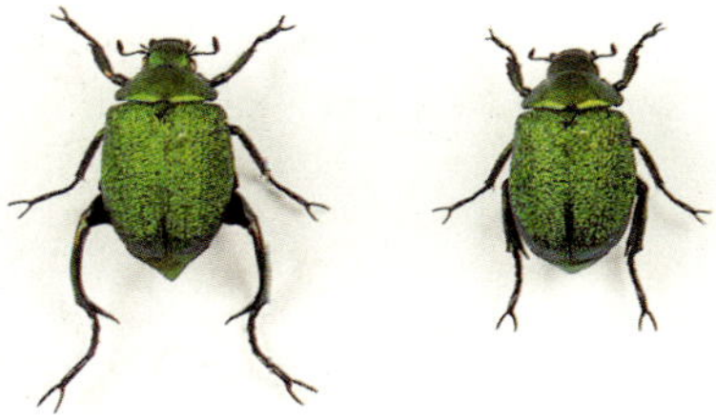

그림 8-22 금속성 색상을 지닌 풍뎅이류

카시쿠스골리앗투스 꽃무지는 100cm에 이르는 대형종으로 전 세계적으로 사육되는 인기 높은 꽃무지의 한 종이다.

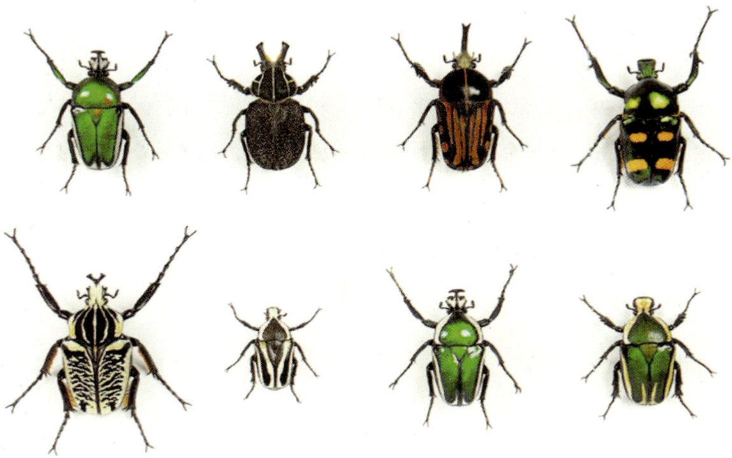

그림 8-23 색채와 무늬가 다양한 꽃무지류

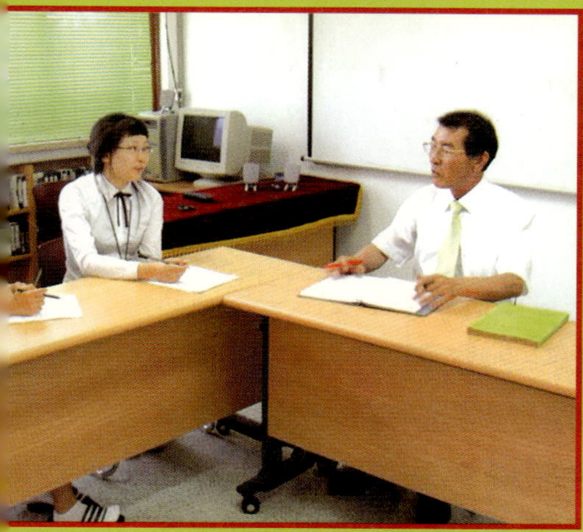

9장 동물매개치료의 연구방법론

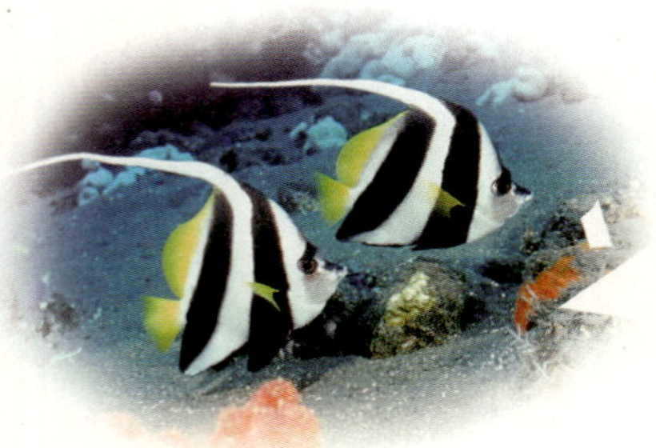

1 동물매개치료의 연구

1. 연구의 필요성과 유형

1) 동물매개치료 연구의 필요성

동물매개치료 행위는 인간애를 바탕으로 한 과학이며 창조적인 예술이다. 이 예술과 과학은 부단한 연구를 통해서 질적 향상을 기할 수 있다. 더욱이 동물매개치료사는 전문적 기능을 수행한다. 따라서 매개치료의 실행과 매개치료의 질적 향상시키기 위한 연구, 그리고 사회봉사라는 세 가지 임무를 수행해야 한다. 현대 사회에서 동물매개치료의 효과가 입증됨에 따라 필요성과 적용 분야와 수요자가 확대될 것은 자명한 일이다. 따라서 매개치료의 연구는 매개치료사의 본연의 기능 수행은 물론이고 차세대 매개치료사가 되려는 사람에게는 일련의 준비 과정이다. 따라서 매개치료의 연구는 주체적이며 창의적인 전문가로서 자리매김하기 위한 소중한 전문직 활동이다.

2) 과학적 연구의 뜻

우리를 둘러싸고 있는 환경 속에서 사상이나 사건을 특정 목적을 가지고 분석함으로써 체계적인 지식을 얻게 되는 행위를 연구라고 말한다. 연구는 대체로 통제된 상황 속에서 면밀하고 체계적인 관찰과 과학적인 검증을 통해 어떤 사실이나 원리를 발견하고 논리적으로 기록 · 정리하는 과정이다. 이런 과정에서 어느 개인의 주관적 믿음이나 느낌의 영향을 받는 것이 아니라 검증 가능한 관찰과 실험에 의해 지식을 구하는 방법이다. 즉, 객관적인 연구방법을 사용하여 연구자가 제시한 결론에 대하여 다른 사람이 동의하게 하는 방법으로 이는 동일 조건이 주어진다면 다른 사람도 연구자와 같은 결론에 도달하리라는 것이다.

동물매개치료에 관한 연구는 그 출발이 매개치료의 모든 현장이어야 하며 연구의 진행과정도 매개치료 수행과정에 중점을 두어야 할 것이다. 따라서 동물매개치료는 실천적 연구로 연구의 시작, 연구의 추진과정, 연구의 결과와 재투입도 매개치료 현장이 되어야 할 것이다.

3) 연구 방법의 유형

연구의 일반적인 유형은 다음과 같다.

표 9-1 연구의 일반 유형

일반유형	정의 및 특징	해당 연구 방법론
기술연구 (Descriptive studies)	• 주어진 현상을 가능한 한 충분히 구체적으로 기술하는 것으로 연구의 출발점임	조사 연구, 발달연구 사례연구, 내용분석 연구 역사적 연구 등
관계연구 (Associational studies)	• 현상 간의 관계를 규명하고 예측을 가능케 함. • 현상의 여러 특성과 특성 간의 관계에 대한 좀 더 세밀한 분석이 가능함	상관 연구 인과-비교연구
개입연구 (Intervention studies)	• 결과에 영향을 미칠 수 있도록 특정한 방법이나 처치를 도입함. • 이론적인 예측을 확인함으로써 일반지식 체계에 공헌함.	실험연구

(1) 조사연구

조사연구(survey research)는 무엇이 존재하고 있는가를 파악하여 사실대로 기술하고 해석하는 연구다. 즉, 어떤 사건이나 현상에 대해 아무런 조작이나 통제를 가하지 않고 자연적인 상황에서 그것을 조사하고 정확하게 기술하는 것이다. 이 연구에서 흔히 사용하는 방법은 질문지법과 면접법이다.

예시 반려견의 미용관리 실태와 미용사의 직무만족도에 관한 조사

(2) 발달 연구

발달연구는 시간의 경과에 따른 유기체의 변화에 관심을 두는 연구로 종단적 접근과 횡단적 접근 방법이 있다. 종단적 접근 방법은 동일한 연구대상을 오랫동안 추적하면서 관찰하는 방법이다. 예를 들면 한국인의 반려동물에 대한 의식구조의 변화 등이다.

횡단적 접근 방법은 동시적으로 여러 계층을 대상으로 발달적 특징을 알아보는 것이다.

예시 청소년과 성인의 반려동물에 대한 선호도 조사

(3) 사례연구

사례연구(case study)는 특정한 개인이나 집단 또는 기관을 대상으로 하여 어떤 문제나 특성을 심층적으로 조사하고 분석하는 연구다. 목적은 특정한 사례에 관련된 구체적 사실을 밝히고 그 사례의 모든 측면을 철저히 분석하는 것이다. 사례의 특정한 면만 연구하는 것이 아니라 그 사례의 신체적, 심리적, 환경적인 요인을 조사하고 이런 요인을 토대로 그 사례가 당면한 문제를 포괄적으로 고찰한다.

사례연구 방법에는 면접, 관찰, 실험, 표준검사, 자서전이 포함된다.

예시 재활 승마치료 프로그램의 적용을 통한 자폐아의 평형감각 기능 회복에 대한 사례연구

(4) 상관연구

상관연구(correlational research)는 연구에 수집한 자료를 통계적으로 분석하고 해석하여 변인의 일반적인 관계를 규명하는 데 역점을 둔다. 상관이란 어떤 사건과 사건, 현상과 현상 사이에 나타나는 관계를 말하며 두 변인이 서로 관련이 있을 때 상관이 있다고 본다. 상관계수는 r로 표시하며 $-1 \sim 1$까지의 값으로 나타내며 0은 상관없음, 양수는 정적 상관, 음수는 부적 상관이다.

예시 애견미용원장 리더십 유형과 미용사의 직무만족도와의 상관관계

(5) 실험연구

실험연구는 가장 강력한 연구 방법론으로 특정한 실험상황 하에서 관심 있는 변인을 조작하여 변인과 변인 간의 관계를 명확하게 규명하는 데 있다. 실험연구의 특징은 두 개 이상의 변인이 있으며 실험자가 임의로 조작할 수 있는 것을 실험처치 또는 독립변인 이라고 하고 독립변인에 영향을 주는 것을 종속변인이라고 한다.

예시 동물매개치료 프로그램(독립 변인)의 적용이 자폐아의 사회성 향상(종속 변인)에 미치는 효과 관한 연구

표 9-2 실험설계의 유형

유 형	도해적 개념	설 명
단일집단 사후검사	S O	한 집단에게만 실험처치하고 사후 검사하는 방법으로 이론적 근거가 빈약하여 큰 의미가 없다.
단일집단 전후실험	O_1 S O_2	사전검사 후 실험처치를 가하고 사후 검사를 통해 차이가 있는지를 밝힌다.
이질집단 전후실험	대조군: O_1 O_2 처치군: O_2 S O_4	두 집단을 사전검사하고 처치그룹에만 자극을 준 후 양쪽 집단을 두 차례 측정한다.
사후검사 실행	대조군: O_1 처치군: S O_2	두 집단을 무작위로 선택한 후 처치그룹에 자극을 주고, 두 집단 모두 측정한다.
무선표집 전후 통제집단실험	대조군: RO_1 O_1 처치군: RO_1 S O_4	무작위로 피험자를 표집하여 사전 검사를 실시하고 처치군에만 실험자극을 주어 실험 후 각각 검사한다.
솔로몬 4집단 설계	대조군: O_1 O_2 처치군: O_1 S O_4 대조군: O_1 처치군: S O_1	전후실험과 후실험만 실행하는 두 가지 검사를 결합한 것이다. 이는 연구자가 전실험의 편견이 결과 유출에 포함되었는지의 여부를 판별할 수 있게 한다.
연속 검사	처치군: O_1 O_2 O_3 S O_4 O_5 O_6 …	연구자가 자극의 전후에 적용된 완만한 변화를 측정하도록 해 준다.

주: R-무선 표집(인위적 조작을 안 함), O1, O3-실험 전 측정, O2, O4-실험 후 측정, S-자극(처치)

실험연구는 내적 타당도와 외적 타당도를 높이도록 해야 한다. 내적 타당도는 '이 실험처치가 그와 같은 결과를 가져왔느냐?' 라고 하는 최소한의 요구 조건이며, 외적 타당도는 '현재의 실험을 다른 조건에서도 같은 결과가 나올 수 있느냐?' 라고 하는 문제다. 즉, 일반화 가능성을 따지는 문제다.

이의 실험설계는 다음과 같다.

2. 연구 보고서 작성의 실제

1) 연구의 주제

연구의 주제는 전체 연구 내용을 간추린 연구 요약의 재요약이라고 할 수 있다. 연구 주제는 보통 15～25자 정도의 길이로 하되, 보통 2행으로 진술하며 독립변인과 종속변인의 순서를 제시한다. 특히 연구의 목표와 방법의 초점화되고 간결하면서 명확하게 표현해야 한다. 연구의 영역이나 범위를 벗어나지 않은 주제를 설정해야 한다.

예시 사회성 향상(종속변인)을 위한 반려견사육(독립변인) → 반려견사육(독립변인)을 통한 사회성 향상(종속변인)

2) 연구의 목차

연구의 목차는 연구 내용의 작은 제목이나 주제를 늘어놓은 차례다. 즉, 연구의 체계적 조직으로 연구의 개요, 구조, 형태를 명백하게 기술한 것으로 내용 목차, 표 목차, 그림 목차의 순으로 기재하며, 표 목차는 로마 숫자, 그림 목차는 아라비아 숫자로 표기하기도 한다.

연구의 일반적인 목차는 다음의 〈표 9-3〉과 같다.

표 9-3 연구의 목차

Ⅰ. 서론(연구의 개요)
- A. 연구의 필요성(문제의 진술, 동기, 취지)
- B. 연구의 목적(문제)
- C. 연구의 의의
- D. 용어의 정의

Ⅱ. 기초조사
- A. 조사내용
- B. 조사결과
- C. 결과분석

Ⅲ. 이론적 배경
- A. 문헌내용(문헌 연구, 이론적 기초)
- B. 조사결과(선행연구의 분석)
- C. 결과분석(기초조사)

Ⅳ. 연구 과제(가설, 실행목표)
- A. 연구 과제 1(실천과제 1, 가설 1)
- B. 연구 과제 2(실천과제 2, 가설 2)
- C. 연구 과제 3(실천과제 3, 가설 3)

Ⅴ. 연구방법
- A. 연구대상(표집 대상)
- B. 연구기간 및 일정(절차)
- C. 연구의 조직, 연구의 도구

Ⅵ. 연구의 실제(연구의 과정)
- A. 연구 과제 1의 실행(가설 1의 실행)
- B. 연구 과제 2의 실행(가설 2의 실행)
- C. 연구 과제 3의 실행(가설 3의 실행)

Ⅶ. 연구의 결과(검증 및 평가)
- A. 검증 항목 및 내용
- B. 조사결과
- C. 결과분석

Ⅷ. 결론 및 제언
- A. 요약
- B. 결론
- C. 제언

참고문헌

3) 서 론

(1) 연구의 필요성

연구의 필요성은 연구의 동기, 의의, 취지, 필요, 이유, 문제의식 등을 체계적으로 진술하는 가장 첫 머리글이다. 따라서 간결하면서도 연구의 당위성을 설득력 있게 나타내고 연구에서 구명해야 할 문제의 근본적인 필요성을 진술한다.

(2) 연구의 목적

연구 문제를 발견하여 해결하려고 노력하는 근본적인 이유나 취지, 구명하고자 하는 구체적인 사실을 진술하되 행동적 용어로 연구의 문제, 방향, 결과를 분명히 한다.

(3) 연구의 범위와 제한

범위는 연구자가 의도적, 계획적으로 가지는 연구의 한정이며 제한은 연구계획에 포함된 내용이거나, 연구수행에 동반된 추진내용이지만 외적 여건에 따른 타율적 제한에 의하여 실행이 불가능한 한계성을 밝힌다. 모든 연구가 지니는 특성이므로 범위의 한계를 정직하고 솔직하게 밝혀 연구의 내용을 뚜렷하게 나타낸다.

(4) 용어의 정의

해당 연구에서 사용하는 특정한 용어의 의미를 명백히 하기 위한 개념의 내용을 한정하는 뜻매김이다. 연구의 특성에 따라 다양하게 진술할 수 있으며 자신이 내린 조작적 정의에 대한 이론적 근거를 짧게 제시한다.

4) 이론적 배경

독립변인과 종속변인에 관련된 이론을 체계적으로 제시하여 연구의 실행목표나 가설을 이끌어 내는 원천이 되도록 한다. 나의 연구와 관련된 선행연구의 연구내용과 수준을 분명하게 밝히고 각 변인에 직접적으로 관련이 있는 개념, 이론, 법칙, 원리, 모형 등을 논리적으로 밝혀 연구주제의 타당성이 입증되도록 한다. 이론적 배경에는 문헌내용(문헌 연구), 조사결과, 결과분석 등을 기술한다.

5) 연구의 문제

연구의 내용이나 윤곽을 뚜렷이 하기 위하여 연구 주제를 하위 문제로 분석하여 구체적으로 구성한 연구 내용이다.

예시 '치매 노인의 지남력향상을 위하여 어떤 프로그램을 고안할 것인가?'
'치매노인을 위한 동물매개 프로그램을 어떻게 적용할 것인가?' 등

6) 실태 분석

현장 연구의 방향 결정, 연구문제 선정, 연구목적이나 가설을 설정하는 데 도

움을 얻기 위하여 현장 연구의 기초 자료를 수집 분석하는 활동이다. 연구 계획의 전 단계에서 실시하며 연구의 목적이나 연구 문제의 기저 자료로 활용하고 실태 분석의 목적, 내용, 방법, 결과, 고찰의 순으로 제시한다.

표 9-4 선행연구 분석(예시)

연도	연구자	주제	내용(시사점)

7) 실행 목표(가설)

실행 목표는 연구 목적을 달성하기 위하여 필요한 실천 과제를 개조식으로 요약하여 제시한다. 가설, 가정, 실행 가설, 실천 목표, 실행 중점 등의 용어에 관한 개념과 특징을 분명하게 이해하고 추진하고자 하는 연구 내용에 알맞은 표현을 선택하여 사용한다. 일반적으로 실천 연구와 조사 연구는 가설보다 가정 또는 실행(실천) 목표 사용이 바람직하다. 또한 전제와 방법, 결과가 함께 현재형으로 진술되고 검증이 가능해야 한다.

예시 가설 1(실행목표 1) 재활 승마프로그램(독립변인: 전제)의 적용은 지체장애아의 감각기능 회복(종속변인: 결과)에 영향을 준다(검증: CR검증).

8) 연구의 방법 및 절차(연구의 설계)

의도한 연구를 효율적으로 수행하여 연구 목적을 효과적으로 달성하도록 짜놓은 연구의 설계도이다. 때에 따라서는 연구의 방법, 실행계획, 가설의 실행계획, 실천계획 등의 표현으로도 사용한다. 연구의 대상(표집), 연구기간, 연구절차, 측정 및 도구, 자료의 수집과 분석방법(자료의 처리) 등의 순서로 기술한다.

연구의 측정 도구는 타당성, 신뢰성, 객관성이 입증되고 과학적 방법으로 제작되어야 한다. 자료의 분석방법(통계처리)은 평균(M) %, 상관계수(r), 표준점수(T, H, Z), CR 검증, t검증, 카이제곱(x^2) 등이 있다.

예시 (1)의 자료처리는 SPSS/PC 프로그램을 이용하였다.
(2)의 각 요인 빈도에 의하여 %로 분석하고 (다)의 성적은 M, SD로 특성을 분석하였다
(3)의 집단 간의 차는 x^2를 실시하여 $p < .05$ 수준에서 유의 수준을 분석하였다.

수집된 자료를 통계처리하기 위한 컴퓨터 프로그램은 다음과 같다.

표 9-5 통계 프로그램

프로그램	프로그램 내용
SAS(statistical analysis system)	통계분석뿐만 아니라 다양한 자료 분석과 문서작성 등 많은 기능을 갖추고 있다.
SPSS(statistical package for social science)	사회과학 분야에서 흔히 쓰이는 컴퓨터용 프로그램이다.
SPSS/PC+	SPSS 프로그램을 개인용 컴퓨터로 변환한 프로그램이다.

9) 연구의 실제(실천)

연구의 실행 목표나 가설의 타당한 실행(실천) 내용이어야 하며 연구가 추진되는 과정에 따라 단계적으로 기술한다. 연구추진 내용을 상세하게 진술하여 이해가 용이하도록 하고 실천 사례와 내용을 효율적으로 제시하여 연구의 객관도를 높이도록 한다.

예시 가. 실행목표 1의 실천(가설1의 실행)등으로 기술한다.

10) 연구의 결과

연구의 수행으로 인하여 나타난 연구 활동의 구체적인 성과를 연구의 가설별 또는 실행목표별로 진술한다. 실행방법이나 실천 내용을 간략하게 기술한 다음 나타난 결과를 제시하며 연구 결과의 실패 또는 성공 여부에 관계없이 연구 실

천으로 나타난 성과를 그대로 꾸밈없이 제시하여야 한다.

예시 가. 실행목표 1의 실천 결과(가설1의 실행 결과)등으로 기술한다.
~를 활용함으로써 사회성이 비교집단에 비하여 $p < .05$ 수준에서 유의차가 있었다.

11) 요 약

연구의 전체 과정별로 요점을 잡아 간추린 내용으로 연구의 전 과정에 걸친 모든 내용을 간추려 기술하되 연구의 필요성, 이론적 배경, 연구 방법 등을 간결하게 제시하고 연구의 목차, 가설 또는 실행목표, 결과 등은 구체적으로 진술한다.

12) 결 론

연구를 추진한 성과를 나타난 결과를 전제로 하여 그로부터 도출해 내는 연구자의 판단이다. 연구의 성과나 결과에 근거를 두고 설명함으로써 객관화한 '연구의 맺음말' 이어야 하며 연구 결과를 확대 해석하거나 논리적 비약을 하지 않도록 진술해야 한다.

13) 제 언

연구추진의 결과를 분석, 검토한 내용에 근거하여 연구자가 제시하는 발전적 의견으로 연구 추진의 성과가 미흡하였던 부분 적시하고 후속적 · 보완적 연구가 필요하다고 생각되는 내용을 기술한다.

14) 참고문헌

사용한 문헌이나 자료들을 빠짐없이 체계적으로 제시한다. 각주, 후주, 참고문헌 기록 등을 빠짐없이 기록한다. 순서는 한글은 가나다순으로 영문은 알파벳 순서로 하고 단행본, 간행물 순으로 제시한다. 외국서적은 한서, 일서, 양서 순으로 기재한다. 연구와 직접적인 관련이 없는 문헌이나 자료 등은 제시해서는 안 된다.

예시 참고문헌

안제국(2005). **애완동물 사육**. 부민문화사. p. 5.
임신재(2006). **동물행동학**. 살림출판사. p. 93.
환경부(2001). **야생동물 밀렵 · 밀거래 방지 및 수렵제도 개선에 관한 연구. 2집**, p. 33.
Brackert, H., and van Kleffens, C. (2002). *Von hunden und Menschen: geschichte einer lebinsgemeinschaft*. Verlag. pp. 31–56.

2 동물매개치료의 검증과 심리검사

1. 측정과 검사의 기초

1) 신뢰도

신뢰도(reliability)란 신뢰도란 동일한 조건의 측정 대상에 대한 검사점수의 '일관성' 또는' 안정성' 을 의미한다. 신뢰도 계수는 .00～1.00 사이의 값을 가지는데, 값이 클수록 신뢰도가 높다. 또는 일관성과 안정성이 높다고 한다.

- 검사-재검사 신뢰도: 한 검사를 동일한 대상에게 일정한 시차를 두고 실시한다.
- 동형검사 신뢰도: 2개의 동형검사를 같은 집단에게 실시하여 일관성을 검사한다.
- 반분 신뢰도: 하나의 검사를 실시한 후, 두 부분으로 나누어 검사하여 비교한다.
- 문항 내적 합치도: 한 검사에 속한 문항들 간의 일관성을 의미한다.

신뢰도는 능력검사는 .90 이상이어야 하고 성격, 흥미, 태도 등을 측정하는 검사는 .90 이하의 신뢰도를 보인다고 하더라도 수용하는 편이다.

2) 타당도

측정하고자 하는 바를 제대로 측정하도록 하기 위해 제작자가 거친 과정, 즉 타당화 과정을 제시하고 그 과정의 합리성을 구체적으로 보여 주기 위해 증거자료를 제시함으로써 검사의 타당성을 확보하는 경우가 많다. 따라서 신뢰도처럼 어떤 숫자로 제시되지 않는다.

- 내용 타당도: 전문가에 의해 각 문항이 제대로 측정하는지 판단하는 과정이다.
- 준거관련 타당도: 측정점수와 기준이 되는 준거점수와의 상관에 의한 검사이다. 준거타당도에는 공인 타당도, 예언 타당도가 있다.
- 구인 타당도: 측정점수가 인간의 어떤 심리적 구인으로 구성되었는지 확인한다. 수렴 타당도, 판별 타당도, 요인분석 방법 등이 있다.

3) 객관도

객관도(objectivity)란 평가자나 채점자의 주관성이 개입되지 않고 채점과 해석이 객관적인 것을 의미한다. 즉, 평가자에 따라 결과가 달라지는 것이 아니고 누가 채점과 해석을 하더라도 같은 결과가 나오도록 하는 것이다. 또한 같은 평가자가 시간을 달리해서 다시 채점과 해석을 하더라도 같은 결과를 얻게 되면 객관도가 높다고 말할 수 있다.

4) 실용도

검사를 실시하는 데 있어서 앞에서 다룬 요인들은 주로 검사 자체의 측정적인 측면에서 요구되는 요인, 다시 말해 검사 자체의 질을 평가하는 요인이다. 그러나 실용도(practicallity)는 검사의 경제성과 가편성과 같이 실제 검사를 활용할 때 고려되는 요인이다. 전문적인 훈련을 받은 자가 실시해야 하는가의 문제와 검사의 구입, 실시, 채점, 해석 등에 소요되는 경비, 그리고 검사 실시에 소요되는 시간 등의 전반적인 사항에 관한 문제라 할 수 있다.

2. 검증 방법의 유형

연구 보고서를 마무리 할 때 검증(결과 분석)을 어떻게(내용, 방법) 할 것인가? 고민할 때가 많다. 검증은 결과변인(종속 변인)에 대한 분석이어야 하며 양적인 방법과 질적인 방법을 동시에 적절히 사용하여야 신뢰도와 타당도를 높일 수 있다.

1) 양적인 검증방법

양적인 검증방법은 질문지, 검사지 등을 이용해 결과를 수량화해서 분석하는 방법으로 일반적으로 사용되고 있는 통계적 검증 방법은 다음과 같다.

표 9-6 통계적 검증방법의 종류

명 칭	사 용	통 계
표준점수	• Z점수, T점수 등이 있다. • 측정단위의 동간성이 유지된다.	• 원점수를 통계적 절차를 통해서 표준점수로 환산한다.
표준편차 (SD)	• 동간 비율 측정치에서 계산 할 수 있다. • 빈도 분포상 각 점수의 상대적 위치에 따른 편포의 정도를 나타낸다.	• 점수간 분산된 정도만 나타낸다. • 정상분포 곡선과 관련지어 해석한다.
CR	• 두 집단 간의 차의 통계적 의의도를 검증할 때 사용한다. • 사례수가 30 이상일 때 사용한다.	• 모집단의 N, M, SD를 알아야 한다. • 영가설을 설정했을 경우 사용한다. • 측정치를 정상분포로 가정한다.
백분위 (%)	• 100에 대한 분포상에서 서열이다. • 반드시 N(빈도)과 함께 사용해야 한다.	• 측정치 간의 차이가 의의 있는지? 예언하거나 추리하는 해석을 하지 못한다.

상관계수 (r)	• 어떤 사실을 예언하는 데 쓰인다. • 두 변인의 상관관계를 수치로 나타낸다.	• 상관관계 측정치가 아니고 지수이므로 가감 승제해도 아무런 의미가 없다.
평균 (M)	• 점수를 더해서 사례 수로 나눈다.	• M과 SD가 함께 사용되어야 한다.
t	• 크기가 작은 집단 간의 평균차이를 추정할 때 사용한다. • 사례수가 30미만일 때 많이 사용한다. (대집단일 때도 사용)	• 모집단의 통계치를 모을 때 사용한다. • 비교하려는 두 개의 표본은 크기가 대체로 같아야 한다(±20%). • 전집의 측정치의 분포가 정상분포라고 가정한다.
x^2	• 구체적 영역안에서 응답빈도를 비교 독립적인 빈도자료에만 사용한다. • 변인과 변인의 관련성 유무를 분석한다.	• 전후, 좌우 동시비교를 할 때 많이 사용한다. • 예상 빈도가 5 미만인 경우는 사용하지 않는다.
F	• 세 개 이상의 실험조건일 경우에 적용 -일원 변량분석-독립변인 하나 -요인인 변량분석-독립변인이 둘 -다원 변량분석-독립변인이 셋 이상	• 어떤 크기의 표본에게도 적용할 수 있다.
문항 곤란도(P)	• 검사지의 양호도를 검사할 때 사용한다. • 각문항의 어려운 정도를 나타낸다.	• 수치는 10~90%일 것을 요구한다.
문항 변별도 (DI)	• 검사지의 양호도를 검사할 때 사용한다. • 문항과 어떤 준거와의 상관을 말한다. • 대개 문항 내적 합치도를 많이 사용한다.	• 수치는 +0.20 이상의 지수를 요구한다.

2) 질적인 검증방법

질적인 연구방법이란 연구자가 관찰결과를 정리해서 문장상으로 기술하는 방법이다. 질적인 연구방법을 잘못하면 연구자의 의도대로 기술할 가능성이 있다. 따라서 관찰하기 전 객관적인 관찰계획을 수립하여 활용하도록 해야 한다.

표 9-7 **관찰 기록지**(예시)

상황 1. 명랑하고 기분이 좋아 보인다. 1------2------3------4------5------6------7------8------9------10	점수 ______
상황 2. 여가나 오락 활동에 관심이 많다. 1------2------3------4------5------6------7------8------9------10	점수 ______

3. 동물매개치료를 위한 심리검사

1) 심리 평가와 심리검사

동물매개활동이나 치료를 효과적으로 수행하기 위하여 치료 대상자에 대한 심리적 상태를 평가하는 것이 대단히 중요하다. 심리평가(psychological assessment)는 개인의 심리적 특성을 이해하기 위한 일련의 전문적 과정으로서 심리검사, 면담, 행동관찰 등 다양한 방법에 의해 이루어진다. 심리검사란 지능, 성격, 진로, 적성, 흥미, 자기 개념 등의 모든 검사를 통칭하는 용어로 심리학의 한 영역에 속한다. 인간의 성격, 능력 및 그 밖에 사람이 가지고 있는 심리적 특

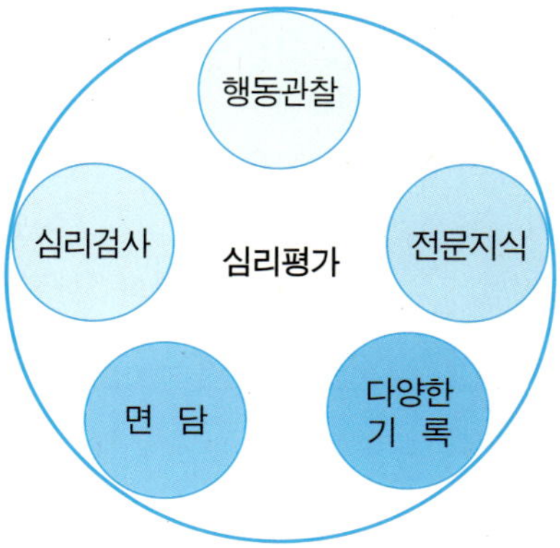

그림 9-1 심리 평가의 내용

성의 내용과 수준을 밝힐 목적으로 일정한 조건 하에 이미 마련되어 있는 문제나 작업을 제시한 다음 그 사람의 행동을 표준적 관점에 비추어 수량화하는 절차를 말한다.

2) 심리검사의 종류

심리검사(psychological test)는 심리평가의 가장 기본이 되는 방법으로 심리적 현상에서 개인차를 비교하고 개인의 전체적, 인격적, 행동적 측면을 이해하기 위한 심리학적 측정과정을 말한다. 관찰과 면담에 비해 절차와 결과의 해석방법이 객관적이고 구조화되어 있어 객관적이고 과학적인 가치를 추구하는 방법이라고 할 수 있다.

(1) 지능검사

국내에서 사용 가능한 주요 검사는 다음과 같다.

표 9-8 주요지능검사 목록

구분	검사명	대상	연구자	출판기관	발행년도
집단용	지능검사(KIT-P)	초등 2~6년생	행동과학연구소	한국가이던스	1993
	지능검사(KIT-M)	중학생	행동과학연구소	한국가이던스	1993
	지능검사(KIT-A)	고교생	행동과학연구소	한국가이던스	1994
개인용	고대-비네검사	4~15세	전용신	고대행동과학연구소	1970
	KEDI-WISC	5~15세	한국교육개발원	한국교육개발원	1991
	KEDI-WISC-III	6~16세	곽금주 외	(주)도서출판특수교육	2001
	K-WAIS	성인	한국임상심리학회	한국가이던스	1992
	K-ABC	2~12세	문수백, 변창진	학지사	1997

(2) 성격검사

성격검사는 정상-비정상, 성숙-비성숙, 도덕-비도덕이라는 차원으로 해석해서는 안 된다. 우리나라에서 사용되고 있는 성격 및 인성검사는 다음과 같다.

표 9-9 성격검사 및 인성검사 목록

검 사 명	대 상	출판 기관	발행년도
MMPI 다면적 인성검사	중학생~성인	한국가이던스	1994
성인용 성격요인검사	성인	한국심리적성연구소	1990
MMTIC 성격유형검사	8~13세	한국심리검사연구소	1993
MBTI 성격유형검사	고교생~성인	한국심리검사연구소	1994
KIPA 인성검사	중고생	한국심리적성연구소	1990
KPI 성격검사	중고생	한국행동과학연구소	1996
KPI 성격검사	대학생	한국행동과학연구소	1996
KPIT 일반 인성검사	중고생	한국심리검사연구소	1993
표준화 인성진단검사	대학생~성인	코리안 테스팅 센터	1992
자아개념진단검사	중고생	한국심리적성연구소	1990
사회성숙도검사	유아용, 성인용	중앙적성출판사	1995

투사적 성격검사는 주제통각 검사(TAT), 잉크반점 검사(Rorschach 검사), 그림검사(HTP, 집-나무-사람 그림검사), 문장완성 검사, 가족화 검사(Kinetic Family Drawing: KFD)등이 있다. 그러나 주제통각 검사(TAT)와 잉크반점 검사는 해석하는 데 채점과정이 복잡하고 주관적인 측면이 있어 검사자의 전문성이 요구된다.

(3) 우울검사

아동용 우울검사(Children' s Depression Inventory: CDI)와 성인용 한국어판 역학연구-우울척도(Revised Korean Version of the Center for Epidemiologic-Depression Scale: CES-D-K)가 있다. 이 검사는 우울한 기분, 죄책감, 무가치감,

무기력감, 심리 운동적 지체상태, 식욕의 상실, 수면장애 등을 주로 반영한 것이다. 미국정신의학회에서 제시한 주요 우울증의 진단기준은 다음과 같다.

표 9-10 DSM-IV(미국정신의학회, 1994)의 주요우울증 진단 기준

- 거의 매일, 하루 종일 우울한 기분이다.
- 흥미, 즐거움, 활동이 뚜렷하게 떨어져 있다.
- 체중이 줄고, 식욕저하가 심하다(혹은 체중 증가, 식욕 항진의 경우도 있다).
- 거의 매일 불면증이 있다(반대로 지나치게 잠을 많이 자는 수도 있다).
- 안절부절못하거나, 혹은 반대로 거의 꼼짝하지 않는다.
- 피곤하고 기운이 없다.
- 허무한 마음, 지나친 죄책감에 시달린다.
- 생각이 잘 나지 않고, 집중이 어렵고, 결정을 잘 내리지 못한다.
- 계속해서 죽는 생각에 사로잡히거나, 자살 생각 혹은 시도를 한다.

(4) 자폐증의 자가진단 검사

자폐증 클리닉센터의 자가진단 검사는 이 검사는 자폐증 클리닉센터에서 무료로 검사를 받을 수 있다(http://www.autismcenter.or.kr/new/self.htm). 자폐증 자가 진단 체크리스트는 다음과 같다.

표 9-11 자폐증 진단 체크 리스트

언어적인 면	습관적 행동
• 의미 없는 소리를 중얼거린다. • 같은 말을 반복한다. • 남의 묻는 말을 따라서 한다. • 대명사를 특히 혼동하여 '나' 라는 말을 사용하지 못한다. • 위치를 나타내는 어휘, 조사를 혼동한다. • '예' 라고 대답하지 못한다. • 간단한 지시도 따르지 못한다. • 말에 억양이나 리듬이 없다. • 원하는 물건을 얻기 위하여 억지를 부린다. • 언어습득이 훨씬 늦다.	• 일정한 행동을 반복한다. • 손을 물어뜯거나 머리를 박는 등 자해행위를 한다. • 특정한 물건에 집착한다. • 물건을 돌리거나 휘두르거나 두들긴다. • 물건을 일렬로 늘어놓는 경우가 많다. • 오랫동안 초점 없이 허공을 응시한다. • 산만하고 과다행동을 보인다. • 물건을 부수거나 잘 던진다. • 무서움을 모르고 높은 곳에 올라간다. • 물건을 잡고 냄새 맡거나 맛보려고 한다.

사회성(대인, 대상황)	신체 동작
• 시선을 바르게 주지 않는다. • 상황의 변화에 대응하지 못한다. • 낯선 사람에게도 반응하지 않는다. • 남에게 대응하는 미소가 없다. • 남의 표정에 반응하지 않는다. • 손을 내밀거나 요구하지 않는다. • 무턱대고 억지를 부린다. • 또래와 어울리지 못한다. • 대소변 훈련이 잘 안 되고 훈련이 지체된다. • 다른 아동의 놀이에 끼어들지 못하고 모방도 못한다. • 옷과 신발을 신는 것이 늦게 습득된다.	• 오래 동안 몸을 흔들거나 돌린다. • 손을 날개치듯 파닥인다. • 발끝으로 걷는다. • 안기지 않거나 안겨도 몸이 뻣뻣하다. **감각 반응** • 특정 음에 귀를 막는다. • 아픈 자극에도 반응을 하지 않는다. • 자연광 아래에서도 눈을 감거나 찌푸리거나 곁눈질하며 다닌다.

(5) 인지기능검사 및 기억검사

노인의 인지기능 장애 유무 및 치매 여부를 평가하기 위한 MMSE-K 검사, 뇌손상 환자 또는 치매 환자의 전반적인 인지능력을 쉽고 객관적으로 측정하는 한국판 치매평가검사(K-DRS)가 있으며, 성인용 기억검사로 MAS(Memory Assessment Scale), 기억기능 평가로 WMS(Wechsler Memory Scale), BGT (Bender-Gestalt Test) 등이 있다.

(6) 기타 검사

- 불안검사: BAI(Beck's Anxiety Inventory)
- 간이정신진단검사: SCL-90-R(Symptom Checklist -90-Reversion)
- 강박증 검사: OCD Inventory

(7) 주요 심리검사 시행 기관 및 사이트

- 에듀토피아 중앙교육(www.edutopia.com)
- 한국가이던스(www.guidance.co.kr)
- 한국심리검사연구소(www.kpti.com)

- 서울청소년종합상담실(www.teen1318.or.kr)
- 한국청소년상담원(www.kyci.or.kr)
- 한국행동과학연구소(www.kirbs.re.kr)
- 자폐증 치료센터(www.autismcenter.or.kr)
- 한국적성연구소(www.juksungtest.co.kr)
- 한국특수요육연구소(www.jape.co.kr)
- 한국 MBTI연구소(www.mbti.co.kr)

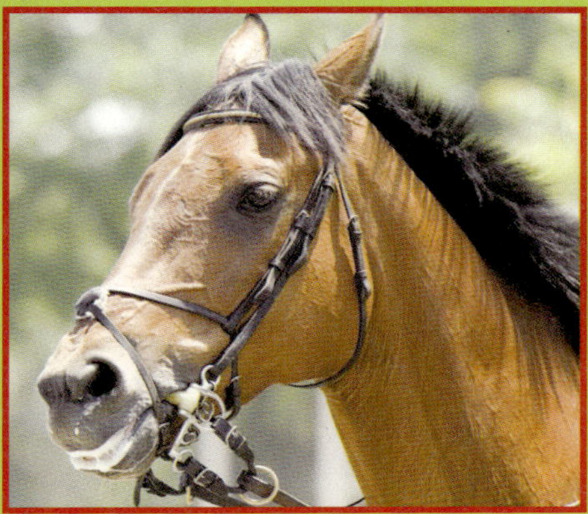

부록

- **부록 1** 동물 매개치료 신청서
- **부록 2** 동물 매개치료 내담자 선발지
- **부록 3** 서약서
- **부록 4** 동물 매개치료 면접지
- **부록 5** 동물 매개치료 일지
- **부록 6** 심리검사 및 관찰 보고서
- **부록 7** 치료도우미견 점검표

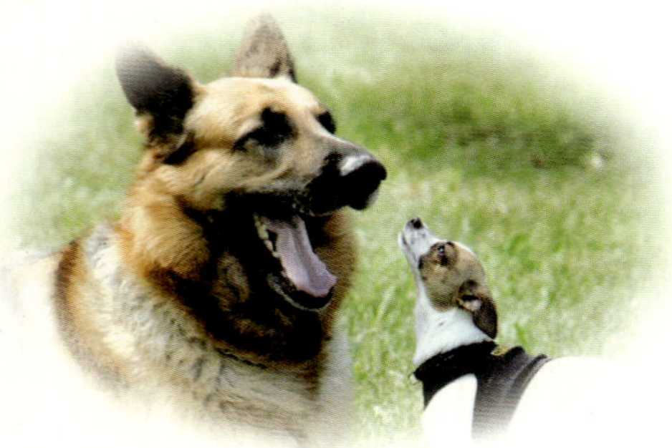

[부록 1]

동물 매개치료 신청서

<table>
<tr><td>성 명</td><td></td><td>연령</td><td>만 세</td><td>성별</td><td></td><td>좋아하는 동물</td><td></td></tr>
<tr><td>주 소</td><td colspan="7"></td></tr>
<tr><td>교육 정도</td><td></td><td>결혼상태</td><td colspan="2">기혼 미혼 별거</td><td>직장(학교)</td><td colspan="2"></td></tr>
<tr><td rowspan="5">가족사항</td><td>성 명</td><td>연 령</td><td>학 년</td><td colspan="2">직 업</td><td>관 계</td><td>동거 유무
(예, 아니요)</td></tr>
<tr><td></td><td></td><td></td><td colspan="2"></td><td></td><td></td></tr>
<tr><td></td><td></td><td></td><td colspan="2"></td><td></td><td></td></tr>
<tr><td></td><td></td><td></td><td colspan="2"></td><td></td><td></td></tr>
<tr><td></td><td></td><td></td><td colspan="2"></td><td></td><td></td></tr>
<tr><td colspan="8">현재 나타나고 있는 문제: (당신이 도움을 청하는 이유를 당신 자신의 말로 쓰십시오)</td></tr>
<tr><td colspan="8">현재 나타나고 있는 문제의 진행 및 상황:</td></tr>
<tr><td colspan="8">치료 경험:</td></tr>
</table>

한 국 동 물 매 개 치 료 협 회

[부록 2]

동물 매개치료 내담자 선발지

성 명		연 령	만 세	성 별		보호자 성명	
주 소						연락처	
동물에 대한 행동양식과 반응							
• 동물 털 알레르기				□없다 □있다 어떤 동물: ________			
• 동물에 대한 공포심				□없다 □있다 어떤 동물: ________			
• 동물에 대한 학대나 공격 경험				□없다 □있다			
• 사람에 대한 학대나 공격 경험				□없다 □있다			
• 환각 증상				□없다 □있다			
• 치매				□없다 □있다			
• 심한 정서적 문제				□없다 □있다			
• 주의력 결핍 및 과잉행동				□없다 □있다			
• 심한 발달 장애				□없다 □있다			
• 내담자가 키웠던 애완동물				□없다 □있다 어떤 동물: ________			
• 동물과 관련된 부정적 경험				□없다 □있다 어떤 일: ________			
• 좋아하는 동물은?				□없다 □있다 어떤 동물: ________			
• 싫어하는 동물은?				□없다 □있다 어떤 동물: ________			
동물매개치료에 참여를 원하고 있는가?				본인		보호자	
				□예 □아니요		□예 □아니요	
종합판정	동물매개치료에 적합한가? □예 □아니요					판정자: 인	

한 국 동 물 매 개 치 료 협 회

[부록 3]

서 약 서

1. 나는 매개치료 기간 동안 성실하게 참여할 것을 다짐합니다.

2. 매개치료 동안에는 현재 있는 문제 행동을 가능한 한 하지 않을 것입니다.

3. 매개 치료 동안에 제시된 과제나 숙제를 꼭 하겠습니다.

4. 매개치료사와의 약속을 지키며 나의 발전을 위해 노력하겠습니다.

5. 같이 참가한 다른 사람에게 피해가 가지 않도록 하겠습니다.

6. 매개치료(활동)동물을 사랑하고 정성껏 보살피겠습니다.

__________ 년 __________ 월 __________ 일

대상자 __________ 서명
보호자 __________ 서명

한 국 동 물 매 개 치 료 협 회

[부록 4]

동물 매개치료 면접지

접수번호: ______ 치료자: ______ 매개동물: ______ 성명 ______ 성별: _______

<table>
<tr><td rowspan="2">대 상 자</td><td rowspan="2"></td><td>치료 형태</td><td>방문/내원 · 개인/집단</td></tr>
<tr><td>구 분</td><td>가정, 복지시설, 교정시설, 병원, 기타</td></tr>
<tr><td>예 약 일</td><td>년 월 일</td><td>치료 회기</td><td>총 회기</td></tr>
<tr><td>치료분야
(해당 부분
모두 ○표)</td><td colspan="3">① 인생: 성격, 우울증, 고독, 불안, 분노, 각종 중독, 심리적 갈등
② 의료: 신체장애, 정신 정서장애, 건강생활
③ 성: 음란, 성폭력, 실연, 임신, 성관계
④ 사회생활, 가족: 대인관계, 실직, 가족: 가족갈등, 고부갈등, 자녀교육
⑤ 청소년: 성적, 폭력, 가출, 비행, 친구 관계
⑥ 위기: 범죄, 자살, 죽음</td></tr>
<tr><td colspan="4">1. 대상자 호소문제

2. 대상자 현황
① 대상자 및 가족사항

② 가계도

③ 상담내용 또는 관찰내용
㉮ 진단
㉯ 목표

3. 개입

4. 과제

5. 상담 · 치료 계획</td></tr>
</table>

한 국 동 물 매 개 치 료 협 회

[부록 5]

동물 매개치료 일지

접수번호: ______ 치료자: ______ 매개동물: ______ 성명 ______ 성별: _______

<table>
<tr><td colspan="2">회 기</td><td>(　　) / 회기</td><td>치료일시</td><td>년 월 일 시~ 시(시간)</td></tr>
<tr><td colspan="2">주제(활동명)</td><td colspan="3"></td></tr>
<tr><td colspan="2">치료(활동)목표</td><td colspan="3"></td></tr>
<tr><td colspan="2">치료(활동) 내용</td><td colspan="3"></td></tr>
<tr><td rowspan="4">관
찰
내
용</td><td>인지</td><td colspan="3"></td></tr>
<tr><td>행동</td><td colspan="3"></td></tr>
<tr><td>정서</td><td colspan="3"></td></tr>
<tr><td>기타</td><td colspan="3"></td></tr>
<tr><td colspan="2">특이 사항</td><td colspan="3"></td></tr>
<tr><td colspan="2">반성 및
차후 계획</td><td colspan="3"></td></tr>
</table>

한 국 동 물 매 개 치 료 협 회

[부록 6]

심리검사 및 관찰 보고서

Ⅰ. 인적사항

1. 성　명:
2. 생년월일:　　　년　　월　　일(만　　세)

Ⅱ. 의뢰사유

Ⅲ. 검사 및 면접 태도

심리 검사	1. 검사종류: 2. 검사실시 일자: 3. 결과해석:
관찰 · 면접	1. 면접태도 2. 정신적 상태 3. 신체적 상태 4. 기타
보호자 의견	
요약 및 제언	

한 국 동 물 매 개 치 료 협 회

[부록 7]

치료도우미견 점검표

1. 도우미견 소유자 현황

성 명	(인)	연령	만 세	성별	
주 소					
E-mail					
집전화		핸드폰			
직 업					
직장 주소					

2. 도우미견 현황

견이름		생 일		성 별	
품 종		털 색깔		체 중	

일반 사항		
불임수술 여부		□ 예(날짜 : 년 월) □ 아니요
사육장소		□ 실내 □ 옥외
건강 상태	예방 접종일	1) 광 견 병 : 년 월 일 2) 종합백신 : 년 월 일
	구충제 투약	최근 내부 구충제 투약일 : 년 월 일 최근 외부 구충제 투약일 : 년 월 일 최근 심장 사상충 구제일 : 년 월 일
	과거의 병력	□ 없다 □ 있다 병명:
	현재 건강상태	□ 양호 □ 보통 □ 불량
훈련 상태	훈련 장소	□ 가정 □ 훈련소 □ 기타:
	훈련 기간	( ) 개월 □ 훈련 하지 않음
성격 및 행동	공격성	□ 없음 □ 가끔 □ 심함
	활발성	□ 활발함 □ 보통 □ 얌전함
	친밀성	□ 아무에게나 □ 주인에게만 □ 친밀성 없음
기타		

위와 같이 치료도우미견을 점검함

년 월 일

점검자: (인)

한 국 동 물 매 개 치 료 협 회

참고문헌

강미영(2006). 현실요법. 학생상담기본. 한국교총 원격교육연수원.

강민수, 강태석, 강창원, 김석철, 김선균, 박연진, 서국성, 이성호, 이순복, 이종완, 최광수, 최형송(2004). 애완동물. 선진문화사.

곽금주(2003). 아동 심리평가와 검사. 학지사.

교육부(1995). 가축 영양 · 사료. 대한교과서.

교육부(1996). 축산. 대한교과서.

구 현(2003). 상담의 원리와 기법. 학생상담기본. 한국교총 원격교육연수원.

권도승 역(2006). 동물과의 대화. 샘터.

김계현, 황매향, 선혜연, 김영빈(2004). 상담과 심리검사. 학지사.

김남중, 김옥진, 송승희, 윤기영, 이철호, 장환수, 황학균(2006). 애견질병학. 21세기사.

김동일, 김신호, 이근재, 정일호, 정종진(2004). 아동발달과 학습. 교육출판사.

김병성(1996). 교육연구방법. 학지사.

김성천(1997). 반려견 매개프로그램 사회복지 대상자에게 미치는 효과. 한국사회복지학회지, 36, 1-19.

김성천, 노혜련(1998). 치료감호소의 만성정신장애인을 대상으로 한 반려견 방문프로그램의 효과에 관한 연구. 한국 사회복지학회지, 36, 1-20.

김성천, 노혜련, 최인숙(1998). 학교폭력으로 인해 대인관계의 문제를 갖게 된 청소년에 적용한 동물매개프로그램의 효과에 관한 연구. 정신보건사회사업학회지, 5, 6-12.

김양순 역(2006) 동물보조 치료와 상담. 학지사.

김인자 역(2004) 현실요법의 적용. 한국심리상담연구소.

김인자(1997). 현실요법과 선택이론. 한국심리상담연구소.

김인자(2006). 현실요법의 이론과 실제. 전문상담가 과정. 한국교원연수원.

김정규(2006). 게슈탈트 심리치료. 학지사.

김정환(2001). 한국의 딱정벌레. 교학사.

김종서(1990). 교육연구의 방법. 배영사.
김진석(2005). 동물의 권리와 복지. 건국대학교 출판부.
김충기, 강봉규(2002). 현대상담 이론과 실제. 교육과학사.
김충기, 김현욱(1993). 상담과 심리치료의 원리와 실제. 성원사.
농촌진흥청(1992). 가축위생과 질병.
류진혜(2006). 인지 및 행동주의 상담. 전문상담가 과정. 한국교원연수원.
박 순(2003). 심리상담의 입문. 학생상담기본. 한국교총 원격교육연수원.
박경애(1999). 인지행동치료의 실제. 학지사.
박도순(1992). 교육연구방법론. 문음사.
박영숙(1994). 심리평가의 실제. 하나의학사.
박영이(2006). 게슈탈트 상담. 전문상담가 과정. 한국교원연수원.
박재학(2006a). 실험동물의 사용과 관리. 무지개사.
박재학(2006b). 실험동물의 질병관리. 서울대학교 출판부.
손민우(2007). 부안누에타운 세계곤충도감시리즈 1편 세계의 사슴벌레. 부안군.
송명자(1995). 발달심리학. 학지사.
송해범, 안종호, 이주삼, 전우민, 조익환, 조헌조(2003). 인간과 동물. 선진문화사.
신성자(2001). 자폐아동의 대인 상호작용 증진을 위한 치료견의 매개프로그램의 효과 및 효과 지속성에 대한 평가. 한국사회복지학회지, 45, 250-287.
신성자, 권신영(2000). 치료견 매개 프로그램이 자폐아동의 사회성 향상에 미치는 영향. 한국사회복지학회지, 43, 157-192.
안귀여루(2006). 인간 중심 상담. 전문상담가 과정. 한국교원연수원.
안제국(2003). 가축관리 실무. 문봉출판사.
안제국(2005). 애완동물사육. 부민문화사.
오문균, 장환수, 전재인(2004). 애반려견의 행동학. 도서출판 한진.
오성춘 역(1985). 목회와 지역사회. 대한기독교서회.
오성춘(1987). 목회와 상담사례 분석. 대한예수교장로회 출판국.
오성춘(2000). 상담원리와 기초이론. 상담교육전문가과정. 한국인성교육협회.
오세영(1994). 개의 번식 생리. 바이엘화학 사보.
유병호(2000). 저 푸름을 닮은 야생동물. 도서출판 다른 세상.
윤석봉(1985). 비교해부학. 선진문화사.
이병훈(1994). 동물행동학. 아카데미서적.
이영희 역(2002). 색의 유혹. 예담.

이용빈(1980). 가축인공 수정론. 향문사.

이우신(1994). 우리가 정말 알아야 할 우리 새 백 가지. 현암사.

이윤기(2000). 그리스 로마 신화. 웅진닷컴.

이장호, 국영자(1992). 상담연습교본. 법문사.

이장호(1995). 상담심리학. 박영사.

이정주, 이우신, 임신재(2001). 우리나라 도별 순환수렵제도의 실태와 개선방향. 한국임학회지, 90, 346-354.

이형득, 김선남, 김성희, 이성태, 이수용, 전종국, 정욱호(1992). 상담의 이론적 접근. 형설출판사.

이형득, 김선남, 김성희, 이성태, 이수용, 전종국, 정욱호(2005). 상담의 이론적 접근. 형설출판사.

임동주(2001). 애견대백과. 도서출판 마야.

임신재(2006). 동물행동학. 살림출판사.

임신재, 김진석, 김창근, 방명걸, 백인기, 이우신, 장문백, 최윤주(2005). 동물 행동의 이해와 응용. 라이프사이언스.

정 민(2003). 한시 속의 새. 그림 속의 새. 효형출판.

정여주(2003). 미술치료의 이해. 학지사.

제석봉, 유계석, 박은영 공역(1999). 유능한 상담자. 학지사.

조현춘, 조현재 공역(1996). 심리상담과 치료의 이론과 실제. 시그마프레스.

주리애(2003). 미술치료요리책. 아트북스.

주종원, 배귀석, 최낙진, 장유민, 민우기, 최행석, 박호성, 이주양(2004). 인간생활과 동물. 토마토.

최세환(2006). 발표 보조견 프로그램이 아동의 발표행동에 미치는 효과. 계명대 박사학위 논문.

충청북도교원단체연합회(1999). 현장교육연구법. 충북교원단체연합회.

한국교원단체총연합회(1997). 현장교육연구방법론. 한국교육신문사.

한국애견협회(2004). 애견종합관리학. 신흥메드사이언스.

한국직업능력 개발원(2002). 사육기술 I. 교육인적자원부.

한국직업능력 개발원(2003). 사육기술 II. 교육인적자원부.

한국직업능력 개발원(2006). 축산. 교육인적자원부.

한기연(2006). 개인상담, 전문상담가 과정. 한국교총 원격교육연수원.

한인규(1994). 비교동물 영양학. 서울대학교 농업생명과학대학.

한홍률(1991). 애완동물의 영양과 질병. 상록.

허경철(1989). 현장교육연구. 배영사.

홍지영(2003). 인간중심 상담. 학생상담기본. 한국교총 원격교육연수원.

홍하일, 박인진(1993). 신생견의 질병. 대한수의학회지. 19.

환경부(2001). 야생동물 밀렵 · 밀거래 방지 및 수렵제도 개선에 관한 연구.

Alcock, J. (2001). *Animal behavior: an evolutionary approach* (7th ed.). Sinauer Associates, Inc.

Alcock, J. (2001). *The triumph of sociobiology*. Oxford University Press.

Allen, K. M., & Blaskovich, J. (1996). The value of service dogs for people with severe ambulatory disabilities. *JAMA, 27,* 1001–1006.

American Kennel Club. (2003). Canine good citizen procedures. Retrieved May 15, 2004, from http://www.akc.org.

Anderson, W. P., Reid, C. M., & Jennings, G. L. (1992). Pet ownership and risk factors for cardiovascular disease. *Med J. Aust, 157,* 298–301.

Appleby, M. C., & Hughes, B. O. (1997). *Animal welfare*. CABI Publishing.

Barba, B. E. (1995). The positive influence of animals: animal-assisted therapy in acute care. *Clin Nurs Specialist 1999,* 199–202.

Batson, K., McCabe, W., Baun, M. M., & Wilson, C. (1995). The effect of a therapy dog on socialization and physiologic indicators of stress in persons diagnosed with Alzheimer's disease. In C. C. Wilson & D. C. Turner (eds.). *Companion Animals in Human Health*. Thousand Oaks, CA. Sage.

Bennett-Branson S. M., & Craig K. D. (1993). Postoperative pain in children: Developmental and family influences on spontaneous coping strategies. *Canadian Journal of Behavioral Sciences, 25,* 355–383.

Brackert, H., & van Kleffens, C. (2002). *Von hunden und Menschen: geschichte einer lebinsgemeinschaft*. Verlag.

Burch, M. R. (2003). *Wanted! Animal volunteers*. New York: Howell.

Case, L. P. (1999). *The dog: Its behavior, nutrition & health*. Iowa State University Press.

Chandler, C. K. (2005). *Animal assisted therapy in counseling*. Taylor & Francis Group, LLC.

Churchill, M. J., Safaoui, B., McCabe, W., & Baum, M. M. (1999). Using a therapy dog to alleviate the agitation and desocialization for people with Alzeimer's disease. *Journal of Psychosocial Nursing Mental Health Service. 37*, 16-22.

Clothies, S. (1996). Understanding puppy testing. Retrieved June 23, 2004, from http://www.flyingdogprees.com.

Cohen, D. (1993). Management of postoperative pain in children. In N. L. Schechter, C. B. Berde, & M. Yaster (eds.). *Pain in infants, children and adolescents.* Williams & Williams, 357-384.

Cole, K. M,, & Gawlinski, A. R. N. (2000). Aniaml-assisted therapy: The human-animal bond. *AACN Clin Issues Adv Crit Care. 11*, 139-149. (http://gateway.ut.ovid.com/gw1/ovidweb.cgi)

De Wall, F. (1998). *Chimpanzee politics.* The Johns Hopkins University Press.

Delta society. (2000). *Pet Partner team training course manual* (5th ed). Renton.

Delta society. (2004). *Pet Partner team training course manual* (6th ed). Renton.

Doane, B. M. (2001). *Parrot training*. Howell Book House.

Edward, E. H. (2002). *Ultimate horse.* Dorling Kindersley.

Fick, K. (1995). *The influence of an animal on social interactions of nursing home residents in a group setting, The American Journal of Occupational Therapy, 47*(6), 529-543.

Fila, D. (1991). The significance of companion animals to a geriatric vascular case study. *Holistic Nurs. Pract,* 5, 2.

Forge, B. (2003). *Cat owner's manual.* Dorling Kindersley.

Fraser, A. F., & Broom, D. M. (1990). *Farm animal behaviour and welfare.* Bailliere Tindall.

Friedmann, E., Katcher, A., & Meislich, D. (1983). When pet owners are hospitalized: Significance of companion animals during hospitalization. In A. H. Katcher, M. Beck (eds.). *New Perspectives on Our Lives with Animal Companions Philadelphia.* University of Pennsylvania Press.

Friedmann, E., & Thomas, S. A. (1995). Pet ownership, social support, and one-year survival after acute myocardial infarction in the cardiac arrhythmia suppression trial (CAST). *Am J Cardiol, 76,* 1213-1217.

Gage, L. J. (2002). *Hand-rearing wild and domestic mammals.* Iowa State Press,

A Blackwell Publishing Company.

Goodenough, F., McGuire, B., & Wallace, R. A. (2001). *Perspectives on animal behavior*(2nd ed.). John Wiley & Sons. Inc.

Greene, C. E. (2006). *Infectious disease of the dog and cat*. Saunders Elsevier.

Hafez, E. S. E. (1975). *The behavior of domestic animals* (3rd ed.). Bailliere Tindall.

Hill, L. (1998). *Pet owner's guide to the hamster*. Ringpress Book Ltd.

Hines, L. M. (1996). Perspectives on animal-assisted activities and therapy. In *Standards of Practice for Animal-Assisted Activities and Therapy*. (p. 3). Renton, WA: Delta Society.

Hoffman, M. (1999). *Dogspeak: How to understand your dog and help him understand you*. Rodale Press.

Intermountain Therapy Animal. (2005). Reading education assistance dogs team training manual (4th ed). Utah: Author.

Jasper, J. M., & Nelkin, D. (1992). *The animal rights crusade*. The Free Press.

Katcher, A. H., & Wilkins, G. G. (2002). *The Centaur's lessons: The companionable zoo method of therapeutic education based upon contact with animals and nature study*. Retrieved June 23, 2004, from http://www.PAN-inc.org.

Kear, K. (1990). Pet-facilitated therapy and the elderly. *Dog World, 25,* 75.

Khan, M. A., & Farrag, N. (2000). Animal-assisted activity and infection control implications in a healthcare setting. *Journal of Hospital Infection*. *46*, 4-11.

Kokki, H. (2004). Current management of pediatric postoperative pain. *Expert Review of Neurotherapeutics 4*, 295-306.

Kongable, L. G., Stolley, J. M., & Buckwalter, K. C. (1990). *Pet therapy for Alzheimer's patient: A Survey*. J Long-Term Care Admin.

Krebs, C. J. (1994). *Ecology: the experimental analysis of distribution and abundance*(4th ed.). Harper Collins College Publishers.

Lacoff, S. L. (2000). *Boris M. Levinson: A historical perspective: A focus on his work Involving animal-assisted psychotherapy*. Miami Institute of psychology of the Caribbern Center of Advanced Studies.

Levinson, B. M. (1969). *Pet-oriented child psychotherapy*. Springfield.

Levinson, B. M. (1997). *Pet-oriented child psychotherapy* (2nd ed.). Springfield.

Lucidi, P., Bernabo, N., Panunzi, M., Villa, P. D., & Mattioli, M. (2005). Ethotest: A new model to identify (shelter) dogs' skills as service animals or adoptable pets. *Applied Animal Behaviour Science 95,* 103-122.

Madder, B., Hart, L. A., & Bergin, B. (1989). Social acknowledgements for children with disabilities: Effects of service dogs. *Child Dev, 60,* 1529-1534

Mallon, G. P. (1994). Cow as co-therapist: Utilization of farm animals as therapeutic aides with children in residential treatment. *Child and Adolescent Social Work Journal, 11,* 455-474

Manning, A., & Dawkins, M. S. (1992). *An introduction to animal behavior.* Cambridge University Press.

McGovern, B. (1998). *Training the family dog.* Ring Press.

Miller, J., & Ingram, L. (2000). Perioperative nursing and animal-assisted therapy. *Aron Journal, 72,* 477-483.

Mizunuma, T. (1994). *The Lucanid Beetles of World.* Musisa.

Mugford, R. M., & Comsky, J. (1975). Some recent work on the psychotherapeutic value of caged birds with old people. In R. Anderson (ed.). *Pet Animals and Society.* Balliere Tindall.

Olbrich, E. (1995). *The role companion animals can play in the health and quality of senior citizens in both the home and institutional setting.* Psychologisches institut der University Erlangen.

Podberscek, A. L., Paul, E. S., & Serpell, J. A. (2000). *Companion animals & us.* Cambridge University Press.

Raina, P., Waltner-Toews, D., Bonnett, B., Woodward, C., & Abernathy T. (1999). Influence of companion animals on the physical and psychological health of older people: An analysis of a one-year longitudinal study. *Am Geriatr Soc, 47,* 323-329.

Rhim, S. J., & Lee, W. S. (2003). Winter sociality of hazel grouse Bonasa bonasia in relation to habitat in a temperate forest of South Korea. *Wildlife Biology 9,* 365-370.

Rhim, S. J., & Lee, W. S. (2004). Seasonal changes in territorial behavior of hazel grouse Bonasa bonasia in a temperate forest of South Korea. *Journal of*

Ornithology 145, 31-34.

Riddick, C. C. (1985). Health aquariums and the non-institutionalized elderly. In M. B. Sussman (ed.). *Pets and the Family.* Haworth Press.

Rolands, M. (2002). *Animals like us.* Escargot Publishing Co.

Ryder, E. (1985). Pets and the Elderly. *Veterinary Clinics of North America: Small Animal Practice. 15,* 335-342.

Sainsbury, D. (1986). *Farm animal welfare.* Collins.

Schaffer, C. B. (1993). *The Tuskegee behavior test for selecting therapy dogs, School of Veterinary Medicine.* Tuskegee University.

Schantz, P. (1990). Preventing Potential health hazards incidental to the use of pets in therapy. *Anthrozoos, 4,* 14-23.

Sebkova, J. (1977). Anxiety levels as affected by the presence of a dog. University of Lancaster, Unpublished thesis.

Sobo, E. J. (2006). Canine visitation (pet) therapy: Pilot data on decreases in children pain perception. *Journal of Holistic Nursing, 24,* 51-57.

Stuart, J. (1996). *How to keep tropical aquarium fish.* Todtri.

Tangley, I. (2000). *Animal emotions.* U.S. News and World Report.

Therapy Dods International. (2003). Retrived June 23, 2004. from http//:www.tdi-dog.org.

Triebenbacher, S. L. (1998). The relationship between attachment to companion animals and self-esteem: A developmental perspective. In C. C. Wilson & D. C. Turner (eds.). *Companion Animals in Human Health.* Sage Publications.

Volker, R. (1995). Puppy love can be therapeutic, too. *Journal of the American Medical Association, 274,* 1897-1899.

Walsh, P. G., & Mertin P. G. (1994). The training of pets as therapy dogs in a women's prison: A pilot study. *Anthrozoos, 7.*

http://www.badugy.com

http://www.dogcome.co.kr/

http://cafe220. daum.net

http://choody.mytripod.co.kr

http://dog.samsung.com
http://home.naver.com
http://horse.samsung.com/kor/rd
http://jyy1510.hihome.com
http://knfclub.knrda.go.kr
http://members.tripod.lycos.co.kr
http://my.dreamwiz.com
http://mydog.samsung.com
http://petopia.co.kr
http://thedogs.najoy.net
http://user.kacl.co.kr
http://webmaster@dogschool.co.kr
http://www.akc.org. (2003). American Kennel Club, canine good citizen test procedures Retrieved, June 15, 2005.
http://www.cats.netian.com.
http://www.coralreef.co.kr
http://www.dog.allim.net
http://www.dogbuy.co.kr
http://www.dogdog.info
http://www.dogedu.co.kr
http://www.dogkc.pe.kr/
http://www.ept.or.kr
http://www.flydisc.co.kr
http://www.friendshipbird.com
http://www.greenfish.co.kr
http://www.ifishzone.com
http://www.ilovehorse.com
http://www.ilovezoo.com
http://www.kcaclub.com
http://www.kdf.or.kr
http://www.kdu.pe.kr
http://www.kgcf.co.kr

http://www.kjindodog.org
http://www.kkc.or.kr
http://www.konggi.co.kr
http://www.korbirds.co.kr
http://www.koreandog.co.kr
http://www.magicpet.co.kr
http://www.mohw.go.kr/
http://www.mung9.net
http://www.pet365.co.kr
http://www.pet7575.co.kr/pet/
http://www.petdog114.com
http://www.petsaver.co.kr
http://www.playtherapy.ne.kr
http://www.pungsan.org
http://www.sangdam.ne.kr
http://www.showpup.com
http://www.sinwonfarm.co.kr
http://www.skycat.net.
http://www.smc.samsung.co.kr
http://www.tdi.org. (2004). Therapy Dog International. 2003. Retrieved June 23.
http://www.thekcc.or.kr
http://www.toki.co.kr
http://www.withrabbit.net
http://www.wooridogs.com
http://yaya.nafly.net
http://yungduk.hihome.com

찾아보기

〈인 명〉

〈내 용〉

저자 소개

◆ 안제국

건국대학교 농업교육과(축산전공) 졸업
건국대학교 대학원 교육학 석사
현재 청주농업고등학교 동물자원과 교사/1급 전문상담교사
한국동물매개치료협회장

◆ 임신재

서울대학교 산림자원학과 졸업
서울대학교 대학원 동물행동 · 생태학 박사
현재 중앙대학교 동물자원과학과 교수

◆ 배귀석

중앙대학교 축산학과 졸업
중앙대학교 대학원 반추영양학 박사
현재 중앙대학교 생명환경연구원 전임연구원

◆ 권혜영

한국방송통신대학 농학과 졸업
충남대학교 대학원 낙농학 석사
현재 우송정보대학 애완동물계열 초빙 교수/심리상담사

◆ 김옥진

서울대학교 수의학과 졸업
서울대학교 대학원 수의병리학 박사
현재 원광대학교 애완동식물학과 교수

◆ 오규실
경북대학교 수의학과 졸업
경북대학교 대학원 수의병리학 박사
현재 대구대학교 재활과학대학 강사

◆ 최윤주
경북대학교 수의학과 졸업
서울대학교 대학원 수의해부학 박사
현재 삼성에버랜드 국제화기획실(치료도우미견 센터) 팀장

◆ 손민우
우석대학교 낙농학과 졸업
우석대학교 대학원 생물분류학 석사 과정
현재 부안군청 지역개발기획단

◆ 이명수
국립 청주간호대학/한국방송통신대학 간호학과 졸업
현재 청주 원평초등학교 보건교사/성 상담전문가
대한간호협회 충북지회 보건교사회장

저자와의
협약으로
인지생략

동물매개치료

2007년 7월 5일 1판 1쇄 인쇄
2007년 7월 10일 1판 1쇄 발행

지은이 • 안제국 · 임신재 · 배귀석 · 권혜영 · 김옥진 · 오규실 · 최윤주 · 손민우 · 이명수
펴낸이 • 김 진 환
펴낸곳 • 학지사
121-837 서울시 마포구 서교동 352-29 마인드월드빌딩 5층
대표전화 02)326-1500 팩스 02)324-2345
http://www.hakjisa.co.kr
등록 1992년 2월 19일 제2-1329호

ISBN 978-89-5891-484-6 93180

정가 22,000원